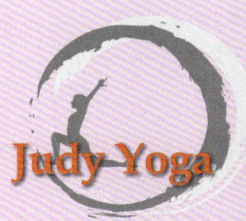

Judy Yoga

Judy's 療癒瑜伽解剖書 / 肩頸系列
Judy Yoga Therapy — Shoulder and Neck Pain

全方位終結肩頸痠痛的救命寶典

Judy's Yoga
肩頸療癒解剖書

根除肩頸痠痛，最新自癒療法

療癒瑜伽教學總監 Judy 著

擺脫肩頸痠痛，只按肩頸是不夠的，
結合瑜伽、解剖學、中醫經絡、筋膜放鬆
教你從手臂和腋下開始放鬆

感　謝

　　本書的出版要感謝的人太多，從前製到後製作業都有好友拔刀相助，真的很感謝錄影導播廖振博、造型師林金龍、攝影師王燿賢共同的努力，也很感謝教室的工作伙伴 Roy、芳菲、宇皎的全力協助，讓我能專心創作。同時，感謝家人無條件支持，以及幫我寫推薦序的醫界前輩及同學們。特別要感謝的是，美編佳惠日以繼夜地和我一起併肩奮鬥，如今才有本書的問世。

　　本書最特別是，由本人自費出版包辦後製事宜，就如賈柏斯的名言，現在才明白為何老天會讓我擁有如此多的才華，像是文字創作、插畫、美學素養等才華，它就像珠子一般，串連起來才知道，原來，今生的使命就是，將所知的療癒瑜伽知識分享給世人。

　　謹以賈柏斯（Steve Jobs）名言和各位共勉之。

你無法預知串連起人生的點點滴滴，只有在未來回顧時，才明白那些點滴是如何被串連，因此，必須相信眼前的種種，會以某種方式在未來被串連。你得信任某些東西，直覺、命運、生命、或者是業力等等。這種想法，能令你有「雖千萬人 吾往矣」的自信，這就是你與眾不同之處。

Again, you can't connect the dots looking forward; you can only connect them looking backwards. So you have to trust that the dots will somehow connect in your future. You have to trust in something – your gut, destiny, life, karma, whatever – because believing that the dots will connect down the road will give you the confidence to follow your heart, even when it leads you off the well-worn path, and that will make all the difference.

注：本段文字是摘錄賈柏斯於 2005 年於史丹佛大學演講的內容 (Steve Jobs Stanford Commencement Speech 2005)

推薦序

我的救命寶典　　　　　　　　　　　　　　　　14
黃韻玲／音樂製作人、評審、電視節目主持人

用心去解決 肩頸痠痛　　　　　　　　　　　　16
楊賢馨／國泰綜合醫院肝臟中心教授

未蒙良師 易受瑜伽傷害　　　　　　　　　　　18
鄭慶明／國泰綜合醫院放射線科主任級主治醫師、 私立輔仁大學醫學院醫學系臨床教授

在生活中 覺察習性　　　　　　　　　　　　　19
邱顯峰／喜悅之路靜坐協會前理事長

療癒瑜伽的佼佼者　　　　　　　　　　　　　20
簡文仁／國泰綜合醫院物理治療師、中華民國物理治療師公會理事

揪出引起疼痛的黑手　　　　　　　　　　　　22
許瑞仁／高雄泰合復健科診所院長

老師，我愛你　　　　　　　　　　　　　　　24
秀環／退休會計、療癒瑜伽學生

肩頸痠亂整骨 全身癱無法動　　　　　　　　　26
林宜慧／療癒瑜伽工作坊學生

作者序

人生的藏寶圖　　　　　　　　　　　　　　　29
Judy

第一篇 認識肩頸　　32

1.1 常見的肩頸問題—用症狀找痠痛成因　　33

<真實案例>爬牆好久都沒有用 不爬了！　　36

1.2 肩頸為何痠痛？原因＝頭不在正位＋手臂使用不當　　38

<真實案例>朱自清的父親　　40

1.3 主因一：頭不在正位，頸椎倒大楣　　41

<小測驗>認識標準站姿—五點垂直於地　　44

<小測驗>你是小腹婆嗎？　　45

1.4 主因二：手臂使用不當，肩膀易過勞　　47

<小測驗>身體前彎時是吸氣還是吐氣？　　50

1.5 身材瘦的變形肩頸—美女最怕雞爪頸　　51

<真實案例>肩頸太硬臉變老 K　　52

1.6 身材壯的變形肩頸—含胸圓背成大餅臉　　54

<小測驗>觀察蘋果形的肩頸風險　　54

<真實案例>玩手機玩到胸悶、老花、背痛全都來　　55

1.7 藝妓的肩頸 全身最美　　56

1.8 肩頸痠痛後遺症　　58

後遺症一：睡不好　　58

後遺症二：容易胸悶，壓力易刺激甲狀腺　　59

<真實案例>脖子變粗小心得甲亢　　59

<小測驗>你認識甲狀腺嗎　　60

後遺症三：容易腰痠背痛　　61

後遺症四：病邪容易侵入膏肓　　62

第二篇 潛在風險 66

2.1 肩頸三部曲─痠痛→僵硬→後遺症 67

<真實案例>肩頸硬壓力大　耳鳴吵整天 68

2.2 麻，身體嚴重的警訊 69

<真實案例>手麻久了容易掉頭髮 71

<真實案例>舌麻有可能是三叉神經痛的警訊 71

<真實案例>不明原因的手指麻 72

2.3 最危險的肩頸─富貴肩 74

<真實案例>肩膀硬得像牛皮　老董果然中風！ 74

2.4 女人注意─手腳冰冷小心動脈硬化 77

<小測驗>檢查血壓的脈壓差 78

2.5 輕熟男當心─血管早衰的危機 80

<真實案例>加油吧！洗腎加心臟開過刀的大熊哥 80

<小測驗>自我檢測血管年齡 81

<小測驗>如何計算 BMI 值？ 82

<小測驗>皮下脂肪檢測 82

2.6 低頭族─小心得「上交叉症候群」 84

<真實案例>長得不是恐龍是劍龍的女生 84

<小測驗>舉手看看手肘是否在耳朵後方 85

2.7 青筋浮出─人體代謝變差 87

<小測驗>觀察右側頸青筋是否明顯？ 87

<真實案例>青筋一沉　心跳不再加速 88

2.8 柔軟度過好─反傷關節 90

2.9 骨鬆容易導致骨折 92

<小測驗>骨質疏鬆一分鐘評估測試 93

第三篇 心血管風暴 94

3.1 風險最高的體位法—肩立、倒立和輪式 95

3.2 四條動脈—攸關生死 100

    ＜小測驗＞如何保養頸動脈避免其狹窄？ 102

3.3 血管硬「中風」機率高 103

    ＜小測驗＞你認識中風徵兆嗎？ 103

3.4 中風有兩種—缺血性和出血性 105

    ＜小測驗＞如何預防腦溢血？ 105

3.5 胸痛要小心—認識缺血性心臟病 109

    ＜真實案例＞胸悶暈眩　我想休息一下 109

    ＜小測驗＞比較缺血性心臟病和缺血性中風有何不同？ 112

3.6 你的氣血得幾分？ 114

    ＜小測驗＞用拳頭馬上知曉氣血好否 115

    ＜真實案例＞手腳冷難受孕　氣血一足好孕到 116

3.7 氣血虛—癌症易上身 118

    ＜小測驗＞我得癌症的機率高嗎？ 120

    ＜真實案例＞忍出一身重病的銀行主管 120

3.8 會陰呼吸—快速提升血氣 123

    ＜小測驗＞吐氣時腹部能內收嗎？ 123

    ＜小測驗＞人體的循環有分大小嗎？ 126

3.9 勤練基礎功—氣血旺身體好 129

第四篇 自我觀察   132

4.1 該痛不痛—問題很大   133

    ＜真實案例＞不再失眠，身體自己想睡了   134

4.2 找出上半身疼痛點   135

4.3 快速解析上班族痠痛點   136

4.4 為何找不到痠痛點   139

4.5 痛時冰敷消炎，不痛熱敷活血   140

4.6 從全身來觀察肩頸痠痛的成因   142

4.7 脊椎側彎的肩頸痛—要先從脊椎矯正開始   144

4.8 脊椎側彎療癒案例—肩頸痠到無法批公文   147

第五篇 療癒瑜伽理論　　150

5.1 健康＝精＋氣＋神　　151

5.2 療癒理論一：認識手部經絡　　154

＜小測驗＞你能說出人體的十二經脈？　　155

＜小測驗＞三焦經是哪三焦？　　158

5.3 療癒理論二：肌肉起止點　　159

＜小測驗＞按前臂，手指會自己動　　160

＜小測驗＞一用力，肌肉會自己變短　　160

5.3.1 認識肌肉結構　　161

＜小測驗＞肌腱為何容易受傷？　　163

＜小測驗＞練完瑜伽為何會全身痠痛？　　163

5.3.2 認識肌肉收縮的方式　　164

＜小測驗＞哪一種肌肉收縮模式易受傷？　　166

5.4 療癒理論三：肌筋膜理論　　167

5.4.1 認識手臂肌筋膜　　169

5.5 療癒理論的應用─呼吸＋內核心訓練　　171

＜小測驗＞為何吐氣要肚子動？　　172

第六篇 肩關節解剖學 174

6.1 肩膀為何會受傷？ 175

    ＜小測驗＞什麼是肩胛帶（Shoulder girdle）？ 176

6.2 肩膀靈活的祕密—認識複合性肩關節 177

    ＜小測驗＞如何摸到肩胛骨？ 178

    ＜小測驗＞平板式為何長出天使翼？ 178

    ＜小測驗＞什麼是前鋸肌？ 178

6.3 手抬不起來的祕密—認識肩胛胸廓關節 179

    ＜小測驗＞為何肩胛骨和手舉高有關？ 179

    ＜小測驗＞胸小肌在哪裡？ 180

6.4 舞王式練過頭—小心肩關節不穩定 181

6.5 為何肩關節最容易前側脫臼 184

    ＜小測驗＞如何安全練習前彎反手式 Prasarita padottanasana C 185

6.6 肩膀轉動的祕密—旋轉肌群 v.s. 肩內轉和肩外轉 186

    ＜小測驗＞如何找出最易受傷的棘上肌和棘下肌？ 188

    ＜小測驗＞能在背後上下互扣雙手嗎？ 189

6.7 手是如何舉高？認識肩膀的生物力學 190

6.8 練習正確舉手—避免肩峰夾擠症 192

    ＜小測驗＞手往上舉時，鎖骨如何轉動？ 192

    ＜小測驗＞你知道要如何正確舉手嗎？ 193

第七篇 療癒瑜伽成功案例 194

7.1 打球打過頭 肩頸手臂統統都要放鬆 195

＜真實案例＞得了籃球癌的帥哥 195

7.2 五十肩的神射手 請先放鬆腋下和胸大肌 199

＜真實案例＞無法拉公車吊環的飛天小女警 199

7.3 以為得腦瘤的頭痛 原因出在肩頸手臂循環不良 202

＜真實案例＞藍色星期一的頭痛症候群？ 202

7.4 練拳練出氣血受阻 鬆開中府雲門氣血通 205

＜真實案例＞武術高手打不過自己的右手 205

7.5 失眠頭痛加腦鳴 壓力加脊椎側彎引起 208

＜真實案例＞可憐的資管人 從頭到腳全身壞了了 208

7.6 濕疹紅腫又化膿 請先改善體質濕冷氣血虛 21

＜真實案例＞濕疹差點毀了她的脖子 211

＜真實案例＞告別濕疹 重新蛻變的醜小鴨 213

7.7 腸胃脹氣肝不好 須學會呼吸和放鬆生活步調 214

＜真實案例＞一按手三陽 打嗝放屁通通來 214

第八篇　從症狀來了解肌肉　　218

8.1 肩部肌群─五十肩、初期肩痛、肩頸僵硬、手無法上舉　　221

8.1.1 肩胛骨穩定肌群　　221

＜小測驗＞什麼是肩胛骨 6 大運動模式？　　223

8.1.2 肩關節活動肌群　　224

＜小測驗＞快速檢測肩關節 6 大活動模式？　　226

8.1.3 肩關節旋轉肌群　　228

8.1.4 肩關節的居家療癒動作　　230

8.2 後頸背肌群─肩頸痛、背痛、頭後仰痛、膏肓痛　　231

＜小測驗＞腳底一鬆　前彎變容易　　231

＜小測驗＞背會痛　其實根源在臀肌　　231

8.2.1 枕下諸肌 預防中風和頭痛　　232

8.2.2 豎脊肌 預防背痛和後頸痛　　233

8.3 前頸和側頸肌群─落枕、雞爪頸，頸部僵硬等相關問題　　234

8.3.1 落枕　　234

8.3.2 雞爪頸　　236

8.4 肘和橈尺關節肌群─肘疼、屈伸困難，無法扭轉門把　　238

8.4.1 肘關節和橈尺關節肌群　　238

8.4.2 肘部常見症狀　　241

8.4.3 肘外翻／肘超伸 vs 瑜伽動作　　242

＜小測驗＞快速檢查是否屬於關節過度柔軟性　　243

8.5 腕和手部關節肌群─媽媽手、腱鞘囊腫、扳機指、腕隧道症候群　　244

8.5.1 肘部常見症狀分析　　244

8.5.2 腕部肌肉分析　　246

8.6 手掌和手指─無法靈活動五根手指、握東西　　249

8.6.1 手部常見症狀分析　　249

＜實際案例＞扳機指半年　現在完全不痛了　　249

8.6.2 手關節內部肌群　　251

8.6.3 強化手指靈活度的 5 大技巧　　252

＜小測驗＞手指張開時哪裡會最痛？　　253

第九篇 療癒瑜伽實作　254

9.1 放鬆─肩頸療癒第 1 步　261

9.1.1 後頸＋上背　263

9.1.2 肩胛骨　265

9.1.3 背肌　267

9.1.4 上臂＋腋下＋側胸　269

9.1.5 手指＋手掌＋前臂　271

9.1.6 臉部放鬆　274

9.1.7 頸部放鬆　275

9.1.8 胸部放鬆　276

9.2 伸展─肩頸療癒第 2 步　277

9.2.1 頸部伸展　277

9.2.2 胸大肌伸展　279

9.2.3 手三陰伸展　281

9.2.4 手三陽伸展　282

9.3 教育─肩頸療癒第 3 步　283

9.3.1 頸部繞圈─頸、肩、背　283

9.3.2 坐姿手繞圈動作　286

9.3.3 坐姿騎車　288

9.3.4 馬步劈柴　289

9.3.5 馬步雲手　290

9.4 強化─肩頸療癒第 4 步　292

9.4.1 背後互扣蝗蟲式　292

9.4.2 弓箭式出拳　294

9.4.3 前彎反手式　295

9.4.4 前彎鬆肩式　296

9.4.5 原地跑步式　297

我的救命寶典

■ **黃韻玲**／音樂製作人、評審、電視節目主持人

千呼萬喚，終於等到了 Judy 老師這一本專門針對肩頸問題的救命寶典了……。

因為長期彈鋼琴、打電腦，再加上坐姿不良又沒有適當運動的關係，肩頸部位一直都有各種問題產生，而「肩頸僵硬」在我身上已經歷史悠久啦！記得 20 多年前在藝專唸書時，一位教和聲對位法的老師看著我說：「你很緊張嗎？為何你的肩膀很硬，弓著身軀，看不到脖子。這樣僵硬怎麼彈琴啊！！」如此，大家就可以瞭解，為何我說這本書是我的救命寶典了吧！！！

肩頸問題，不只是帶動全身的關鍵，更是生活習慣不好之下的惡果！！我相信──大家都有過這樣的經驗，當你頭暈時就去找人按頭，腰酸背痛就去整脊，肩膀僵硬就按肩，腳痛就按腳，把身體任人扭來扭去就以為會放鬆，可是沒有多久時間，同樣的問題又來了，有時甚至更糟，那是因為你根本沒有找到問題的根源！！

話說手機，對這世代實在有太大的影響了！難得朋友相聚，也還是低頭看各自的手機，長久扭曲身體，低頭玩遊戲，躺在床上看電子書，過度使用肩頸和手臂的後果，就是出現了很多文明病。

三年前，我開始上 Judy 老師的瑜伽課。老實說到今天——我除了練習各種呼吸法和運用各種輔助工具幫自己按摩鬆筋之外，我只會「拜日式」——這唯一的一式。每次朋友都說：「你練瑜伽三年啦！怎麼永遠就『拜日式』啊！」因為這三年下來。我清楚地知道自己肺活量和丹田運氣有多大進步。

　　今年年初，我在北京演唱會時，竟然嚴重感冒。一大早，大家準備總彩排，而我竟然發不出一點聲音，當時所有的工作人員聽到沙啞的嗓音全都傻了。而我為了這場北京音樂會努力了好幾年，好不容易有這個機會，卻唱不出聲。「真的很沮喪！」當下的我，在休息室除了一直禱告就是不斷練習 Judy 老師教過的動作——把呼吸調整，放鬆緊繃的肩頸，然後連續「拜日式」，之後「發聲練習」。晚上七點半準時開唱。

　　你們知道嗎？那天，竟然是我第一次感覺自己在台上自由揮灑，氣息順暢，雖然我有一度整個鼻腔幾乎吸不到空氣，又正在一首快節奏的曲子，但是耳邊出現老師提醒我的「呼吸節奏」——在緩慢吸吐之間，我的氣息仿彿一顆充飽氣的氣球，丹田就像幫浦一樣，供給我足夠的力量，當我看見所有樂手的眼睛都流露出不可置信時，其實我知道這一切不是奇蹟，而是 Judy 老師這三年努力鞭策之下才有的成果。

　　真心希望大家能更敏銳地知道身體不舒服時所發出的警訊，也請大家好好的研讀 Judy 老師的心血，相信一定會讓你更瞭解自己的身體狀況，也讓我們能迎向更健康的生活。

用心去解決 肩頸痠痛

■ 楊賢馨／國泰綜合醫院肝臟中心教授

Judy 老師於 2012 年 3 月初次發行《療癒瑜伽解剖書》，是國內首次以結合中西現代與傳統醫學，將療癒瑜伽以臨床病例深入淺出詳細說明的創舉，雖然是屬於大眾普及科學，以淺顯的方式，向普羅大眾介紹普及科學療癒瑜伽技術知識，但是討論內容分類之詳細嚴謹，水準已經可媲美臨床教科書，非一般坊間概略陳述性著作可以比擬。Judy 老師也因此受多次邀至國內外演講，獲得各界好評。

最近甫獲悉 Judy 老師將常見的肩頸問題之多年經驗整理為續集，筆者正好曾經是俗稱「五十肩」的受害者，原因正是內文所陳述之姿勢不良，加上多年來過度執行超音波及胃內視鏡檢查，手臂過度不當濫用，肩膀過勞造成痠痛僵硬，書上所提各種併發症幾乎都出現了，曾試圖以按摩、運動及復健改善，勉強僵硬的肌肉去運動，結果肩頸痠痛是稍為改善，但是卻拉傷背部肌肉，得不償失。

此時，終於了解只按摩治療肩頸，肩頸痠痛療效是有限的。請教過 Judy 老師，才了解真正解決的方法是：先放鬆腋下前鋸肌，再放鬆前胸之胸大肌和肱二頭肌，接著放鬆上背肩胛周圍的肌肉，伸展胸大肌

以利肩關節回到正位。也就是說，肩頸痠痛並非如各種媒體廣告所形容，那麼神效簡單可以解決，必須用對方法，耐心療癒。

長期低頭，是現代人生活的常態。長時間打電腦、看電視，打手機、使用 iPad 等 3C 產品，都會加速肩頸負擔，長期盯著螢幕，頭就會不自覺前傾，脊椎就會像釣桿一樣駝背。長期低頭駝背，頸椎就必須懸吊頭部下垂的額外重量，連周旁的肌群也會因而過勞，肩頸肌肉過度緊繃，長時間肌肉過度緊繃，頸椎就受到壓迫，容易出現椎間盤凸出或是骨刺等問題。

是故瑜伽及修行，皆是藉由心念改變身體，療癒瑜伽的重點，是練出有彈性的腹肌按摩內臟，背肌拉起脊椎，保持脊椎在身體的中軸線，容貌體態端正，達到「行如風，立如松，坐如鐘，臥如弓」之境界。

誠如《療癒瑜伽解剖書》所推薦：「每個人都應該有自己的練習方式，成為自己的療癒大師」，這個概念非常符合目前個人化治療之趨勢，並非所有患者適用相同的方法治癒，有病變還是得諮詢專家之診斷與治療，了解自己的病因，才能遵循正確的方法，根據個人身心健康差異，安排適當緩和之治療與瑜伽運動，有效率地解決疑難雜症。

Judy 老師於本續集提供各種案例，說明各種瑜伽療癒的模式，實在是非常難得之好著作，願諸瑜伽行者能因本著作而受惠良多。

未蒙良師 易受瑜伽傷害

■ 鄭慶明╱國泰綜合醫院放射線科主任級主治醫師、私立輔仁大學醫學院醫學系臨床教授

「頸肩痠痛及下背痛」是現代人的通病，由於作息時間長久，事情一忙就忘記間歇休息的重要性，再加上手機、平板電腦、筆記型電腦的普及，使人們的「不當姿勢」更形惡化。

現代人的日常生活中，經常違反人體的自然姿態，因而催促了脊椎及椎間盤的提早退化，以致招惹「頸肩痠痛及下背痛」上身。

本人曾經針對「瑜伽運動對脊椎健康的關係」，在「歐洲脊椎醫學雜誌」發表研究論文，顯示瑜伽對減緩人類椎間盤的退化確實有些助益。這或許是瑜伽逐漸成為普遍的健身活動的原因之一。但根據本人瞭解，目前國內的瑜伽師資水準仍然參差不齊，參與學員若未得良師指導，則反而可能在活動中遭受運動傷害。

Judy 是我的舊同事，她在醫院任職時就積極敬業，轉換跑道從事瑜伽研究多年，教學相長，自成一家，在業界的表現突出。Judy 曾經從事醫療工作的背景，使她更能應用對人體解剖學的豐富知識，引導學員從事安全的瑜伽活動。相隔才一年，又接到 Judy 要再出書的訊息了，真是令人吃驚，但更期待它也能為更多喜好瑜伽活動的朋友指引學習方向，在此特別為文推薦。

在生活中 覺察習性

■ **邱顯峰**／喜悅之路靜坐協會前理事長

或許你曾經為了肩頸的問題遍訪名醫……
雖經久治卻又不能痊癒……
又或是即便痊癒了，但又在不知不覺中，老病痛又反覆的出現……

　　這就是因為我們並沒有找到真正致病的因素。或許，你會覺得要找到真正致病的因素，非專業醫師不可，這是正確的；然而，造成肩頸問題的始作俑者，往往是我們日常生活的起居與姿勢，而這些因素，可能只有當事者是最清楚的。

　　Judy 老師的這本大作《肩頸療癒解剖書》，正可以讓我們自己覺察到導致肩頸問題的真正主因，可能就是——我們自己不知不覺中的種種生活習慣。經由不良習慣的導正與簡單的矯正動作，不但可復長年的肩頸問題獲得根本的改善，也連帶的使身體的整體健康獲得提升。

　　對現代深受肩頸痠痛的人來說，這是一本值得推薦的好書。

療癒瑜伽的佼佼者

■ 簡文仁／國泰綜合醫院物理治療師、中華民國物理治療師公會理事

Judy 又要出書了，令我十分地感動和佩服。現代人承受沉重的身心壓力，經濟不景氣、薪水不漲、萬物飛漲、血汗職場、工作滿檔，造成非常多的痠痛一族。

舒解身心壓力與痠痛的方法很多，一般人會選擇他所習慣的及經濟許可的方式執行，運動治痠痛，運動舒壓無疑是最簡單方便、安全有效的途徑。其中，剛柔兼具的瑜伽就是很棒的運動。

學瑜伽、做瑜伽、教瑜伽的人不少，Judy 無疑是其中的佼佼者。

有醫療的背景，加上細心的個性，更難得的是有一顆陽光、正向助人的熱心及一股燦爛、溫暖關懷的熱情，她將這些元素融入作品之中，細細地分析、講解、示範。希望大家能從中體會她的用心，吸收她的精髓，確實從中獲淂療癒的效果。

令我佩服的是，寫書誠屬不易，但出書更難。

Judy 竟能不必假手出版社，從文字、攝影、美編、插圖、排版、發行完全一手包辦，十足的女強人架式。不管接生者是誰，好作品就是好作品，永遠都不會寂寞。

不管你是低頭族、3C 族、粉領族、痠痛族、還是不滿足，肩頸的重擔都可以透過這本書，借著療癒瑜伽規律操練，獲得舒解。

謹以推薦自己作品的心情，推薦這本書，希望你也喜歡它。

揪出引起疼痛的黑手

■ 許瑞仁／高雄／泰合復健科診所院長

隨著科技進步，3C 產品日新月異，人手一支智慧型手機已成為趨勢。平常看診時，發現疼痛族群有年齡下降趨勢。年輕族群中除運動傷害以外，肩頸痠痛的患者日漸增多，其中很多人都是低頭族。

如同本書中提到，平時的保養是最重要的，既然無法抗拒 3C 產品的便利，那就學會如何避免生活型態及姿勢改變所帶來的傷害，做好平日的自我保養，避免不良姿勢——是非常重要的！但是，難就難在持之以恆，以及到底該怎麼做？

每個人可以不需鑽研太深入的醫學，但絕不可以不明白自己身體發出來的警訊，積極去面對它，處理它。身體有毛病時，第一步驟即是主動找專業醫師如復健科或是骨科醫師，透過專業理學檢查或影像輔助檢查，確定導致疼痛的病因之後，再配合醫囑治療，以及日常生活的平日保養。這本圖文並茂的書，提供現代人一些日常生活可行的運動處方，可供參考。

疼痛的原因眾多，有些疼痛部位就是兇手，同時也是受害者。但對

於慢性疼痛而言，往往受害者不見得是兇手，譬如：開車在路上遇到了塞車，塞車原因有可能是，前一個路口有事故而直接影響車返，但也可能是，前五個路口有狀況而回堵了！

慢性疼痛亦是如此，僅是處理疼痛部位，有時並無法得到真正的緩解，頸肩背疼痛需要同時加以檢查及治療，除了治療疼痛部位，引起疼痛的兇手也要一起揪出來處置，再同時配合正確的觀念與姿勢及良好的生活態度，才能把疼痛拔除，減少日後復發的機會。

拿到新書內容，迫不及待翻開目錄，看看 Judy 老師又發表什麼好文章來跟大家分享。Judy 是一位學有專精的瑜伽老師，但是她並不只是一位熱心教學的瑜伽老師，她還涉獵中醫經絡，徒手鬆筋，西醫神經骨骼肌肉解剖，加上以前在醫學中心服務的專業，使得她在授課的面向更加廣泛及深入。本書加入很多實際的例子，讓整本書看起來又生動又活潑，讓讀者能在實例中看到自己的症狀。

欣逢 Judy 老師的第二本著作完成，相信讀者可以借由本書來省視自己的疼痛，而不再只是頭痛醫頭，腳痛醫腳！

老師，我愛你

■ **秀環口述** Judy 代筆／退休會計、療癒瑜伽學生

「老師，沒想到，定期檢測高血壓也能救命，若當年能早點遇見老師，好好練習，改善體態和練習呼吸，我想現在一定更好，但我很知足了，當年動刀切除癌細胞時，術後左手竟無法舉起來，心裡很沮喪，肺腺癌又加五十肩，人生真的很絕望！還好，家人幫我報名老師的瑜伽課，現在，你看看，我的手可以舉得高高的，好開心！」

她的身材就是典型的含胸圓背外加大餅臉，從年輕做會計到老，個性謹慎負責。以為工作到退休可以老了好好休息，沒想到，唉！身體日漸欠佳，先是高血壓來報到。

有一回，定期檢查高血壓順便照胸腔 X 光片檢查，沒想到回診時醫師告訴她「你的右上肺有長東西，可能是肺癌……」癌症這個惡耗，就像五雷轟頂似的，當下她強作鎮定，決定配合醫師的治療。「好險，你的肺腺癌是長在右肺葉最上端，右邊有三葉，割掉一葉，比較不礙事，你真是好命，發現時是零期，沒有轉移的風險」醫師恭喜她是個幸運的病人。她也只能苦中作樂，笑笑地接受命運的安排。

「老師你知道嗎？今年是肺腺癌第五年，我挺過來了，檢查報告已經找不出癌細胞了。我同事和我一樣，也是肺腺癌，但癌細胞已轉移到腎臟，她和我是 30 年的老同事，今年也都第五年，但我好幸運能遇見老師。」

　　最後，年過半百的她，很不好意思地在課堂上大聲對我說：「老師，我愛你」。

　　「我也愛你」感恩你的努力，讓我堅持的療癒瑜伽理念能在你身上得到驗證，「謝謝你，同學」。

　　Ps: 她自認文筆很差，這篇感言是我代筆。

　　我問她：「你最想和正要出第二本新書的 Judy 老師說什麼？」她竟然說出一句令我淚奔的話「老師，我愛你」。我也愛你，看到你五十肩好了，看到你愈來愈健康。代筆那天，才知今年是她捱過肺腺癌第五年，是很關鍵的一年。三年前，她來這裡；三年後，她找回健康。我重視學生的身體，勝過學生他們自己，看到他們健康，就是教學最大的成就，看到他們戰勝病魔的笑容，一切付出都值得了。

 學生推薦

肩頸痠亂整骨 全身癱無法動

■ **林宜慧**／療癒瑜伽工作坊學生

Judy 老師您好：

謝謝您的抬舉，願意將我這不起眼的故事分享出來給大家，也更感謝您，願意將這個故事納入新書中的推薦文。我想，如果可以的話，我想說的是：

在千萬期盼之中，終於等到 Judy 老師第二本書的出版，人體真是一本萬難之書，肩頸部位攸關生死，尤其重要。老師的肩頸新書，讓普羅大眾可以有更方便，易懂的管道獲得有關肩頸保養及肩頸療癒的知識，進而隨時保養或關照自己和家人的身體。在這裡，希望大家都能擁有健康的身體，對我而言，這真的是一本功德無量的書。感恩不盡！

以下我想要說故事有點長……希望各位能不辭辛苦的將它看完，謝謝。

14 年前，當時 55 歲的父親因為頸椎長骨刺而導致雙手麻痺無力，因為是鄉下人，國小畢業的他，教育程度不高，再加上毫無此方面的資

訊。當時，他並不知道自己是所謂的頸椎椎間盤突出，其實是必須立刻到醫院尋求協助的。他一直以為，只是所謂的「五十肩」。那天早二，在朋友介紹的整骨院按摩肩頸及雙臂的不適，當天中午他的手就開始麻痺無力了。

不久，居然連下半身也一起麻痺癱軟，站都站不起來了。

當時情況一片混亂，檢查報告一出來，大家都嚇呆了！——第二頸椎（C2）和第三頸椎（C3）椎間盤突出部位竟然斷裂造成脊髓內部出血。大量的血塊已經壓迫到神經，最後緊急後送到台北榮總開刀取出血塊，且在左邊骨盆上取一小塊骨頭補上已斷裂的頸椎，是一場耗時12個小時的漫長手術。

幸好，父親在手術後恢復得還算不錯，加上堅強的意志力，勤做復健。一年半之後，他由原來脖子以下全部癱瘓的狀況，復原到可以自理的程度。當時我就一直在想：如果有機會，我真希望可以學習到一些療癒的知識，不管是家人、是朋友、是其他人。可以的話，我真希望，我也可以幫助人。

在高雄參加為期兩天的療癒瑜伽工作坊課程，老師授課的內容，真的讓我大開眼界。驚嘆的是，原來生命如此奧妙！原來瑜伽竟是如此深遠。記得老師一開始上課時就提到的「覺知」，我想我們真的認識自己太少了，身體一直努力地想要告訴我們的事情，但我們卻一昧地去忽視它，去蹂躪它，以致導致嚴重的後果發生，這真是太對不起身

體了，我想我需要重新認識自己了。

而讓我感受最深的是，Judy 老師提到：

吸，等於生；呼，等於死。

生命來自吸進人間的第一口氣；死亡，就是吐出人世間最後一口氣。每一個呼吸，就是一個輪迴；每一天，都是一個大輪迴。

死亡的背後，其實就是生命的開始，生死之間的輪迴，才是真正的永恆。生命就是吸吐之間，不斷地發光發熱……。

對我來說，這不就是「活在當下，感受生命」的意義與真諦嗎？

我想，接下來，我需要的是繼續不斷的學習與省思。不論是瑜伽，還是生活。期許自己，有朝一日，可以磨亮自己之後去照亮別人，就像是一顆太陽，用溫暖的陽光照耀大地。我深深期許著自己，最後謝謝各位撥空讀完我這篇冗長的信。

人生的藏寶圖

■ Judy

很多人都輕忽肩頸痠痛的所引發的後遺症。

　　肩頸痠痛只是表象，它所帶來的風暴就像是一座看不到底的冰山，痠痛只是冰山的一角，不理會它的存在，能忍則忍，就會忍出身體內部的一場冰風暴，那就是長期肩頸僵硬導致頭頸血管硬化等潛在危機，等到引發中風或是心肌梗塞的危機時，人們仍無法置信──這一切痛，難道真的和長期肩頸姿勢不良有關……。

　　肩頸的姿勢不良，代表著是一個人的姿勢完全不在正位上，正位就是指與地面保持垂直的狀態。人是直立體，身體的重心就位在骨盆，地面積就是雙腳的腳底，這座人體 101 大樓，裡面支撐的是骨架，不是鋼筋所組成的鋼架那麼地牢不可摧。人體骨架的設計就像輕鋼架一樣，既鋼又柔，堅硬的骨骼裡滿布許多孔隙的骨小樑，讓人體可以身輕如燕的同時，又能抵抗外力。

　　問題是，再怎麼堅固的建築物也抵擋不住歲月的侵蝕，更何況是脆弱的人體呢？

特別是現代人多喜歡含胸駝背地窩在一角玩手機，這種姿勢會造成頭部前傾，雙眼直視手中的螢幕，時間一久在地心引力的推波助瀾之下，會對頸椎造成很大的負擔，在頸椎還沒有長骨刺之前，肩頸的肌肉就已經出問題了，像是肩頸會痠痛麻木，這些都是看得到的症狀。

　　看不到的症狀，則是容易引發血管硬化，導致心血管疾病，像是中風或是心肌梗塞，那才是真正駭人的下場。特別是，中風，能讓人活得苟延殘喘，毫無尊嚴可言；心肌梗塞，則是讓死神在眼前徘徊，不知何時會被突然帶離人生的舞台，連謝幕都來不及說出口，一切就結束，留給最親愛的人，永遠的傷悲。

　　中風，熟悉又遙遠的名詞。很多人在中風之前，壓根認為自己身體強壯得很，根本不可能中風，一定是別人業障重才會這麼倒楣。在醫院服務這麼久，接觸到很多的中風病人。老實說，連家屬都不相信自己的親人會中風，「他的身體這麼好，紅光滿面，福福泰泰，怎麼會中風，可能真的是前輩子業障太重了，才會得這種病。」家屬的話常在耳邊響起，他們在努力地回想和尋找當初為何會中風的因，仿彿如此，才會有勇氣面對親人躺在病榻上無法動彈的果。

　　以前的我在醫院工作，只能看到人生病後的模樣，以及接踵而來各種病痛的折磨；但現在的我，很清楚為何一個人會生病，因為這就像是小時候玩的藏寶圖——YES or No 的遊戲。在每一個分叉路上，都有兩條路可以選擇，你現在的選擇，最終會影響自己最後的命運。

凡事都有前因後果，不良的姿勢就是因，結果會讓身體痠、痛、麻木，一點也不令人意外。人們卻只想快速解決眼前的心頭大患，殊不知，更大的風險正在暗地形成。保持覺醒的心，在行走坐臥之間，才是最根除肩頸痠痛最終解決方案，這也是療癒瑜伽最終的目的。

　　「老師，我現在只要一駝背，馬上就會挺胸，要不，就起來走走，有時上廁所或搭電梯的空檔，還會自己動一動。腰痠背痛好很多，最重要的是肩頸比較不會痠，胸也不悶了。」這位同學的瑜伽體位看似笨拙，但她在每一個動作中找回自己的覺知。對我而言，她真的有用心在練習瑜伽，身心完全投入，比起看似練習流暢但實際上身體完全由慣性來主宰的動作，來得好多了。

　　體位法做不做得到，不重要，重要的是，能不能感受呼吸就存在身體裡面。沒有呼吸，就沒有瑜伽。

　　在呼吸中和身體一起共舞，在那當下獲得純粹的喜悅，而不是征服身體的快感。身體不是用來征服，就像喜馬拉雅山也不是用來挑戰，在當地人眼中這是一座「諸神的住所」。當地尼泊爾人對聖山心充滿謙卑之情，然而每年仍有不少登山客在征服的路途中死於山難，對當地人來說，狂熱的登山者是賭上性命以換取內心登頂的榮耀。對在當地的修行者來說，「聖山永遠都在，每個人的心中就有一座喜馬拉雅山。」

Judy

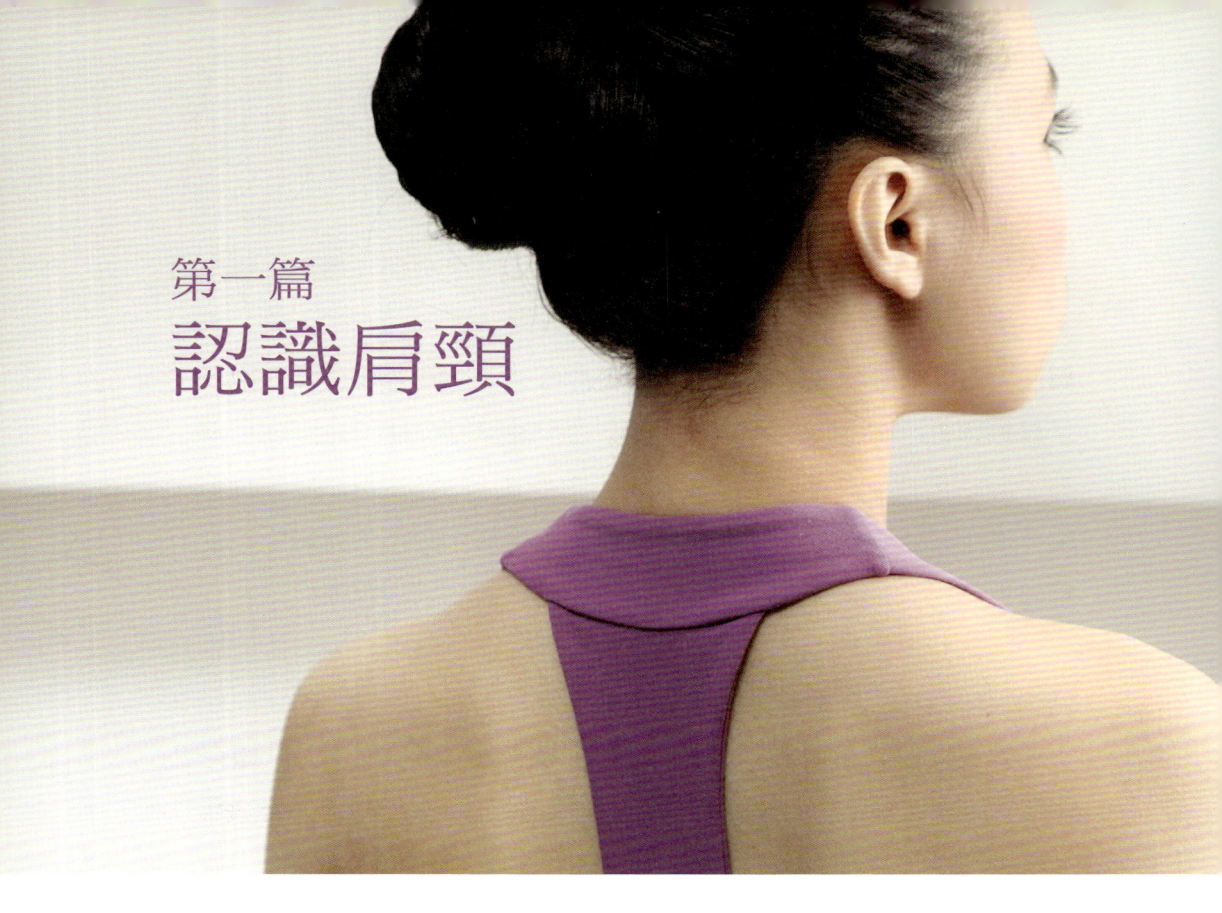

第一篇
認識肩頸

Judy 你知道我以前這個肩膀拉傷多久才好？兩年，去復健做了兩年才好，但也沒有完全好，就只能這樣將就的用，只要日常生活能應付就好了。不敢奢望太多。

說這句話的，本身就是醫學博士。由此可知，想要完全治好肩頸痠痛是多麼不容易的一件事，但有一件事卻很容易，那就是預防重於治療，隨時保持肩頸正位。

不重肩頸的保健，或許當下的人生很精彩，但未來可能有數年甚至數十年的光陰虛擲在病榻上。當然，自知之明者，會去運動強身，但肩頸不在正位，就像房子地基傾斜，運動愈激烈，風險愈高。因此，常聽聞一些運動好手，最後竟然英年早逝，背後的原因，往往是心血管疾病引發的猝死。凡事必出有因，古人說：人無遠慮必有近憂。疏於肩頸的保健，會埋下日後的導火線，但要懂得如何保養肩頸，也不是一件容易的事。

1.1 常見的肩頸問題——用症狀找痠痛成因

肩頸痠痛,不處理,等到手麻無法工作時,恐怕會連飯碗都保不住。

　　根據國外一項調查,腰痠背痛的上班族比肩頸痠痛的上班族更容易在職場生存,原因是前者只是腰背痠痛,雙手仍能工作。但肩頸若出現問題,不及早處理,反而會導致肩頸痠痛麻木,容易演變成神經受壓迫,導致手麻或手指無法動彈,那意謂著什麼?「回家吃自己」。

常見的肩頸問題

　　先找出自己的問題,再參閱《第八篇從症狀來了解肌肉》,即可透過症狀來找出真正過勞的肌肉。恢復肌肉的彈性,就能有效解除痠痛。

- ☐ 開車或是洗頭時手會痠
- ☐ 晾衣服時手會痠
- ☐ 無法拉公車的吊環
- ☐ 無法舉手過頭
- ☐ 無法提重物
- ☐ 無法用雙手脫衣服
- ☐ 無法用雙手扣胸罩後扣
- ☐ 無法用雙手在背後合掌
- ☐ 無法用雙手在背後十指互扣,伸直手肘將背推前
- ☐ 無法久抱小孩
- ☐ 扭開門鎖時,手腕會痛
- ☐ 睡覺時,睡沉脖子會痠痛到醒
- ☐ 一早起來脖子容易落枕,卡卡的轉動不順

☐ 容易頭痛或是偏頭痛

☐ 平時脖子轉動不俐落，如：側轉或是前後轉動等等

☐ 手腕、脖子、肩膀等關節轉動容易有聲音

☐ 手會麻木有時刺痛，一早起來手握拳不易張開

☐ 雙手溫度不一，或是手臂容易過冷

☐ 手心容易冒冷汗

☐ 手掌心和前臂顏色相差很大，如過度脹紅或蒼白無血色

這些問題或許就發生在自己或家人的身上，別小看！這正是肩頸機能出現障礙的表徵，尚不致出現**器質性病變**，也就是**醫學檢查**可能一切都正常，找不出確切的臨床病變證據，但某些症狀卻十分困擾當事人。看西醫，多半靠止痛藥或肌肉鬆弛劑，或以復健來解決眼前問題。看中醫，則是拔罐、推拿或是針灸，若問題簡單一點，以上的方法都能奏效，若問題複雜一點，可能這一輩子都要深受其害。誰會一輩子療癒自己，答案是：自己。

會痛的部位是被害人

肩頸痠痛為何難以根治，因為頭痛醫頭，腳痛醫腳，肩頸痠痛只按肩頸，是不會好的。肩頸的結構十分複雜，它就像是好幾條高速公路交會的系統交流道，南來北往，前後交錯，上下重疊，令人眼花撩亂，因為肩頸正是軀幹連接頭部和手臂的重要樞紐位置。裡面有錯綜複雜的肌肉神經和血管組織，稍一按摩不慎，極有可能造成全身癱瘓的風險，牽一髮動全身，**請勿隨意讓人扭轉頸部**，切記。

肩關節是利用肩胛骨和諸多肩頸肌肉群共同運作去吊起手臂，若是過勞，手臂會變緊，但痠痛點會出現在肩頸。肩頸一旦痠痛，就開始

按摩肩頸，這是不夠的，「**會痛的其實是被害人**」實際上，真正引起肩頸痠痛的肌肉，「**平時是不會痛，一按才痛的才是凶手**」，要放鬆凶手，接著伸展被害人，這樣才能真正根除肩頸痠痛。

凶手有可能就住在被害人隔壁，或是樓上樓下，有時會在對面。例如：手臂無法拉公車吊環，痛在膏肓和肩頭，這是被害人，但真正的痛點卻是胸大肌和上臂肱二頭肌和腋下的前鋸肌。這些都鬆了再按肩頭的肌肉，會發現好很多，舉手過頭變得好容易。也就是說初期痠痛，可能就是一兩條肌肉過勞而引起肩關節活動不良，但時間一久，就波及到很多肌肉。

想要好，很簡單。檢查任何一條和肩頸活動相關的肌肉，確定肌肉彈性良好，按壓揉捏都不會痛，否則只要一條肌肉過勞，就會演變成動久了會痠，痠久了一動它就痛，痛久了儘量不動它，不動反

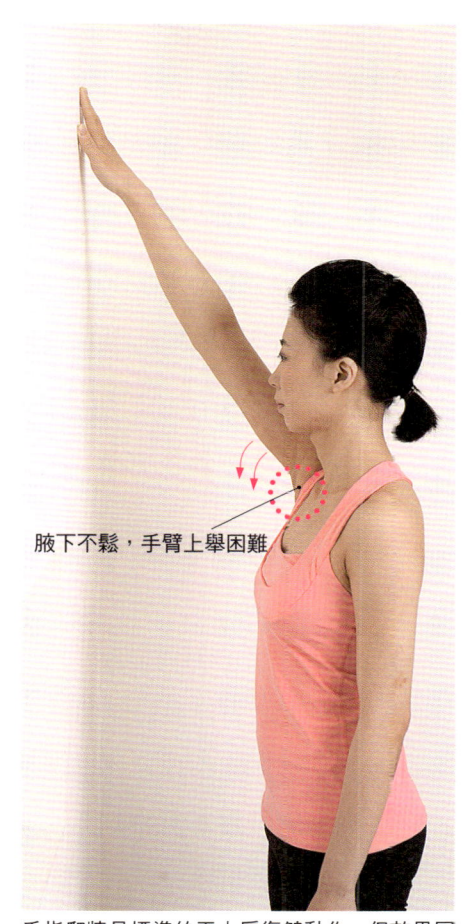

腋下不鬆，手臂上舉困難

手指爬牆是標準的五十肩復健動作，但效果因人而異。

而更慘，長期下來該部位的血液循環不良就會造成神經的麻木，演變成更嚴重的器質性病變的症狀，這時就構成醫療所謂的臨床病變症狀，正式宣告你有肩頸疾病。這會不會太晚了呢？切記，預防永遠勝於治療。

真實案例

爬牆好久都沒有用 不爬了！

五十多歲的黃媽媽，身材圓潤肩頸壯碩，自從肺腺癌開刀後，左手就無法上舉，很痛苦，以為手就此廢了，醫師說她是五十肩症狀，請她練習「手指爬牆」的復健運動。「效果不好，爬很辛苦耶，但沒有效，也懶得爬」後來，女兒推薦她來上療癒瑜伽課程，沒想到練習不到一年，手已經可以高舉過頭，她是療癒瑜伽的活見證。

分析：

復健的爬牆動作主要是伸展腋下，但腋下肌肉沒有先鬆開，手舉再高都沒有用，因為腋下的肌肉會扯後腿，手舉高，肩頭反而更累，這就是「爬牆爬了好久，都沒有效。」的主因。以黃媽媽為例，療癒瑜伽設計的課程如下：

1. 先放鬆腋下肌肉
2. 再放鬆前胸，含：胸大肌和肱二頭肌
3. 接著放鬆上背肩胛周遭的肌肉
4. 練習平躺在瑜伽枕或是枕頭上，雙手打開做胸大肌的伸展，胸大肌通常是肩頸痠痛的頭號戰犯，一定要先伸展胸大肌和其下的胸小肌，肩關節才能回到正位。否則，肩關節轉動時，會有「啵」一聲。在肩關節錯位的狀況下，活動愈多，反而

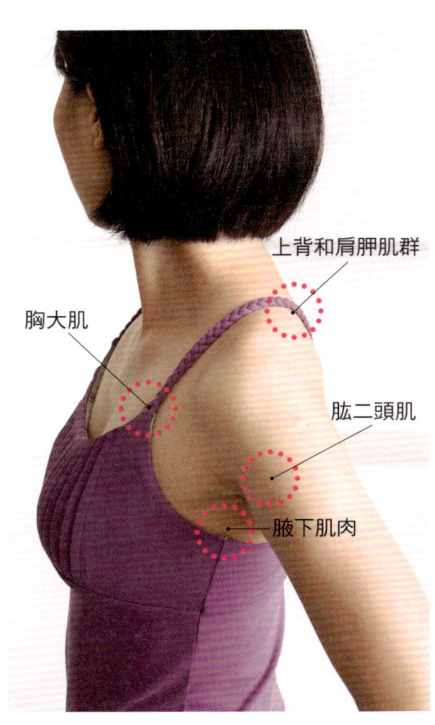

上背和肩胛肌群

胸大肌

肱二頭肌

腋下肌肉

愈不利，容易傷到韌帶和軟骨等軟組織。

5. 再來是放鬆手三陰和手三陽的肌肉，讓血氣運行其中，保持肩頸肌肉的彈性。建議洗澡時用絲瓜輕柔刷洗全身，全身很容易就熱呼呼。

6. 認真執行以上步驟一兩個星期之後，才能練習站姿手指爬牆動作。

療癒必須自己親力親為

從一般人最常見的五十肩這個症狀來看療癒瑜伽的處理步驟，會發現療癒其細膩之處，在於不放過任何一條和肩頸活動相關的小肌肉，必須確定其肌肉彈性良好，按壓揉捏都不會痛，否則只要一條小小的肌肉有問題，都會造成肩頸關節活動不利。

也不要過度使用手臂和肩頸，一定要確保是在正位之下，四周的肌力處在平衡狀態之下，才能做單一關節單一活動，而不是一口氣就做複合性動作，像是瑜伽很多肩頸的體位法都太複雜了，對於真有肩頸痛的人來說，看到都嚇死了，萬一沒有練好反而傷的更深，那真是欲哭無淚。療癒瑜伽的重點在於，幫助失衡的肩頸回到原點，恢復基本功能，就像動物受傷會找溫泉或是安全的處所來療傷一樣，療癒是需要時間和自己全心全意的投入，效果才會自然浮現。

別擔心自己看不懂肌肉的名詞，也不明白什麼是手三陽和手三陰，只要仔細讀這本書，專有名詞都有詳細介紹，若真沒有時間，那就看第九篇療癒瑜伽實作 DVD，每天照著練習，你也可以成為自己的療癒大師，現在準備好療癒瑜伽輔具一起練習，你會發現「原來凶手就在這裡，馬上緝捕到案」。療癒自己，其實就是一場自我的探險旅程，一起來吧！

1.2 肩頸為何痠痛？ 原因＝頭不在正位＋手臂使用不當

根據統計，肩頸痠痛是現代人一生必然有的症狀。長期低頭就是禍首之一。尤其是長時間打電腦、看電視，或是打手機、玩 iPad 的族群，這些視覺化的 3C 產品，再再加速肩頸負擔，只要眼睛長期盯著螢幕，頭就會不自覺前傾，脊椎就會像釣桿一樣，慢慢地整個身體從側面看就會變成像大寫字母的 C 型。

外觀看起來就像猿人一樣，老了重心不穩就逐漸退化成四腳爬行的動物，但人只有兩腳，多出來的兩腳就要借助拐杖或助行器，長期下來駝背會造成脊椎彎曲，進而引起胸悶和腸胃消化不良等問題。原因就出在人的頭佔了體重的 1/8。頭一旦偏離身體的重心即骨盆的正上方，只要一往前移，重心自然無法落在兩腳中間，重心不穩，除了脊椎的承重力加倍，背肌更會處在長期疲勞狀態而變得緊繃，導致肩頸不舒服之外，還會波及到腰背，使得肩頸和腰背都會痠痛。

事實上，人們對不良姿勢的潛在風險，十分冷感。

肩頸痠痛是許多人心中的痛，求助中西醫學或另類療法，效果因人而異，原因就在於，肩頸的生理結構十分複雜，扮演著樞紐角色，往往牽一髮而動全身。

肩頸痠痛的兩大主因

以療癒瑜伽觀點來看，主要是以下兩大因素造成：

■ 頭不在正位

頭不在身體中軸線上，長期低頭易導致屈頸肌變緊，伸頸肌便會過勞，壓力遂集中在後頸的伸頸肌，也就是一般人最常喊痠痛的

地方。

■ 手臂使用不當

肩膀會痛，是因為手臂使用過度或是過度濫用，令肩膀負責穩定手臂的肌群過勞。

也就是說，後頸和肩膀這個兩個區域同時面臨生活壓力和動作過勞，特別是**肩頸交界角**，容易僵硬不舒服，往往睡個覺起來，脖子就無法順利活動，卡卡的，感覺是落枕，但心裡怕的是中風。長期肩頸僵硬，最終會令心臟通往頭部和手臂的重要血管硬化，埋下日後心血管疾病的禍根。

現在，就不難明白，為何一般人都會痛在肩頸，特別是痛在肩胛骨的內側緣如**膏肓穴**，或是肩頸交接角的**肩外俞穴、肩井穴**，這些部位的痠痛明白指出，人們真的不明白如何正確使用肩頸關節，甚至肩頸開始痠痛麻木仍不主動展開自我療癒，反而貪快只想依賴止痛藥或按摩推拿等外界的力量，忽略人體本身的自癒能力，更輕忽保持肩頸正位的重要性。肩頸就像是心肺往頭和手臂重要的戰略位置，一定要勤加保養才行，有當過兵的人就會明白後勤保養是很重要環節。

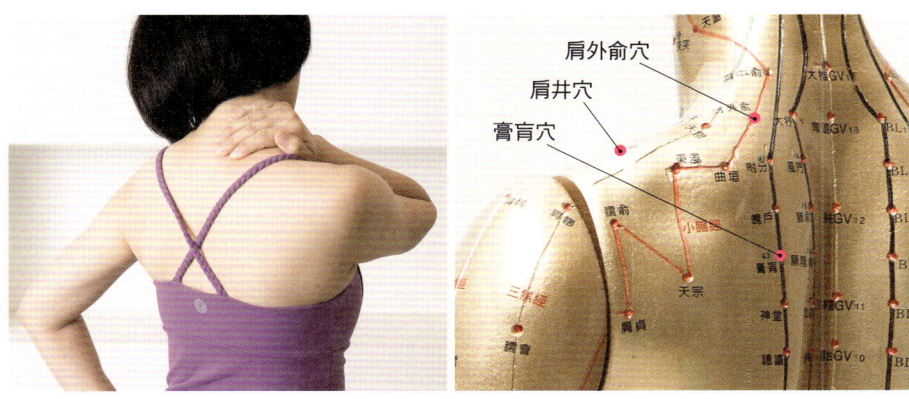

肩頸交界角的穴位如肩外俞穴、膏肓穴是最容易痠痛的部位。

朱自清的父親

求學時代，讀「背影」一文，對以下這段文字沒有太大的感觸，但奇怪的，它卻常常出現在腦海，每當學生談起他們的肩頸痠痛時，總令我聯想到這段文字，原來它已經深烙在潛意識裡，感受更深了：

他寫了一信給我，信中說道：「我身體平安，惟膀子疼痛厲害，舉箸提筆，諸多不便，大約大去之期不遠矣。」我讀到此處，在晶瑩的淚光中，又看見那肥胖的、青布棉袍黑布馬褂的背影。　唉！　我不知何時再能與他相見！

分析：

接觸學生久了，才深刻明白「膀子疼痛厲害」究竟是怎麼一回事，這個痛發作起來有時連睡覺都無法好好入睡，有兩個膀子痛的學生不約而同告訴我，「睡覺是一件很危險的事，痛的時候連洗頭都沒有辦法，頭也常常卡住，無法在開車時倒車看後方，生活遭受很大的影響，很痛苦，可是不知道誰能幫我找出問題，我不是不想解決，也看了醫生，吃了藥，是沒辦法解決啊！才會拖到如今這個下場。」

原來自己錯怪他們，以為他們不愛惜自已的身體。這時，我才深刻感受到他們的無奈。像民初文人朱自清的父親膀子痛久了，演變成五十肩症狀，肩頸的肌肉因長期痠痛而僵硬，連提筆寫信給兒子都有困難，可見他的手臂重如千金，因而無法承受運筆時的力道。爾今，年歲及長，人生閱歷豐富，更能體會當事人老來飽受病痛纏身的痛苦，以及為人子女無法代為受過的自責心情。每每讀此，眼眶總是不由自主地濕潤了起來。

1.3 主因一：頭不在正位，頸椎倒大楣

很多人都不明白，長期低頭對頸椎是一大折磨，背只要一駝，頸椎就必須懸吊頭部下垂的重量，背打直但頭仍然往下注視著平板或手機，一樣也是很糟糕的姿勢。也就是說，無論是背打直或是駝背，只要低頭，對頸椎就是一種折磨，只是凌虐的方法不同。

根據國外的醫學研究發現，不同的頭部的位置與頸椎的承重力有很大的關聯：

■ **正位型** 當頭在頸椎正上方時，頸椎最省力，只要單純承受頭部的重量約 5.4 公斤約 12 磅重量，頭部重量還可垂直分散到頸椎以下的各節脊椎，椎體受力平均，各個椎間盤也能發揮吸震和穩定的功能。

■ **圓背型** 上背只要一圓，頭若往前 2.54 公分約 1 吋，頸椎必須多負擔約 9 公斤的額外重量。

■ **駝背型** 圓背再嚴重點就變駝背，脖子又伸得遠些，頭會更往前挪，若移動 5 公分約 2 吋距離，頸椎要多負擔 14 公斤額外的重量，承受比正位型姿勢多 3 倍以上的重量。

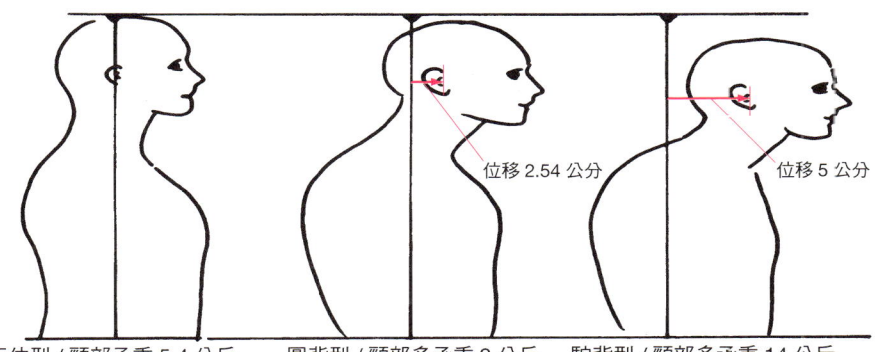

位移 2.54 公分　位移 5 公分

正位型／頸部承重 5.4 公斤　圓背型／頸部多承重 9 公斤　駝背型／頸部多承重 14 公斤

小心頸椎曲線變了形

很難想像低頭前伸的動作對頸椎殺傷力有這麼大，最倒楣的是後頸肌群須長期拉住下滑的頭部，以及地心引力所加諸的額外重量，就好像機車停在斜坡上，但車頭朝下坡，要費比平常更大的力量才能拉回機車，為何？地心引力會讓斜坡上的機車多了一股往下衝的拉力。

從側面看低頭族的姿態就像猿人一樣，駝背打電腦的姿勢也是，這時頸椎壓力變大，易發生 4、5、6 節頸椎病變，引起上肢痠痛麻木等症狀。若腰桿打直以為沒事，錯！壓力集中在整個頭部，反而容易拉直頸椎的前凸曲線變成醫師口中的「**頸椎過直**」。視線若隨著螢幕轉動或擺動，像是玩電玩或是體感遊戲，不僅頸椎壓力變大，連周遭肌群也會過勞。

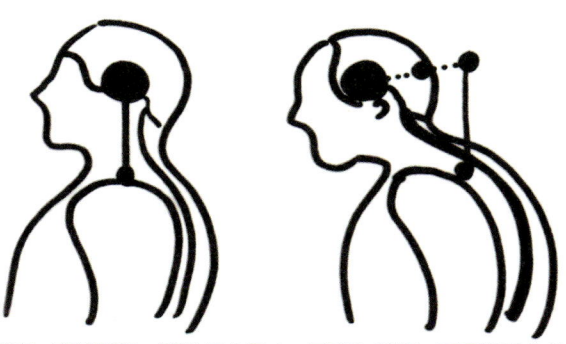

耳洞與肩頭垂直，視線平視，頸椎壓力最小。圓背加低頭，下頸椎日後必有症狀。

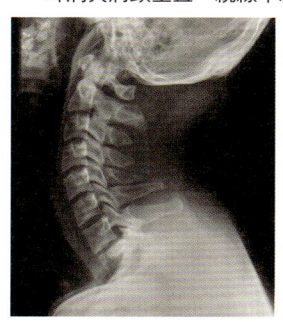 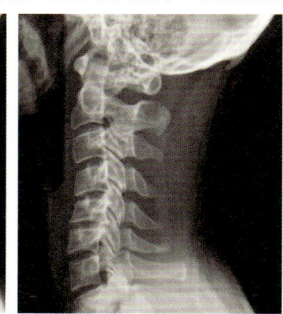 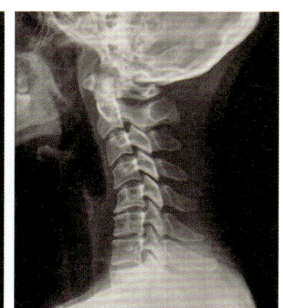

正常的頸椎前凸曲線　　　直背低頭造成的頸椎過直　　　圓背低頭造成的頸椎後凸

S 型的脊椎分散壓力

人體脊椎的結構並非長條形而是 S 形曲線，目的是分散來自頭和地心引力所加諸的壓力。脊椎若是長條形這種上下垂直的結構，壓力將集中在最底層椎體，除非下層椎體要大才能承受力量，但人體的椎體以更省力的 S 形結構分散壓力，並保持身體中軸位在骨盆及兩腳之間。

此一 S 形脊椎結構，讓人們可以輕盈地抗地心引力而自由活動。也就是說，維持脊椎 S 形的曲線十分重要，想要站在地球表面，就必須不斷地訓練肌肉，讓肌肉擁抱脊椎，保持脊椎的自然曲線，才能成為頂天立地的人類。

也就是說，平時若無法保持骨盆正位，讓脊椎挺立，保持頭在骨盆的正上方。首當其害即是頸椎，壓力勢必分散給後頸和背肌。這也就是一般人最常抱怨肩頸痛或下背痛的原因。現代人崇尚高科技，忽略人乃血肉之軀，活著就是要動，往往能坐就不動，一坐就很自然地駝背，沒錯！胸椎是先天性的後凸曲線，駝背幾乎是本能的反射姿勢。問題是背一駝，頸椎、腰椎壓力變大，頸椎和腰椎是前凸曲線，也是出生之後的繼發性曲線，同時更是身體最易痠痛的部位；此外，女人的腰身和後頸之所以迷人，就是因為她們的前凸曲線太明顯，雖然性感，日後反而容易痠痛。

由於多數人肩頸是屬於圓背、駝背，頸椎本身的壓力就很大，再加上指導老師沒有受過專業的瑜伽醫學訓練很難看出風險，也就無法控制教學的風險。當然，不只是瑜伽，皮拉提斯也是，原本是腰痛想要強化腹部核心肌群，結果反而練出頸椎退化，原來是因為練習百式的動作而讓肩頸肌肉過度緊繃，時間一久頸椎就受到壓迫。（延伸閱讀第 95 頁－風險最高的體位法）

骨盆要如何正位？

S形的脊椎要挺立，不容易，除非骨盆在正位，就像特技表演走鋼索一樣，骨盆正，脊椎周圍的肌肉有力，人的重心才會落在底面積，就像甜甜圈套在柱子裡，身體此時最省力。問題是：現代人的骨盆都不正，有一高一低，一前一後，左右旋轉，原因有二：

■ **缺乏對身體的覺知**

老子說：「**五色令人目盲，五音令人耳聾，五味令人口爽，馳騁畋獵令人心發狂，難得之貨令人行妨。**」感官過度放縱，心會被物役。靜坐之所以重要，就是練習靜定慧的功夫。因此瑜伽的練習不在教室，而在日常行走坐臥間，都要保持正位，這有賴平日的練習是否能深入到心靈層次。無論是瑜伽還是修行，從心念著手去改變身體，是最有效的，但也是最徒勞無功，讓腦子停止轉念，正是現代人最困難之處。

■ **腹部核心肌群無力**

腹腔是人體最大的空腔，包覆著重要的內臟，但腹腔不像胸腔有肋骨保護，僅有脊椎在後支撐，若腹肌和背肌無力，無法撐起脊椎人就會駝背，一駝骨盆就會後傾，過度推腰，骨盆又會前傾，二者皆無法正位。療癒瑜伽的重點，不是練出六塊肌，而是練出有彈性的腹肌起按摩內臟之效，背肌則負責拉起脊椎，保持脊椎在骨盆的正上方。

認識標準站姿—五點垂直於地

試著背靠著牆，雙腳腳跟略離牆面約 10-15 公分，距離以臀部和上背這兩點能自然地貼牆即可。由腳踝往上拉一垂直線，看看腳踝、

膝蓋外緣、股骨大轉子、肩峰及耳洞能
否垂直於地？

分析：

正位的站姿須掌握「五點垂直於地」
的原則，即：

1. 腳踝外踝 (outside ankle joint)
2. 外側膝蓋中點 (axis of knee)
3. 股骨大轉子 (greater trochanter)
4. 肩峰 (acromion)
5. 耳洞 (ear canal)

由地板往上拉垂直線，經過上述五
點，才算標準站姿。坐姿，保持3、4、
5點垂直於地面，確保頭部重量是在骨
盆正上方，就像甜甜圈都套在同一個圓
心，上半身才不會偏離身體的中軸線。

 **你是小腹婆嗎？**

坐下來時，檢查自己的小腹容
易凸出嗎？即使脊椎打直坐正，能維持
多久呢？

分析：

一般人的坐姿，小腹一凸，骨盆就容
易後傾，背就駝，頭的重量就下垂，抬
頭維持打電腦姿勢，視線一旦往上，後

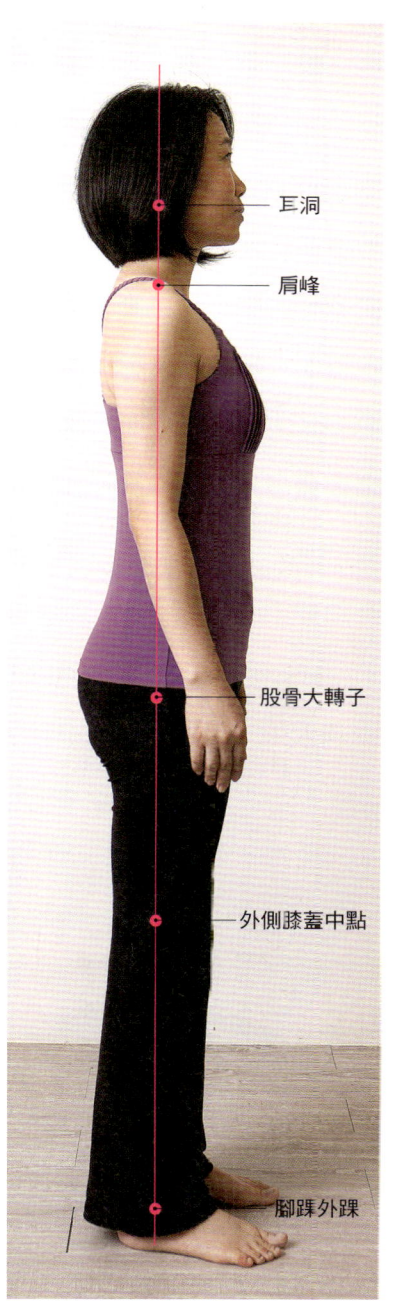

耳洞
肩峰
股骨大轉子
外側膝蓋中點
腳踝外踝

頸就會出現一團贅肉，再加上圓背也會導致上肩變得圓厚。請記得，骨盆決定脊椎曲線，進而影響頭部的位置，頭部又會影響頸椎的承重力，故身體各部位是環環相扣，相互影響。想要根本地解決肩頸痠痛的問題，就必須從鍛練腰部肌肉，強化核心肌群，才能保持脊椎往上延伸，也就是說，解決肩頸痠痛不要輕忽坐姿以及腹部內核心的力量。

　　核心肌群是西方式的觀念，因此一般人會刻意強化小腹，小腹太有力不好，小腹要保持彈性才行。其實對腹部肌肉來說，練習深層的丹田呼吸法，才可以真正地收縮小腹，因為緩慢深沈的吐氣能由啟動到最內層的腹橫肌，那正是腰部天然的護腰，最具彈性和韌性的組織。請記得，肌肉是要保持彈性才能真正發揮肌肉的功能，刻意收縮腹部，容易讓腹肌抽筋，也會造成腸胃消化不良等問題。

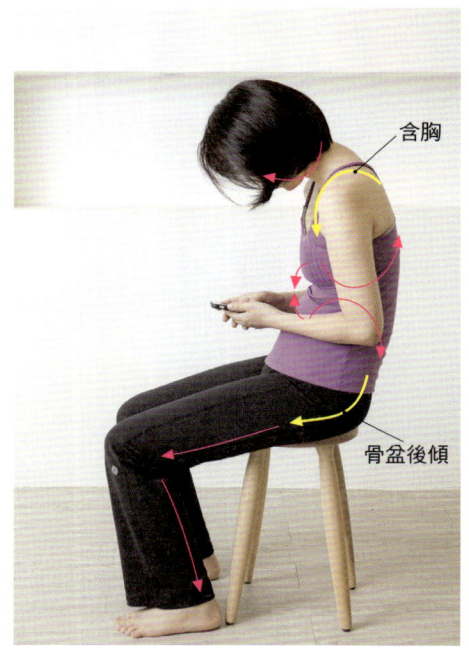
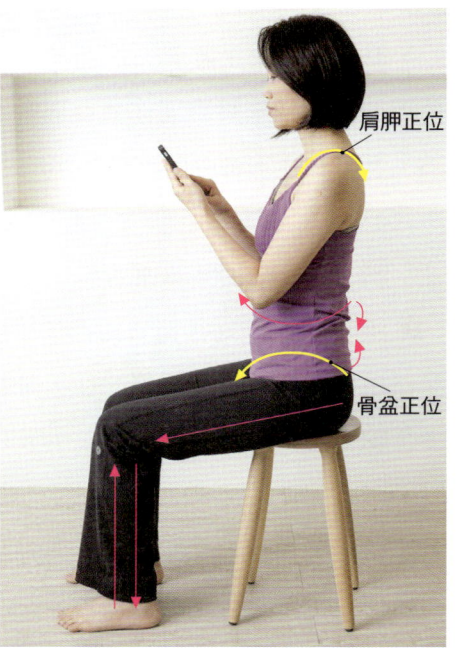

含胸

骨盆後傾

肩胛正位

骨盆正位

骨盆後傾再加含胸是一般人的坐姿

骨盆一正脊椎一直，重量平均分散到下半身

1.4 主因二：手臂使用不當，肩膀易過勞

「肩頸痠痛真的和手有關嗎？」當有人質疑時，請他用輪棒滾一下手臂，馬上哀嚎遍野，「Judy 老師，我真的不知道這裡這麼痛。」這位男生，練習瑜伽兩三年，但老是感到胸口悶，一口氣卡在胸前，很難過，但體位法已經很精湛的他，實在是束手無策。他的問題出在手臂的經絡阻塞，手臂用力過度，最明顯的是，一按手臂肱二頭肌馬上痛到腿抖。

手和肩頸痠痛，現代人看起來風馬牛不相及，實則不然。古代中醫經絡學說，手部六條經絡，分別是手三陽和手三陰。若仔細研究手臂這六條路線，會發現：

■ **手三陰**

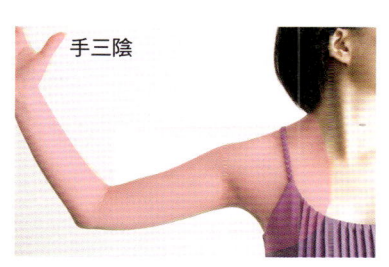

手臂內側較白晰即為手臂腹面，經絡走向為：胸前至手臂腹面至手掌心，分別是肺經、心包經、心經，顧名思義，手三陰和心肺功能有關，因此含胸圓背者容易胸悶氣虛，或是頭部容易暈眩。(見上圖)

■ **手三陽**

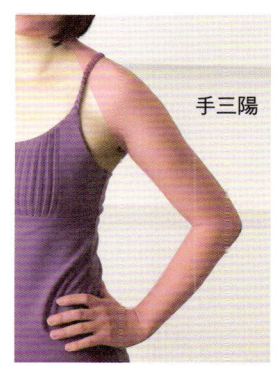

手臂受日曬皮膚較黑的那面為手臂背面，走手背、前臂及上臂背面、肩頸入頭部，分別是大腸經、三焦經、小腸經，和肩頸痠痛、頭痛有關，此外也和腸胃消化息息相關，多按摩手臂有助於腸胃保健。(見右圖)(延伸閱讀第 214 頁－一按手三陽　打嗝放屁通通來)

手臂和肩頸腸胃如此相關，頗出人意料。手臂一旦使用不當，按古代經絡的說法，會引起六大經絡氣血不順。最後，這些人體積滯的廢物在手背以青筋浮現，在肩頸會因積滯無法排出而形成痠痛，一刮痧一拔罐便泛紅。

腸胃不順和手臂有關，其實也不難理解，當雙手工作時，身體是含胸鬆肚狀，腹肌會日益鬆弛無力，自然無法促進腸子的蠕動。現代上班族普遍都有肩頸痠痛和便祕的困擾也就不難理解，其實都是因為身體沒有維持正位的後遺症。

手臂過勞兩大主因─濫用和過度使用

先聯想手臂和肩頸就如同挖土機的怪手和控制台，肩頸就像控制台，能靈活地吊起手臂，這就是肩關節神奇之處。現在來分析為何手臂會過勞，主因為：濫用臂力以及過度使用手臂。

■ 濫用臂力 (Abuse)

負荷超過手臂最大限度，像是長期用右手炒菜，左手抱小孩。或是經年累月提重物、海釣時過度使用手臂，最常見的即是在健身房練舉重時舉起過重的器材，導致肩關節受傷。這些動作感覺除了手臂要出力，實際上，肩頸也要出力扮演穩定肌群的角色。但手臂就像是怪手，挖了太多的石塊，機台很容易重心不穩，除非肩頸的穩定肌群要夠強壯，才能讓手臂充分發揮槓桿原理，問題是，現代人上半身的肌肉不發達，導致肩頸的肌肉過勞，造成肩頸長期痠痛。

以瑜伽體位法來說，很多人在練習下犬式時，傷了手腕或是肩頸，表示上半身的力量無法傳達至下腹部，反而落在手腕和肩頸上，

久了，這些部位的肌肉會過勞，反而不舒服。長期錯誤的練習方式，初期會造成會手背青筋浮現，濫用久了，會造成手背的腕關節腱鞘囊腫，或是手一撐地，手腕會痛。(見下圖)

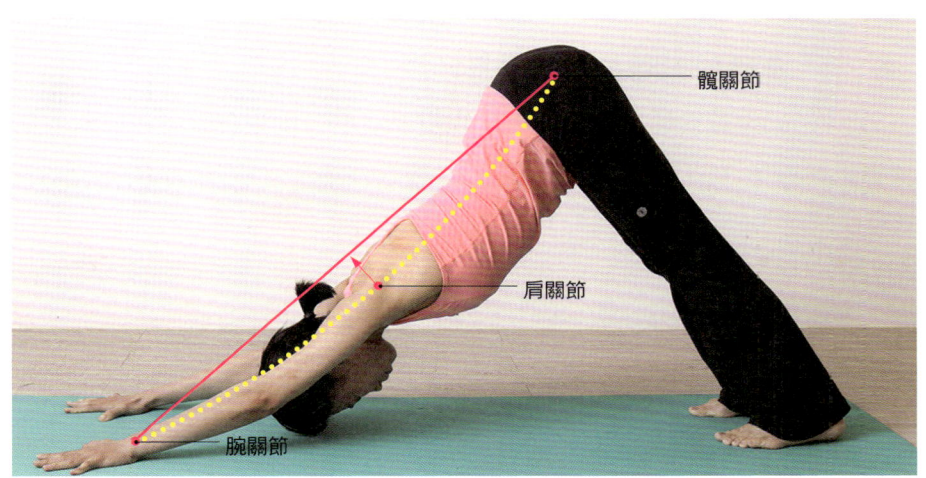

髖關節

肩關節

腕關節

■ 過度使用手臂 (Overuse)

相同的動作不斷重複，也會造成手臂過勞，雖然動作有些很小，但形成的傷害更深沉，因為細微傷害不斷累積，會形成疲勞性的肌肉勞損。這些過度使用手臂的動作又可以分為小動作和大動作：

1. 日常的小動作 肌肉易僵硬

用手指操作細微動作，例如：玩線上遊戲、打電腦、玩手機、開車、騎機車等，這些動動手指和手腕的小動作感覺不費力。錯了，小動作要用到小肌肉，費的勁比大肌肉創造大動作來得累人。全神貫注的當下，肩頸和頭部多半會長時間保持固定姿勢不變，因此，久了，這些小動作就會造成肩頸痠痛和偏頭痛等問題。

2. 運動時的大動作 肌肉易拉傷

過度使用手臂做大幅度的運動，如：打羽球、打網球、投棒球、打高爾夫球、跑步等等，這些重複不斷的動作若沒有在腹部穩定的狀態下進行，很容易拉傷肌肉。

 **身體前彎時是吸氣還是吐氣？**

試試看身體前彎時，肚子在吸氣狀態再前彎比較好，還是吐氣前彎比較好？

分析：

呼吸和動作關係密切，超級厲害的運動選手普遍有一特質，在爆發的當下，穩定度足以讓他在短短的零點幾秒裡做更精細的動作，就在那當下他已充分展現完全放鬆的狀態。也就是說，臨場表現處變不驚的人才能成為最後的奪冠者。

呼吸是一門藝術，也關乎到生死。吸氣時，想像身體從軀幹不斷地向四肢延展，吐氣如同輪船下錨停留在海面，肚子一內收，方能穩定身體的重心，但一定要用肚子逐漸內縮的力量去吐氣，下半身的重心才會穩當。重心穩，四肢才能發揮離心的力量，就如同打果汁時忘了蓋蓋子，你會發現週遭的牆壁濺滿了果汁，力道大到嚇人，也就是說，真正的力量是來自於身體的核心。

以高爾夫球來說，很多初學者肩臂會受傷就是因為軀幹的扭轉度不夠，身體過於僵硬，導致擊球的反作用力全集中在肩關節四周，真正厲害的高爾夫球選手是精於呼吸和動作的結合，以氣導引力量的發動。

1.5 身材瘦的變形肩頸──美女最怕雞爪頸

美女最怕不上鏡，攝影師鏡頭下的犀利功夫可以讓美女的「**雞爪頸**」無所遁形，無論是說話或是微笑，雞爪頸都比臉蛋來得搶戲。

很多大明星或是美麗的女主播，肌肉線條如雞爪般的明顯，老態畢露，「雞爪頸」透露出當事人平日肩頸姿勢欠佳，或是常用腦思考無形中牙關緊閉，造成舌下肌群緊繃，一說話脖子感覺就像八爪魚在跳舞，好不嚇人。

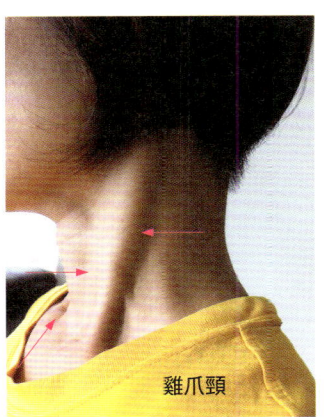

雞爪頸

肩頸錯位易造成雞爪頸

另一常見的是，腹部內核心力量不足，練習瑜伽、皮拉提斯、舞蹈時，過度使用頸部力量，使得頸部肌肉盤根錯節如老榕樹般。也就是說，**含胸駝背的身材瘦的女性，最容易有雞爪頸現象**，如下：

■ 頸部細紋變多

■ 氣管易膨出

■ 平常不用力時，頸部肌肉線條明顯

■ 說話時，頸部肌肉如八爪魚般抖動

頸部最會洩露女人的年紀，一點也不假。稍有年紀的熟女，往往是醫美診所或是美容師最喜歡推銷昂貴療程或是保養品的目標，請記住，這些現代科技可以改善表相，但**真正造成雞爪頸的主因是：沒有維持肩頸的正位，以及學會放鬆肩頸的療癒瑜伽**。皮相改善，但頸部肌肉緊繃的現象若沒有實質改善，將來會引起諸多健康問題，如甲狀腺亢進、心悸、淺眠、牙關痛等現象。

肩頸太硬臉變老 K

她快四十歲，是職場的女強人，身材很瘦，臉上的法令紋和抬頭紋卻很明顯，體態含胸駝背，最明顯的是，頸部肌筋明顯，尤其是肩頸上斜方肌硬得像榕樹根一樣。身體一前彎，脊椎骨凸出像連在一起的化石。她練習瑜伽多年，上課很勤快，幾乎把瑜伽當做人生的第二目標在奮鬥，對她而言，瑜伽是事業的另一個延伸，雖然體位法練習得很認真，但她的肩頸仍然硬的像化石，體態沒改變，她遲早會練出問題。

分析：

她的個性很急，工作力求完美，對人事要求甚嚴，嚴以律己待人的性格反映在緊繃的肩頸，常常掛著一張老 K 臉。對她而言，瑜伽課也要講求 C/P 值，她曾向我建議，自我練習是在浪費時間浪費生命，「來教室不就是要聽老師的口令，為何還要自我安靜練習！」「把注意力放在呼吸，感受呼吸才是體位法的主人，跑掉了再抓回來，重新回到呼吸，不要有任何想法，做就對了」。後來，收到一封 email 上頭寫著：

從小到大，每個人都提醒我要不斷努力讀書，努力工作，才能在社會上出人頭地，於是，我把人生看成是一場永遠不停止的戰鬥，以十倍速的奮鬥來過生活。只有老師你叫我放下一切，回到呼吸。剛開始很不習慣，怕自己會落後，也怕深呼吸後的那一刻的寧靜，意識好像會消失，而我會不見，這是對的嗎？

我可以放鬆自己進入那個寧靜嗎？我會不會不見，背後的寧靜是我可以信任的地方嗎？

親愛的同學：

　　那處寧靜的空，無邊無際，世上偉大的靈魂都知道的祕密基地，唯有靜下心來，不斷地透過深沈的呼吸，身與心結合，才能進入這個僻靜之地。這個世界有兩種，一種是靈性的世界，看不到只能用心感受，迴異於物質的世界。當自己不斷與身體對話，靈魂將由物質的層次提升為精神的層次。

　　瑜伽，就是一趟自我向內探索的旅程。

　　深呼吸是羅盤，體位法是船槳，身心合一、拋棄自我意識者，始能順利抵達目的地。你會發現，原來童話故事裡那隻象徵幸福的青鳥，就停在肩頭，放下心頭的重擔吧。

　　人生真的很短促，在醫學中心急診工作多年，最大的感觸就是生命無常，沒有任何事物是永遠存在的，特別是生命，一口氣吸不上來，人就走了。在本書出版前夕，重要的合作伙伴突然發生自律神經失調引發換氣過度，導致全身上下只剩下眼球可以動彈的駭人狀況，她以為她中風了，但我卻直覺反應是吸氣過於急促，導致血液的酸鹼中毒引起全身僵硬。她一直告訴我，她的心臟好像被撕裂了，心口很痛，她要很用力很用力才吸到氣，她好怕好怕自己是不是從此以後就癱瘓了。後來送到急診，醫師只交待她，放輕鬆的呼吸，只要放輕鬆，症狀就會消失，但她已經不會放鬆了，因為她的身體已經僵硬到無法放鬆，她的呼吸是用肩頸在呼吸，那是逆式呼吸法，只會將她推向瀕死的邊緣。最後，她打了一針鬆弛劑，過了數十分鐘，她又恢復正常了。

註：C/P值是 capability/price 的縮寫，意思是：性能(功能)與價格的比值。現代人愛用C/P值去衡量物品的價值。

1.6 身材壯的變形肩頸──含胸圓背成大餅臉

很多人，無論是男人還是女人，只要肩一厚，身材又是中廣的蘋果形身材，很容易出現一個問題：拍照時，感覺整張臉像是直接連在身體上，脖子短到幾乎看不到，就像貢丸插在馬鈴薯上，感覺很卡哇依，整個身材就是一個字「圓」。

含胸圓背是標準的肩頸不良姿勢，感覺就是老態。可怕的是，能引起許多看似不相關的症狀，如：失眠、頭痛、落枕、手麻、五十肩，甚至胸悶等等。主要是，**姿勢不正會使得前胸和後背的肌力失衡。前胸太緊，影響心肺循環，出現胸悶、氣虛、腸胃機能障礙等問題，請記得：身體處在長期缺氧的環境，容易得癌症。**

由於肩頸厚，上背緊繃，肩頸又缺乏運動易僵硬，導致關節之間的連動出現問題，在轉動脖子時，常會聽到窸窸窣窣的聲音，就像齒輪不順一樣，有時只要轉到一個角度就會聽到波一聲。含胸圓背者千萬不要隨意轉脖子，無論是轉 360 度或是側一邊發出喀一聲，以及頭仰得高高的左右轉動，這些姿勢對頸椎都是一種刺激，除了骨刺容易發生，最可怕的就是引發中風的危機。不可不慎。

改善的第一步，伸展緊繃的胸大肌，努力活動上背的肩胛骨，等到耳洞和肩頭在一直線時，才能活動頸部。（延伸閱讀第 279 頁－療癒瑜伽實作 / 胸大肌伸展）

小測驗 **觀察蘋果形的肩頸風險**

分析：蘋果型的身材最容易造成肩頸變形，普遍會造成以下問題，不要小看這些外觀上的改變所帶來的潛在傷害以及諸多症狀，請

觀察下圖去看看蘋果型身材一旦成為低頭族會有什麼特徵：

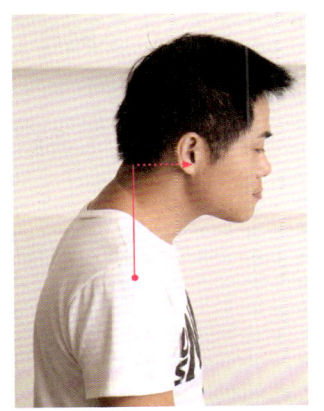

1. 頭部重量前移，耳洞不在肩頭的垂直線上
2. 脖子肌肉線條明顯，額頭容易有青筋
3. 脖子變短，頸紋變深，下巴變短變厚
4. 含胸圓背，胸口變緊，上背變圓
5. 肩頸肌肉僵硬，脖子活動角度變小，肩關節活動受限

玩手機玩到胸悶、老花、背痛全都來

年過四十的他，專業造型師，當兵時是海軍雷達下士，視力1.5，可以觀測到海面上的任何動靜。「但這一年視力大大的退步，有一次我幫模特兒畫眼線時，奇怪，竟然撇出眼角，我嚇死了，再移遠一點看，視力又變清楚了，那一次，我才知道我老花了。」他算是很養生的人，每天早上喝兩大杯的檸檬水，一星期泡兩次溫泉，外加定期的運動，身材保養得宜。

那為何會老花？原來自從他開始迷上臉書，買了最新的手機之後，每天都忙著回信和發訊息，「真的，不到一年，我的視力大大衰退。」其實除了老花，他最大的風險在於肩頸血管硬化，所以臉和頸部泛紅，手足的反膚血色循環極差，指甲呈暗紅色。「有一回在泡湯時，有一個人說我可能會心肌梗塞，他說他是中醫師，要我快去醫院做檢查。」沒想到這個人說話這麼直，我安慰他「同學，你真的是賺到了，現代人很少會說實話，呵，你的確是風險極高，你說你會上背痛，有時還會胸悶，這都是心肌梗塞的前兆，下周四才排身體檢查，我看你應該要先去買一顆舌下片以策安全。」

1.7 藝妓的肩頸 全身最美

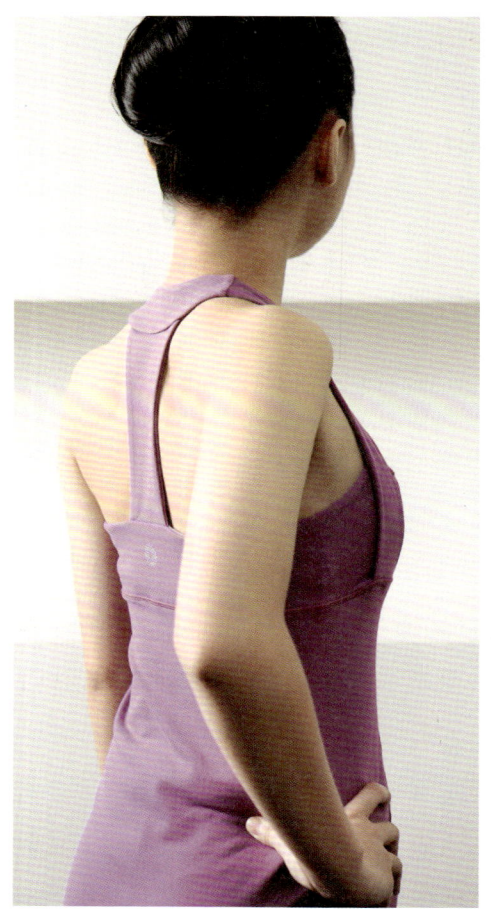

據說日本的藝妓全身最美的部位在肩頸，挖空的後領刻意露出雪美的肩線，令人連想到《詩經》中的「**領如蝤蠐**」的句子，真正的美，不需要露太多，含蓄的美感反而更令人難忘。

　　自古以來，女人的肩頸就是男人的目光焦點所在，很多的詩詞往往透露出欣賞愛戀之意。古代女子的美，美在含蓄，美在舉手投足間所散發的氣質。《詩經。衛風》一篇名為〈碩人〉詩中有一段文字是形容衛莊公妻子莊姜的美貌：

　　手如柔荑，膚如凝脂，領如蝤蠐，齒如瓠犀，螓首蛾眉。巧笑倩兮，美目盼兮。

　　「領如蝤蠐」正是指頸項如蝤蠐那樣潔白豐滿。蝤蠐是指天牛及桑牛的幼蟲，因其體態豐潤潔白，故古人用此譬喻女性光滑柔膩的頸項。現代的女子美則美矣，但肩頸的曲線卻因長期低頭而美感盡失，正容體正是找回肩頸美感的第一步。

　　曾有一位法國帥哥來教室上課，肌肉太發達的他在台灣騎機車時，

老是會不自覺地駝背，「胸大肌練太猛了，要多伸展，保持胸大肌和背肌的肌力平衡。」我提醒他。「好的，我要發展（develop）胸大肌，但一定要保持凸凸的性感。」對法國人來說，魅力是很重要的，「沒有魅力，那肯定不是法國人！」他笑著說。

不只是法國，其他歐洲國家的傳統家庭教育十分重視禮儀，無論是吃飯或是走路儀態和說話的用詞等等，從小就從家庭開始訓練。長大後內化為身體語言，表現出來的就是良好的教養。這可不是整型或是用妝扮可取代，因此歐洲人常以氣質來評斷此人的家庭背景。

古代的東方也是如此，古人重視氣質的薰陶與儀態的養成。《禮記・冠義》篇說：「凡人之所以為人者，禮義也。」禮義之始，在於正容體、齊顏色、順辭令。正容體，就是指，容貌體態的端正，要求「立如松，坐如鐘，臥如弓」。以白話來說，就是「站要有個站相，坐要有個坐相」；齊顏色是指外表的端莊穩重，表情必須發自內心，表裡如一，誠懇樸質；順辭令，是指和人交談時，必須「惡言不出於口」，有時一時情緒激動，說出來的話往往很傷人，覆水難收的狀況下，彼此就此老死不往來。

若能做到：正容體、齊顏色、順辭令，在古人眼中才算是知書達禮之人。在現代，則是一般人眼中的氣質美女或是魅力型男。你，是哪一種呢？

1.8 肩頸痠痛後遺症

肩頸痠痛忍久了，會出問題，肩是手臂和軀幹的樞紐，頸更是頭和軀幹的重要管道。肩有問題，整條手臂和上背都會受影響；頸有問題，更慘！頭痛、落枕、頸椎椎間盤凸出或骨刺，搞得脖子卡卡的，嚴重點整條手臂容易有手麻、手臂怕冷、掉髮等潛在問題。

　　肩頸變形的後遺症實在太多了，以學生常見的狀況來說明其重要性：

後遺症一：睡不好

　　當肩頸痠痛久了，容易落枕，睡不好，再加上頸背肌肉部相連，容易造成下背僵硬，此時，連睡覺都會受影響。背部鬆不鬆和睡眠有密切關係，人會放鬆是因為脊椎裡頭的脊髓神經中的副交感神經在運作，副交感神經就像是壓力鍋的洩氣閥，能紓緩體內的壓力。另類療法中的顱薦療法，顱就是後腦勺，薦就是薦骨，位在臀部股溝上方三角型骨頭(見右圖)，按摩後腦勺和臀部可以放鬆副交感神經，讓深入腹腔控制重要器官運作的副交感神經得以正常運作。

　　對人體而言，脊髓神經是身體周圍神經和大腦的雙向電話線，傳達自律神經的訊息，可分為交感和副交感神經，前者就像是汽車的油門，後者則是剎車器。人體要能運作自如，要懂

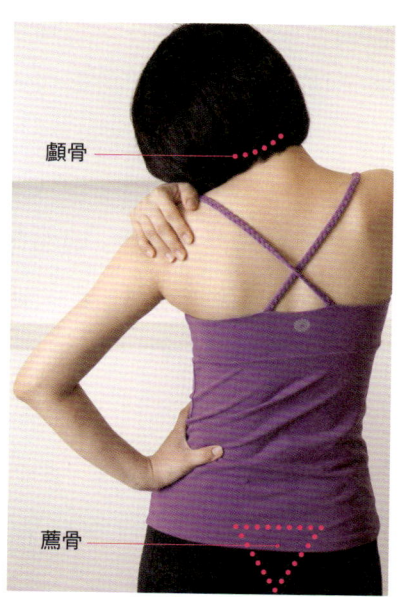

顱骨

薦骨

常按摩顱底和薦骨可促進副交感神經的活性。

得好好保養背部，尤其是脊椎，古人說：「**至陰至陽，即天地之道也**」，脊椎很硬，正因為它保護人體最脆弱也最重要的脊髓神經‧神經鬆，精神才會跟著鬆，就像喝點小酒微醺的感覺，整個人很容易放鬆。

好的睡眠，是人體的大藥。

很多重要器官的修補和運作都必須等到入夜熟睡後才能進行工作，特別是肝經，走午夜1點至3點，肝藏血，血為各器官維繫命脈之所需。肝不能休息自然無法運血至重要器官，也無法盡責地為人體排除毒素，此外，肝經與膽經互為表裡，肝經的運作又賴膽經的協助，膽經是走晚上11點至午夜1點，因此現代人最好在晚上11點前睡，千萬不要超過12點，否則長期下來，身體的內臟機能會受損。

後遺症二：容易胸悶，壓力易刺激甲狀腺

很多學生來教室練習，體位法可以，但肩頸就是不會鬆，也不會呼吸，更不會用呼吸去帶動作，動作一停止，可以觀察到指間會有一點點的抖，當事人有時根本不知道自己的手會抖，這種同學容易流手汗，手背青筋也明顯，但最明顯的是脖子。氣管兩旁的脖子明顯感到有點粗。全身都細手細腳，但只胖在脖子，絕對有問題。一問之下，才知多半有甲狀腺機能亢進現象。

真實案例

脖子變粗小心得甲亢

她是精算師，抗壓性大，從小到大都是師長眼中的好學生。對她而言，天下無難事，她甚至想學英國首相佘契爾夫人一天只睡4小時。直到有天被旁人提醒脖子有點粗，就診才知患有甲狀腺機能亢進。難怪容易胸悶、緊張、情緒起伏很明顯、睡不著，體重愈來愈輕，甚至瘦到

連胸部都快不見。吃甲亢的藥，結果甲狀腺分泌上上下下，搞得她身體步調大亂，連月經週期也受影響。

分析：

年輕女性得甲狀腺機能亢進簡稱甲亢的比例很高，原因很多和體質以及壓力過大有關。如果時常感到壓力大，容易刺激甲狀腺激素分泌，造成胸悶、氣虛、失眠、頭痛等等症狀。人體此時為應付壓力，代謝速率變快，抗壓性是增加但物極必反，代謝太快會變得極度暴躁，思緒起伏很大，就像剎車器壞掉的超跑，全身都在加速。這時，腸胃蠕動速度變快，渾身發熱，最後生理平衡機制被破壞之後，開始出現諸多症狀，結果才發現一切都是甲狀腺分泌不正常引起。

放自己一馬吧！壓力，改變呼吸的節奏，無形中也改變生理節奏。呼吸要放慢，談何容易，除非先鬆肩頸，否則一般人呼吸都採逆式呼吸，一吸肩頸就聳，愈吸愈胸悶。先改變呼吸模式？錯！身體緊就像是新的汽球很難吹，應先伸展胸大肌，放鬆肩頸肌群，讓胸腔周圍的肌肉放鬆身體回到正位，再練習正確的呼吸，才能將氣吸入胸腔。呼吸一對，壓力自然減輕。

小測驗 ### 你認識甲狀腺嗎

位於頸部喉結下方，形狀如蝴蝶，覆蓋住氣管，（見右圖）。身體器官的新陳代謝全都受甲狀腺的影響，包括心臟、肌肉、眼睛、骨骼、皮膚、情緒等，因此甲狀腺亢進症狀多樣化，很

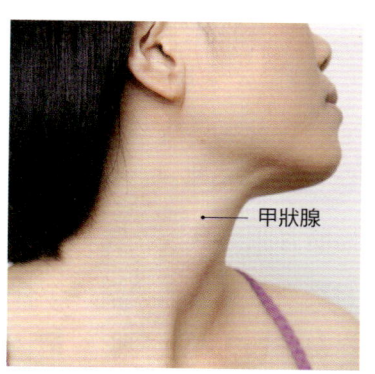

甲狀腺

容易誤診為其他疾病。一旦分泌過多甲狀腺激素即為**甲狀腺機能亢進** (Hyperthyroidism)；分泌不足為**甲狀腺機能低下** (Hypothyroidism)；而體積過大或產生**甲狀腺結節** (Thyroid Nodule) 就是俗稱的大脖子。

後遺症三：容易腰痠背痛

肩頸痠痛久了會波及腰背，一旦肩頸腰背都痠痛時，不僅無法好好入睡，行走坐臥都像老態龍鍾的老嫗一樣，無法搬重物，也無法久坐或久站，連洗個頭彎個腰，都無法順利直背上來。為何肩頸痠痛會和下背有關聯？

主因即是，久坐和不良姿勢。

現代人整天坐在椅子上打電腦或是玩遊戲，成天坐著，背部的肌肉就必須扮演豎起脊椎的功能，否則，怎能吊起向前傾的頭部，但脖子老是前傾，這種不良的姿勢，加重背部肌群的負荷。

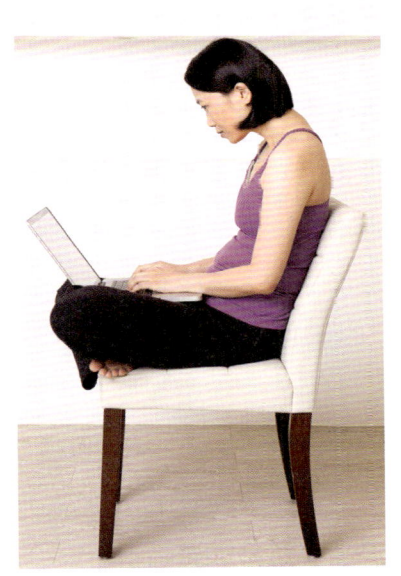

背部有很多的肌群和肩頸有關，其中最重要的即是，**豎脊肌群**，顧名思義，功能就是豎起脊椎，保持頭在骨盆的正上方。其從臀部向上延升到後頸，是背部最重要的肌群，有三種狀況會加重這個肌群負荷，如下：

■含胸圓背加屈頸的姿勢

■坐很挺但過度推腰的姿勢

■雖然姿勢保持良好正位，但是缺乏運動。

　　一旦這個肌肉緊繃，麻煩可大了，前彎彎不下去，無法自己綁鞋帶，感覺下背被綁住；後彎推腰時伸展時，感覺下背會痛，無法挺直站立。對男人殺傷力更強，因為在性行為的過程，必須要有強而有力的腰桿做前後擺動的姿勢，背肌受傷，絕對會折損戰鬥力。此外，最大的隱憂是腰椎容易出現問題，當背肌過勞，腹肌又無力，整個腹腔沒有強而有力的核心肌群保護著脊椎，長久下來容易造成腰部椎間盤凸出或是脊椎滑脫的隱憂。

後遺症四：病邪容易侵入膏肓

　　有人肩頸硬得像牛皮，這種人往往有很高的心血管危機而不自知，**古人說：「病入膏肓，藥石罔效」**。其實，就是指心血管一旦出問題，這個人就大去之期不遠乎。「膏肓」是心包的別稱，顧名思義，包裹心臟的那層保護脂膜，心包乃心的宮城，代心受邪。古人說：「**諸邪之於心者，皆在於心包絡**」即指心包上可通行氣血的絡，一旦病入膏肓，入侵心包這個保護心臟最後一道防線，即便用艾灸、火攻、針刺、藥物都難以治療。因此，古人才會說，藥石罔效。

　　舉例來說，病邪在三焦經上容易治，因為在體表，一旦由三焦經轉入心包經，即便神醫扁鵲再世，也無能為力。膏肓如此重要，是因為它和心臟有關。一般人會以為「病入膏肓」，是指病邪侵入「膏肓穴」，也就是膀胱經第 43 個穴位，又名膏肓俞，位於背部第四胸椎棘突下旁開 3 寸即肩胛骨的內側緣。此穴的重點在內側緊鄰另一重要穴位「厥陰俞」，膀胱經第 14 穴位，此穴是心包的背俞穴。

　　什麼是**背俞穴**？五臟心包絡及六腑在背部都有一個俞穴，負責將該臟腑之氣輸注於背部體表，故名之背俞穴。由於背俞穴與支配內臟器

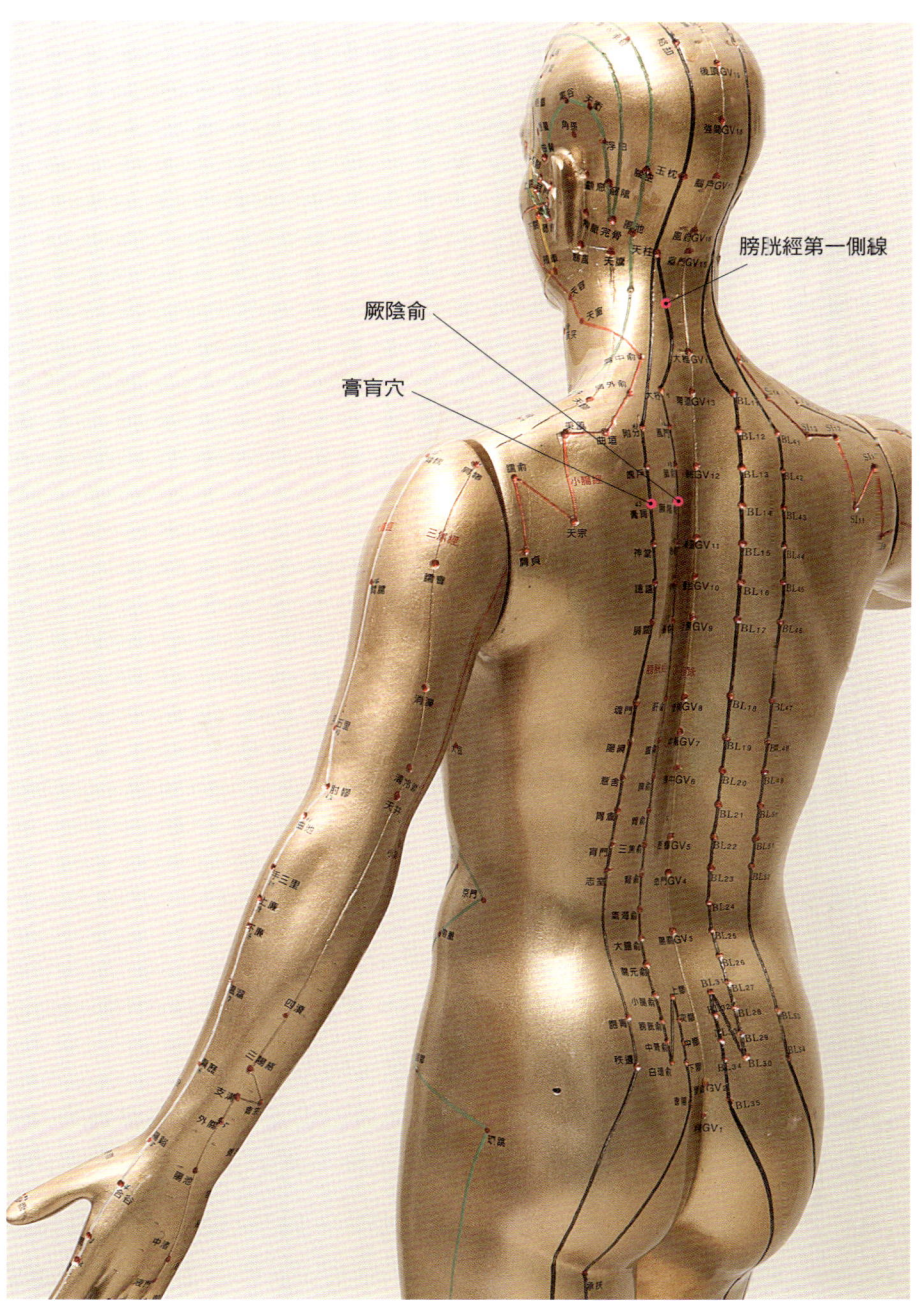

膀胱經第一側線

厥陰俞

膏肓穴

官的自律神經走向一致，因此古代醫者多用以診斷和治療與本臟腑有關的病症。

厥陰俞就是心包的背俞穴，功能是外泄心包之熱，意指心室外圍心包中的陽熱之氣由此注入膀胱經。外側緊鄰的即是膏肓穴。各位若仔細研究背部的膀胱經，會發現背部有兩條膀胱經，第一側線的穴位主要以臟腑名命名，例如：肺俞、心俞、肝俞、脾俞、腎俞、厥陰俞（心包絡之俞）、大腸俞、小腸俞、膽俞、胃俞、膀胱俞、三焦俞。以上這些穴位即是五臟心包絡及六腑的背俞穴。

現在可以明白為何按摩和推拿都如此重視背部的放鬆，背和五臟六腑的健康大有關係。

現代人平日不重視身體保養，常導致心血管出現重大問題，而突然猝死在電腦桌前，留下飽受驚嚇的家人。原因就在於，肩頸過於緊繃和僵硬，會導致心臟往上打到頭部的血流受阻，長期下來，心臟和大腦會深受其害，另一個為人輕忽的問題是，手臂用力過度會導致手臂肌肉過於緊繃，以致心臟打到手臂的血流必須要更用力加壓才能順利逆流而上至肩再下行至手臂。

手臂和頭部都位在心臟之上，一旦上述部位肌肉過緊，就會造成心臟負荷過大，直到血管出現硬化，就會埋下日後心血管疾病的因子，像是：突然一陣背痛，痛至前胸，結果檢查發現竟是心肌梗塞，或是突然頭痛劇烈，手腳不聽使喚，一檢查竟是腦中風。

這些重大疾病不會無緣無故的產生，血管硬化，只是表面看到的因，背後真正的原因就在於發病之前，肩頸手臂血行不良甚久，再加上不良的姿勢和因長期的肩頸痠痛所服用的藥物，以及錯誤的呼吸模式和不當的飲食習慣等造成身體代謝變差，才是造成血管硬化真正的主謀。

如此，便不難明白，為何有人練習甩手功有效，就是因為甩手的當下，也會運動到肩膀、前胸、上背。只要這些部位一鬆，人就感到神清氣爽。人生若是一場馬拉松，很多人之所以中途就棄賽，原因就在於體力不濟。人也是一樣，年輕不保養肩頸，過了中年，隱性的心血管疾病風險大增。如此還能輕忽肩頸痠痛嗎？

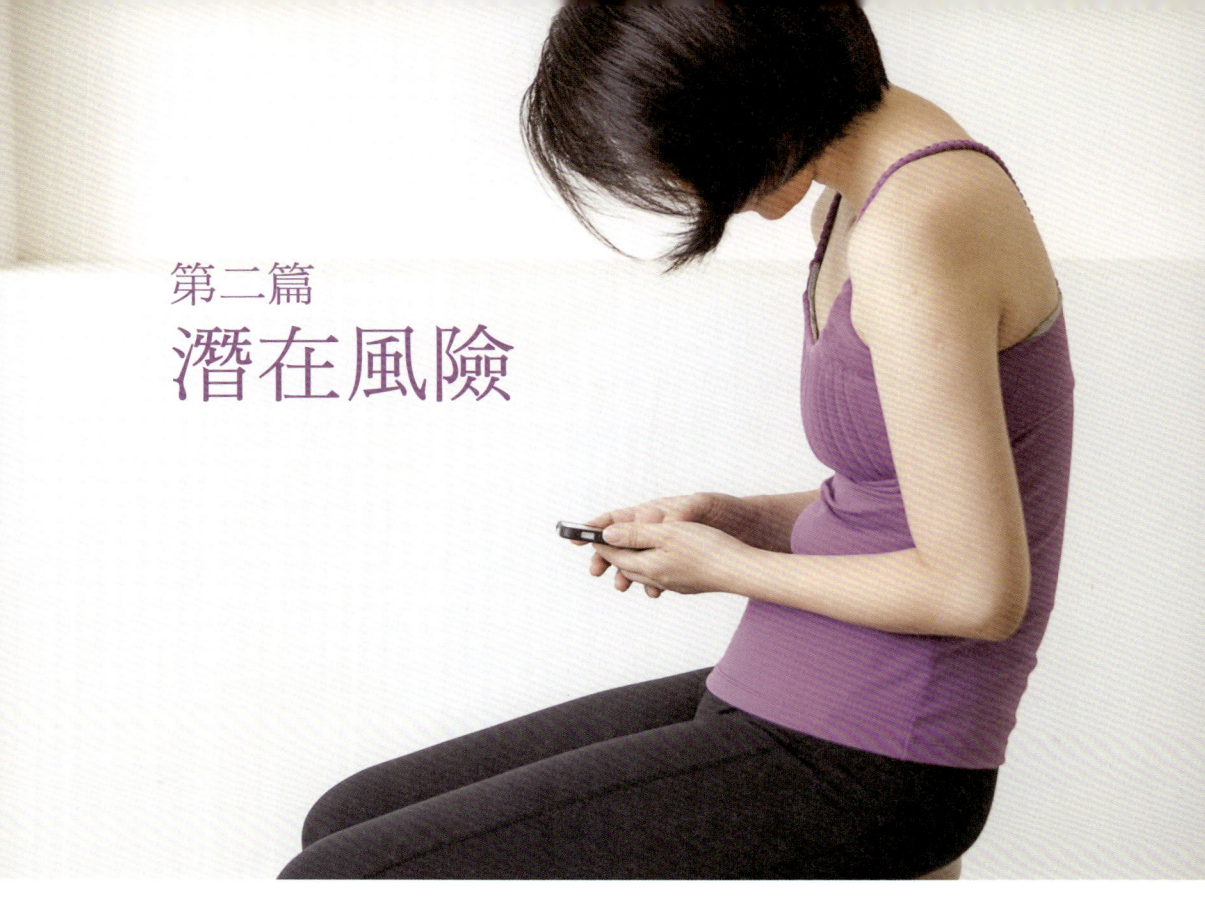

第二篇
潛在風險

我的手好可憐，常常半夜痛到醒。

我的肩膀沒有辦法舉高，一舉高就痛，而且痛到無法工作。

我的後頸，好奇怪，會麻，有時會刺痛⋯⋯

我沒有辦法吹冷氣，一吹就很不舒服⋯⋯

老師，我的胸口好像有口氣卡在那裡，沒法吸進去⋯⋯

老師，為何我的頭髮愈來愈少？

老師，你看我脖子的青筋為何比別人明顯？

老師，為何我愈用力手腳愈冰冷呢？

　　山雨欲來風滿樓，以上的問題其實是病邪即將入侵的症狀，處在健康的灰色地帶，對現今醫療體系而言，只是症狀而非真正生病，要等到病情嚴重點才能進行治療，但療癒瑜伽重視預防未病，症狀其實是欲病的前兆，必須重視它背後的風險。

2.1 肩頸三部曲──痠痛 → 僵硬 → 後遺症

現代醫學將身體分門別類，分科愈細，愈失去整體性，許多肩頸痠痛的同學來上課之前，就已經復健許久，效果因人而異。痠痛，其實是長期過勞累積而成，置之不理，會逐漸衍生許多後遺症如：胸悶，背痛或頭痛，肩頸痠痛有三個演變的進程，如下：

肩頸三部曲

- 肩頸痠痛 ＝ 長期姿勢不良＋慣用肌肉群疲勞
- 肩頸僵硬 ＝ 氣滯血瘀＋肌肉長期缺氧
- 後遺症 ＝ 怕痛不敢動＋長期服用止痛藥

隱藏版症狀才可怕

後遺症其實很可怕，但又可以分為兩種狀況，看得到、看不到的症狀。後者最可怕，會造成血管末梢循環不良，最終引發許多症狀，造成身體內臟機能受損。

- 可見症狀

  頭痛、手麻、無法舉手、無法反手背後互扣等等。表面看到的症狀。透過適當的運動即可改善，要快快處理。

- 潛在症狀

  長期肩頸痠痛會引起胸悶氣虛，心肺效率不佳，長期下來心血管循環易出問題，特別是頸部供應頭部的血管容易硬化，導致腦部周邊小血管循環失調，如現代人常見的耳鳴，多為內耳血液循環不良、營養供給失調有關。或是，眼睛突然看不見，也和眼睛的小血管循環不良有關。此外，消化系統也和肩頸痠痛有關，以中

醫的角度來看，手臂的大腸經和小腸經可改善腸胃的機能障礙，多按摩手臂和肩頸有利腸胃蠕動。

現代醫學發達，精在治療，治已病，古人有言：「**上醫治未病、中醫治欲病、下醫治已病。**」重視肩頸的保養之道即為上醫之道，一般人仍無法明白肩頸痠痛的後遺症是如此可怕，手臂使用過度也毫無警覺，直到上課用輪棒一滾，才知道「全身壞了了」，這些都是隱藏版的痠痛，必須徹底療癒。

真實案例　肩頸硬壓力大　耳鳴吵整天

他是職場高階主管，體態不錯，就是肩頸很緊，一按泛紅，循環很不好，緊到受不了，就去推拿針灸加放血，「反正還可以忍，也不會痛，放放血又變輕鬆多了。」他後來問了一個問題：「老師，兩年前我有一次耳鳴，耳朵嗡嗡作響，本來很小聲，不理它，繼續加班直到受不了去看醫師，吃消炎藥好了。醫師說是耳朵循環差。」

分析：

他是高科技業主管，晚上要和國外聯絡，日夜顛倒下，身體血氣降到谷底。但一臉看起很福泰，唯一令人擔心的是，脖子粗短，脖子一粗短不利頭面的循環。特別是耳朵，難怪他會耳鳴。「耳朵內部構造精細，毛細血管分布豐富，一旦循環差，容易發生耳中風或是耳鳴等症狀，也就是說肩頸硬得像牛皮已經讓頭面循環變差，你脖子不痠，是因為你根本無法轉到最大角度。」不得不警告才三十初頭的他。

他自己也承認拔罐「放出來的血都是黑色」，他的手腳指甲顏色都是「暗紫色」。肩頸的血氣都如此差，怎能奢望頭面的循環會好，不流動的血液，容易缺氧，血色暗沈就表示粘稠，容易卡在管壁造成管徑狹窄，惡性循環下，容易造成現代人耳鳴和腦鳴的現象。

2.2 麻，身體嚴重的警訊

身體很聰明，會透過「**痠、痛、麻、木**」和大腦溝通，最重要的是，和心溝通。奧修（Osho）曾說過一句名言，**頭腦的停止就是瑜伽的開始**（ Yoga is the cessation of mind. ）。人們總是活在幻象之中，但生命卻是現在進行式，活在當下，才是真正活著。

先知先覺者，保持正確的姿勢以預防未病；後知後覺者，會透遒運動保養身體，預防已病，感受身體痠痛的變化；不知不覺者，對身體的反應麻木，討厭自己動，一心冀望能透過保健食品、按摩、SPA 等等來改善身體，以為金錢可以買到健康的想法來解決問題，忘了心肺的訓練是必須靠自己運動才能增強氣血循環的功能。

痠 痛 麻 木　身體拉警報四步驟

現在來看看肩頸的初期症狀，痠痛麻木所代表的涵意，如下：

肌肉續航力不足

肌肉使用過度以及次數過多的現象，導致肩頸無法長時間活動，例如晾衣服沒幾件，手就會痠。

Judy 老師建議：養成每天至少上兩三堂瑜伽課，抽離現有生活模式，留給自己保養身體的時間。

肌肉過勞影響關節

肌肉過勞，協調性變差，轉動時會有聲音，最明顯的就是頸部，活動到某一個角度就會痛，顯示關節活動的肌群出現過勞，例如：落枕，脖子無法轉動或是夾電話，一動就痛。

Judy 老師建議：會痛的部位要冰敷消炎，不做伸展，但可伸展其他部位；等不痛時，熱敷行氣活血，平時要勤按摩肩頸手臂。

神經傳導出問題

肩頸痛久多半會出現手麻，後頸麻，狀況時好時壞。中醫看法是受風寒濕外邪侵入頸部的督脈與膀胱經，造成氣血受阻，血不滋養筋脈而致手麻。西醫則是認為神經傳導有問題。

Judy 老師建議：熱敷手麻的部位，再透過輪棒按摩整條手臂含前胸和上背，能促進血液循環，血到氣到，神經傳導自然流暢，同時，就醫檢查確認無其他病因。

氣血受阻病邪易入侵

受傷部位很容易出現感覺遲鈍，人會動，是因為有神經傳導，一旦神經受壓迫或是血行不良，神經就會萎縮，初期會麻，接著就無知覺。

Judy 老師建議：神經如同身體的警報器，保持神經的活性對健康十分重要，天天學習新事物，讓大腦保持學習狀態，是最好的大腦療癒技巧。活得長，不夠，還要活得耳聰目明，頭腦清醒才行。

舌頭麻　千萬不要輕忽

　　肩頸一旦僵硬，風險很高，會引發心血管重大疾病或一輩子都揮之不去的神經痛。因此，不要輕忽初期症狀，有時，小小的舌麻就是一個嚴重的警訊，根據耳鼻喉科臨床經驗，舌麻可能是神經傳導問題，腦部三叉神經影響著舌頭感覺，若神經傳導異常就會導致舌頭有麻感。同時，也不排除與腦中風有關，應盡速找出問題謹慎面對。以下四位真實案例，可讓各位對後頸麻、舌麻、手麻有深刻的體認。

手麻久了容易掉頭髮

　　她是職場女強人，長得很美，但超在意自己後腦勺有一塊十元的鬼剃頭。她說自己每次只要生小孩就會嚴重掉髮，她的後頸有小贅肉，不以為意，但右手長期手麻，有時還會痠痛到無法入睡，或是常在睡夢中被痛醒。

分析：

　　這位大美女，為了護髮什麼都願意拚，右手麻倒是忍了很久，奇怪，右手麻和掉髮其實都是因為後頸的肌肉出問題。但她去做檢查一切正常。她的先生是名醫，「找不出原因」她無奈表示。後來，上課一段時間後，手會自動痠醒的狀況好很多，手指會麻，也改善很多，但右手還是比左手來得冷，這點都仍在努力中。只要她的後頸贅肉消掉之後，相信手和頭髮的問題都會迎刃而解。

舌麻有可能是三叉神經痛的警訊

　　這位軟體工程師肩頸僵硬到變形，舌根麻會刺痛，三叉神經受

壓迫，長年飽受折磨無法張口吃飯，體重暴跌。她來是因為工作辭掉，想要專心養病。另一位則是資訊部門主管，很幸運的在舌麻初期，就接觸療癒瑜伽，練習一段時間，舌麻從十分麻變成三分麻。

分析：

軟體工程師來時已是三叉神經痛患者，她必須學會矯正肩頸，否則三叉神經會因周邊血管的壓迫而出現神經傳導異常，不徹底改變姿勢是好不了。問題是，她的肩頸已經硬到很難矯正。教學時的重點在學會丹田呼吸法，再來是綁八字帶矯正肩膀，做簡單重複的動作如原地跑步，身體要先熱，熱了之後，用深吸氣拉正脊椎，吐氣放鬆肩頸，不斷練習開胸，去放鬆僵硬的肩頸。瑜伽和運動不同的是，呼吸要結合動作，吸氣伸展，吐氣放鬆，吸吐間氣血運行，氣血通才能減輕三叉神經受血管壓迫的壓力。

資訊主管一開始就來學療癒瑜伽，從暖身到動態暖身，從單一動作到複合動作，最後再結合以上細節，組成一個體位法，不貪多，但體位法做得扎扎實實，「上完課那天，回去都特別好睡。」好睡，表示身體能徹底放鬆，腦袋停止運作，這就是真正的瑜伽課，練適合自己程度的課程。舌頭麻的狀況大幅改善，令她喜出望外。

真實案例　不明原因的手指麻

她是中小企業的董娘，困擾她很久的是手的大拇指和第四指會麻，早上起床時感覺雙手會自己緊握拳，看中西醫，自費抽血檢查自體免疫功能，結果都沒有確切數據指出病因。「自費，花自己的錢，結果什麼原因都沒有查到，醫師說是怪病。」她不停地抱怨著。

面對這種怪病，只能從手指手臂直到肩頸一條一條檢查肌肉，後來才發現她真的走了很多的冤枉路，因為解藥就在自己的身上。她的手臂，一按下去，軟的，再按下來，可以感受到有一些小肌肉是緊繃的，放鬆的當下，她很驚奇，為何那裡會痛。沒想到，她下回來時，屏心地道謝，「手指能動了，麻感竟然全消失了」。老實說，她的手指會麻只是某些小肌肉過緊，壓迫到手指神經的傳導，並不是醫師眼中自體免疫引起的重大疾病。

手不麻了之後，人就變懶惰了，上課次數也減少，真是不懂得趁勝追擊，好好保養身體，唉！現代人就是這個樣子。

2.3 最危險的肩頸—富貴肩

現在很多上圍豐滿的女性因長期低頭，從側面看明顯看到背頸部脂肪沉積的現象。一抬頭，後頸擠出好幾層的紋路。

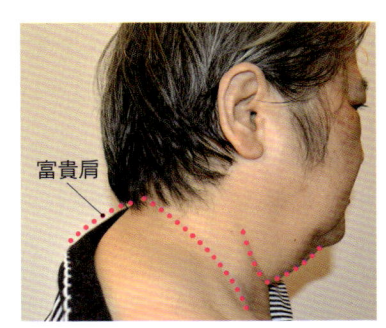

富貴肩

這坨肉，古人稱富貴肩。這種富貴不是好事，頸椎承受極大壓力，長期下來血液循環差，導致周邊肌筋膜變緊，軟軟的富貴肩演變成硬綁綁的水牛肩，這時會伴隨著：淺眠和打呼，或是胸悶、腦袋昏沉等狀況。

富貴肩最危險的地方，就是厚肩會導致肩胛骨活動不良，引起心肺壓力變大，心血管風險就會增加。但初期可能會是手的肌肉變緊，睡覺起來竟然還握拳，然後手會麻會脹，有些人還會刺痛，心血管也會因飲食沒有節制，容易有高血壓、高血脂和高血醣的症狀。

這些都是慢性病，慢慢地折磨人體的心血管系統，令血管處在慢性發炎狀態，血管發炎就像是一顆不定時的炸彈，不知道什麼時候會發生中風或是心肌梗塞。壯年突然猝死往往就是本身有心血管疾病的風險，而不自知。

真實案例　**肩膀硬得像牛皮　老董果然中風！**

W 是一名成功的企業家，年過五十的他最大的夢想就是買一部超級跑車。第一次上課時，就發現他的肩頸十分僵硬，是我看過最硬的學生，在學瑜伽的過程中，也很好動，他老婆說他是一個停不下來的過動兒。他其實很重視養身，常會去洗上海浴和全身按摩。

有一天，他老婆告訴我，W 怪怪的，說話都會重複而且腦筋有點不靈光。心生不安的我馬上安排他到醫院檢查。檢查完當天學妹告知結果為「顱底小中風」。隨後，電話響了，W 用顫抖的語氣說：「完了我中風了，顱底中風會死人，我現在到底是要開刀還是吃藥，我會不會死？」

「不要擔心，你現在一切正常，平常不是一直說保養血管很重要嗎，你現在是末梢小血管阻塞，只不過現在是堵在顱底最重要的基底循環位置。醫師說，開刀也是侵入，先吃藥看看能不能溶解血塊。你算是很有福氣的人。這麼早就發現了，在它還沒爆炸之前，不是嗎！」

分析：

W 就是一般我們眼中的成功人士，吃得好穿得好，白天努力拚事業，下班再去應酬，平時也常去泡三溫暖做按摩，他自認保養身體很好。唯一的缺點就是淺眠，睡不著。實際上，他的風險可大了，他的肩頸是我摸過最硬而且頸部都快縮得看不見，手臂粗壯，實際上是肌筋膜過緊。掌心潮紅，臉色紅潤，看起來好命，真相是血液循環不良阻在末梢。

我老早就告知他潛在的風險，但他根本不當一回事，練習瑜伽時，總是強迫自己要做到位，有時排斥用輔具來調整體位。教學時，我都提醒他，頭不可低於心臟，頸部不可往後仰，下犬式不可停留過久，肩立式目前不宜練習。他練習瑜伽的第一步是，先學會如何利用腹部做丹田呼吸，讓肚子起伏，第二步學會擴胸動作，將氣吸到胸腔，吐氣肚子縮即可。

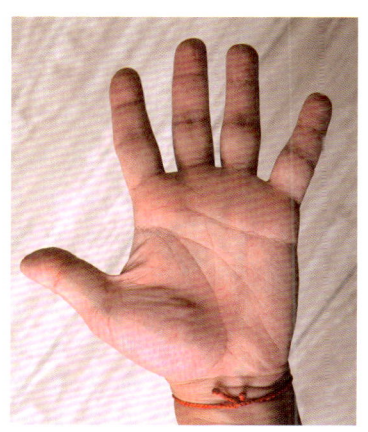

手掌心紅，指頭呈暗紅色，顯示心血管疾病風險極大。

　　W 經過這次事件，開始正視肩頸保持柔軟的重要性，也知道我念茲在茲地提醒他保持血管的彈性，絕非老生常談，而是攸關生死的大事。現在，他每天一早都會在家先放鬆肩頸和全身肌肉之後，再出門快走半小時，最後再做簡單版的拜日式，目的是保持身體在微微發熱的狀態，讓血管有彈性。

　　W 不是特例，現代人很多都有血管硬化的症狀而不自知，這是它被稱為無形殺手的原因。W 是個有福報的人，他顱底的末梢小血管阻塞，就是基底動脈，位在腦幹，大腦最重要的部位，一般人若是運氣不好的，面對這種急性腦中風的狀況，無法在黃金 4 小時之內採取立即處理，很容易危及當事人性命，這是一場和死神拔河的遊戲。

　　但預防之道卻很簡單，保持氣血的流動，流水不腐，戶樞不蠹，這是顛撲不變的道理。往往由於大道至簡，因此能參透者幾希矣。（延伸閱讀第100 頁－四條動脈 攸關生死）

2.4 女人注意──手腳冰冷小心動脈硬化

在國外受訓時，有位瑜伽老師體位法做得很精湛，當她幫我調整體位法，那冰冷的手心實在是令我印象深刻，她教學的風格講求精準性，停留一個動作甚久，身體在暖身不足的狀況下，停留太久其實是不好，原因就在於身體的韌帶肌腱這些組織必須要在身體微熱下才容易伸展。

那堂課，沒有暖身，也沒有動態動作，就是一個姿勢講解很久，停留很久。直到現在，那寒冰掌寒到全身汗毛直豎的感受仍令人難忘。此外，有一位男同學也是如此，看起來臉色紅潤，手掌心紅潤潤的，但沒想到一調整他，才知他的手心竟如此冰涼，原來不是只有女生才會手腳冰冷。

手腳冰冷　25% 是動脈硬化的指標

一般來說，身體中心區域溫度較高，約攝氏 37.5 度；手指溫度較低，約攝氏 32 至 35 度，手指溫度絕大部分靠血液循環提供。一旦血管硬化，再加上血液循環變差，身體中心區域的溫度傳輸到四肢的途中，很容易因體表的溫差而散熱，再加上四肢末稍循環不佳，手腳就容易冰冷。

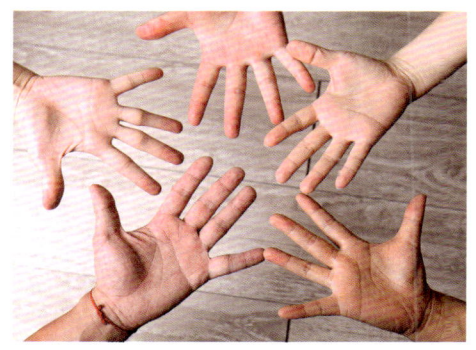

從手心顏色和溫度就可看出未來動脈硬化的機率有多高。

根據調查，**手腳冰冷者有 25% 的機率是動脈硬化的前兆**，動脈硬化就是引發中風的重要因子。也就是說，「血路不通」是重大疾病來臨前的徵兆，如：冠心症、

腦中風、周邊血管狹窄、腎功能不全等。一般人無法意識到動脈硬化的危機，中風也就有年輕化的趨勢。根據世界衛生組織統計調查，每 6 個人就有 1 個人終其一生會中風，不幸中風後，二度中風的機率高 9 倍。中風，也是國內十大死因前 3 名的常客。

　手腳冰冷的人不要隨便亂進補，有時是血管彈性變硬引起血氣循環不良，若執意認為自己體質偏寒，天氣一冷就跟著進補，身體吃了過多高油脂、高熱量的補品，血管容易擴張，出門受風寒，血管瞬間收縮，強烈的一緊一縮讓硬化的血管變得更脆弱，再加上長期肩頸僵硬，氣血受阻，在氣候溫差變化下最容易中風，這也是很多中年女性中風的原因之一。

　平常紅潤看似健康福泰的人，也不要隨便進補，**紅潤是因為臉部血管擴張，收縮不良；福泰是因為腹部內臟脂肪肥厚，看起來健康是因為含胸圓背、感覺身材強壯**，表相因素再加上長期姿勢不良和飲食不當。中風，不是突然，是必然，就看何時會引爆。

小測驗　**檢查血壓的脈壓差**
　現在量血壓，記下血壓的兩個數值，高的數值是收縮壓，低的數值是舒張壓，兩個數值相減，看看數字是否大於 60，例如：收縮壓 180 - 舒張壓 110 = 脈壓差 70

分析：

　一般人常以為，血壓只要在正常範圍內，就不必擔心自己會罹患心血管疾病。錯了！根據最新研究指出，60 歲以下的青壯年，收縮壓及舒張壓兩者的測量值相差超過 60，表示血管彈性變差，即使血壓正常，仍存

在心血管硬化，導致心肌梗塞及腦中風的風險。

　　原因出在血管硬化時會讓血管彈性變差，血液打到血管壁上的壓刀即收縮壓，會因血管硬化而升高，動脈回彈給血液的壓力即舒張壓，會因血管硬化而變低，二者相減之下的脈壓差會變大。例如：收縮壓 120，舒張壓 50，脈壓差為 70，即使數值在正常值，但脈壓差過大，顯示心血管疾病潛在風險仍高居不下，這不是一件好事。

量血壓原理

先將聽診器置於手臂肱動脈，加壓袖帶，當袖帶壓力等於或稍低於心收縮壓，此時血液在被阻斷的血管開始形成渦流，聽診器可聽到第一聲搏動聲音，即為收縮壓。氣球放氣令袖帶壓力降低或稍低於心舒張壓時，血流又暢通，伴隨心跳所發出的聲音便突然變弱或消失，此時壓力值相當於舒張壓。

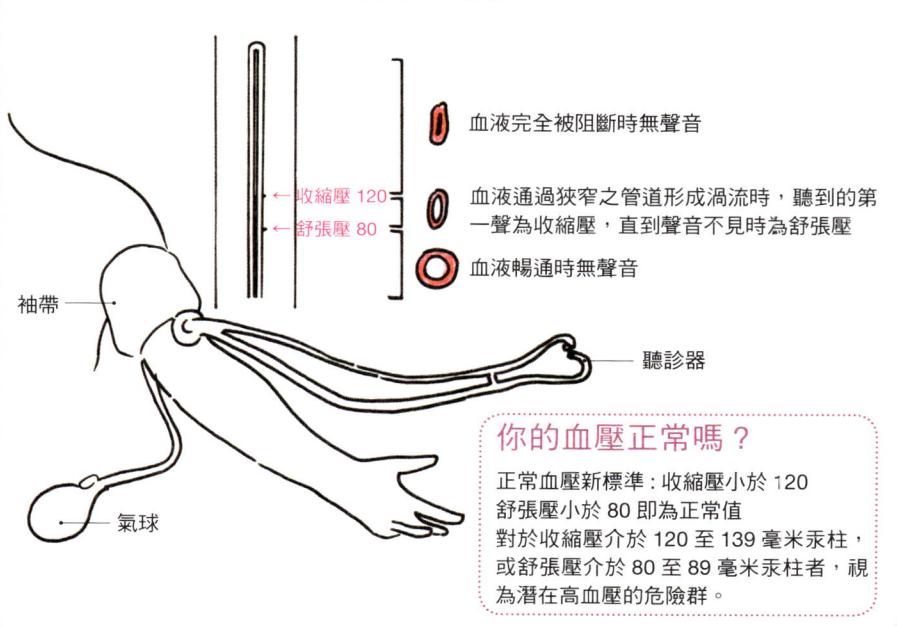

← 收縮壓 120
← 舒張壓 80

血液完全被阻斷時無聲音

血液通過狹窄之管道形成渦流時，聽到的第一聲為收縮壓，直到聲音不見時為舒張壓

血液暢通時無聲音

袖帶

聽診器

氣球

你的血壓正常嗎？

正常血壓新標準：收縮壓小於 120
舒張壓小於 80 即為正常值
對於收縮壓介於 120 至 139 毫米汞柱，
或舒張壓介於 80 至 89 毫米汞柱者，視
為潛在高血壓的危險群。

2.5 輕熟男當心 血管早衰的危機

動脈長期發炎，管壁容易硬化缺乏彈性，成為腦中風、心肌梗塞危險群

「你的血管看起來很老了！」這時大家無不面面相覷。「真的嗎？我還很年輕耶！」各位，身分證上的年齡並不等於血管的年齡，我提醒大家面對現實。男性，特別是青壯男性根本不明白自己的血管已經出現早衰症狀。

真實案例　**加油吧！洗腎加心臟開過刀的大熊哥**

他應該是隻大熊吧！三十過半，長得又壯，臉又圓，看起來就是很有安全感的男人。他的工作是程式設計師，這種工作很需要腦力，又要長期坐在電腦前工作，於是他身材愈來愈中廣，但他不以為意。直到有一天，腎臟出現問題，醫師告知要洗腎才能活命，沒想到，命運之神沒放過他。不久，他的心臟也出現問題，冠狀動脈硬化，要做 Bypass 心臟繞道手術（Heart Bypass Surgery）。「我的天呵」當助教告知這個新同學的狀況時，我的臉都綠了，直到我看到他，終於明白這傢伙為何會這麼悲慘！

他最大的問題是忽略平日三高即高血壓、高血脂和高血醣所帶來的潛在風險，再加上寫程式的工作常熬夜，對於身體出現三高的現象，例如：尿液起泡泡、傷口久未癒合等，也不以為意，直到有一天突然在職場上倒了下來。

現在，你也可以避免和大熊哥一樣的悲劇，只要學會如何保養血管的彈性，但請先自我檢測 10 大血管早衰症狀，看看自己的血管年齡吧！

自我檢測血管年齡

動脈硬化早期症狀不明顯，但若是屬於以下高危險族群，最好定期進行動脈硬化檢測，密切觀察血管健康。請勾選如下：

- ☐ 1 患有三高：高血壓、糖尿病或有血脂過高者
- ☐ 2 長期抽菸或飲酒，血管老化程度會比常人快
- ☐ 3 出現記憶力衰退，容易忘記數字、日期、人名等
- ☐ 4 平日注意力會變差，反應變遲鈍，情緒起落大
- ☐ 5 動作變得遲鈍，雙手進行微細工作時會有手抖情況
- ☐ 6 睡眠品質欠佳，常有失眠，醒來後也會感覺倦怠和沒勁
- ☐ 7 不明原因的頭暈、頭痛，以及手腳出現發冷和麻痺感覺
- ☐ 8 男性年齡超過 45 歲，血管自然老化
- ☐ 9 停經的女性缺乏荷爾蒙保護，血管硬化風險變高
- ☐ 10 體重 BMI 超過正常值或腰圍過粗，同樣增加血管病變風險

分析：

每題 1 分，5 分以下血管缺乏保養，5 分以上血管快速老化中，最好定期檢測動脈硬化的程度，避免心血管重大疾病潛伏在體內。

血管早衰是輕熟男的危機

調查顯示，國內八成青壯男血管已進入衰老期，醫師提醒：心血管疾病不是肥胖者的專利，瘦男人也很容易中獎。由於男性容易囤積內臟脂肪在腹部，臨床上常見年紀輕輕卻血管嚴重硬化的青壯男性，不明白自己已經是腦中風、心肌梗塞的高危險群，即便沒有過重、甚至偏瘦的上班族，只要久坐不動、飲食不均，仍然容易囤積體內脂肪在內臟。

同樣的胖瘦，男生比女生危險多，男生多胖在軀幹囤積比較多內臟脂肪，女生一樣的 BMI（Body Mass Index 身體質量指數），脂肪比較多分布在皮下。對三高風險性來說，內臟脂肪比皮下脂肪更危險。

如何計算 BMI 值？

BMI = 體重 (kg) / 身高 (㎡)

例如：52 公斤，身高 155 公分則 BMI 為：

52 (公斤) / 1.55^2 (公尺^2)= 21.6

不少年輕女性熱衷減重，導致 BMI 值小於正常值 18.5 以下，長期下來將影響生長發育、造成月經失調，還會有掉頭髮、皮膚變粗糙、抵抗力較弱等後遺症。

成人的體重分級與標準	
分　　　級	身體質量指數
體重過輕	BMI < 18.5
正常範圍	18.5 ≦ BMI < 24
過　　重	24 ≦ BMI < 27
輕度肥胖	27 ≦ BMI < 30
中度肥胖	30 ≦ BMI < 35
重度肥胖	BMI ≧ 35

資料來源：衛生署食品資訊網

模特兒般的紙片人身材上鏡頭或許好看，但私底下骨瘦如材的身段，看起來卻像發育不良的未成年少女，嚴重危害身心健康，一旦年紀增長健康會出現很多問題。

皮下脂肪檢測

現在坐下來，用手抓一下肚皮，若能抓出三層肉，那就是皮下脂肪，若腹圍很大，但用手很難抓出肉來，小心，是內臟脂肪肥在腹腔的內臟，很危險！請馬上進行腹圍大改造行動。

小心　脂肪肝的風險

其實，蘋果型身材的人，最大的特點是：臉特別地大，好像貢丸直接粘在馬鈴薯上，肚子圓滾滾硬綁綁的正是內臟型脂肪肥胖的象徵，通常伴隨著脂肪肝現象。

什麼是**脂肪肝**？就是肝臟的細胞裡面都是油，每個細胞都被脂肪給撐大，細胞容易發炎，也會漸漸地影響肝的循環。

當體內多餘的脂肪無法代謝時，首先，會先囤積在腹腔腸繫膜周圍。**腸繫膜**是什麼？就是負責將五臟六腑固定在腹腔的結締組織，若再不節制，就會開始胖在皮下脂肪，但男性比較容易胖在內臟形成內臟脂肪肥胖。要特別注意三高風險，也就是：高血脂症、高血壓、高血糖。

三高最大的風險是：容易引起血管發炎。

特別是人體的主要動脈一旦長期發炎，就容易使血管壁硬化變得沒有彈性，成為腦中風、心肌梗塞危險群。也就是說，血管硬化是因為它處在長期慢性發炎狀態。

每個人老了都會長皺紋。一樣的道理，人年紀大了布滿全身的動脈也會慢慢硬化，如何保養血管的彈性，是刻不容緩之事。很多人練瑜伽，愈練愈起勁，倒立肩立樣樣來，心態是年輕沒有錯，但必須承認身體老化的事實。一般來說，過了 35 歲之後，運動最好選擇一靜一動，例如：跑步和瑜伽，如此才能強壯筋骨的同時，又能調養血氣的運行。

2.6 低頭族 小心得「上交叉症候群」

一般人只看到低頭族，頭低著玩手機，但實際上這是：

含胸＋駝背＋烏龜頸＋肚子無力＋骨盆後傾＋過度屈髖

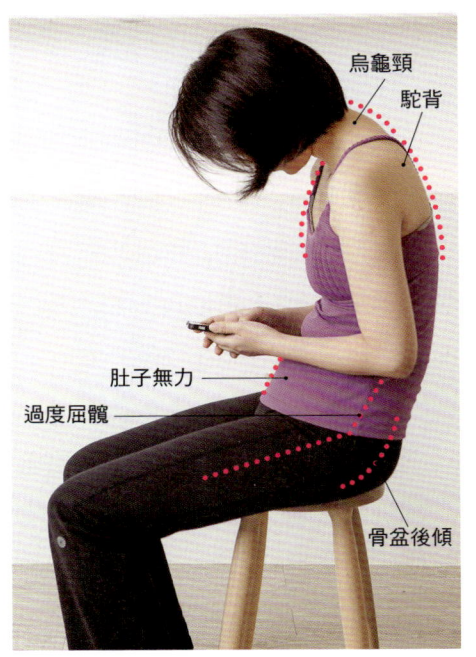

長期下來身體會有：消化不良、肩頸痠痛、近視加深、胸悶、手麻和聳肩等問題，年紀大一點，會有三高的症狀，再依然故我，中年過後就會飽受慢性病折磨。這種人上瑜伽課風險最高，若無適當的練習方式，很容易出現瑜伽傷害，特別是頸椎。

真實案例 **長得不是恐龍是劍龍的女生**

她是軟體設計工程師，個子嬌小因長期伏案工作，脊椎骨特別是胸椎向後凸成像劍龍背上的棘，每星期都要去按摩，否則全身痠痛不得了。「老師，這種含胸駝背的姿勢，不覺痛，而且感覺比挺胸挺腰還要舒服」，「那你肩頸會不會痠？」我問她。她表示其實已經習慣了，反而不會痠，倒是常覺得吸不到氣。經過近一年的練習，她下課跑來說，「老師我的背可以凹進去，而且我現在只要一駝背，馬上就知道姿勢不對，會提醒自己要挺胸，你看我是不是有覺知了呢？」是的，同學。

舉手看看手肘是否在耳朵後方

分析：手肘若是落在耳洞前方，表示含胸駝背，若是落在耳洞後方，表示肩關節周圍的肌肉有彈性，肩頸關節算是靈活。

認識上交叉症候群

長期低頭和駝背會造成**上交叉症候群**（Upper cross syndrome），造成以下傷害：

■ **頸椎易受傷**

頸部維持在正中位置，直視前方時頸椎承受的壓力最小。低頭族或長時間使用電腦的族群，很容易出現「烏龜頸」，整個頭部往前伸的動作，就像雙手向前伸直抱著一顆保齡球，對頸椎跟頸部肌肉而言，壓力超過負荷，易導致頸椎退化、肌肉疼痛或肌筋膜疼痛症候群的產生。

■ **胸悶**

胸悶，除了少數是心血管疾病，絕大多數是前胸肌肉太緊，以致肩胛骨活動不佳，連帶影響呼吸時肋骨的運動，長期下來整個肩頸會愈來愈緊，呼吸也會不順，無法將氣順利吸入胸腔，一用力頭頸的青筋就會暴出。

■ **上背駝**

上背會駝是因後頸隆起再加上肩頸肥厚，上斜方肌變粗壯，最後胸椎承受不住頭部不斷前傾導致整個背開始駝。這時練習開胸動作，效果有限且風險頗高，因為肩頸關節已不在正位，須有專業老師指導。

■ **前胸過緊影響手臂活動**

低頭造成的肩頸不良姿勢會讓頸椎和胸椎無法在正位，導致從

頭、頸、肩、手腕的手臂肌肉緊繃，長久下來會造成當事人連開車或洗頭都不舒服，這時要療癒整個肩頸和手臂，否則肩頸不會輕鬆。

上交叉症候群的療癒重點

■ 容易緊的肌肉

多按摩緊的肌肉，他們才是引起肩頸痠痛的元凶，令其放鬆之後不斷伸展，像是前胸和前頸以及手掌心這面的手臂屈肌。也就是說，做和平日慣性動作的反向動作即可。

■ 容易弱的肌肉

表示肌肉平常處在離心收縮，也就是被迫拉住前傾的肩頸，當然會累，因此一般人多痠痛在肩頸，平時要加強這邊的肌力，多做瑜伽的蝗蟲式，可增強上背的肌力。

上交叉症候群 Upper crossed syndrome

常時間工作者最常見的不良姿勢即為含胸圓背狀，造成前後肌力不平衡，特別是前胸、前頸和肩頭都過度收縮，使得後頸及上背被迫拉長導致肌力過勞變弱，因此痠痛多位此區，建議先放鬆再伸展前胸，最後再按摩後頸背才能有效減緩痠痛。

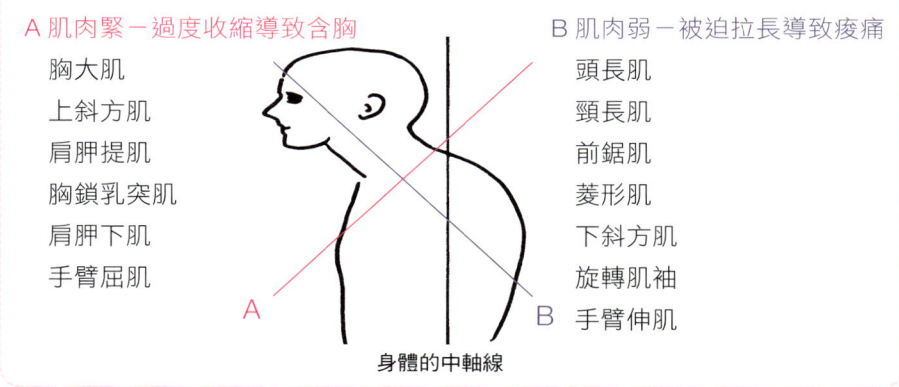

A 肌肉緊－過度收縮導致含胸　　　　B 肌肉弱－被迫拉長導致痠痛

A	B
胸大肌	頭長肌
上斜方肌	頸長肌
肩胛提肌	前鋸肌
胸鎖乳突肌	菱形肌
肩胛下肌	下斜方肌
手臂屈肌	旋轉肌袖
	手臂伸肌

身體的中軸線

2.7 青筋浮出 人體代謝變差

積滯是百病之源。《黃帝內經》清楚指出：「經脈者，決死生調虛實，不可以不通」。經脈通，青筋就不會浮現，換言之，青筋是人體廢物積滯的表徵。青筋不是筋，在西醫眼中，它是人體皮下可看的靜脈血管，但中醫認為不同部位的青筋，象徵人體各種潛在疾病。學會觀察側頸的青筋，是保養心臟很重要的一環。

小測驗 **觀察右側頸青筋是否明顯？**
少數人躺下時側頸有明顯的青筋，看起來很嚇人，尤其是還會搏動，那其實是頸外靜脈 (External jugular vein)，因迴流不佳而明顯凸出。正常人在情緒激動、劇烈運動時，頸靜脈可以怒張外，在休息、平臥時若有頸靜脈怒張現象，表示心臟可能有問題最好能及早檢查。

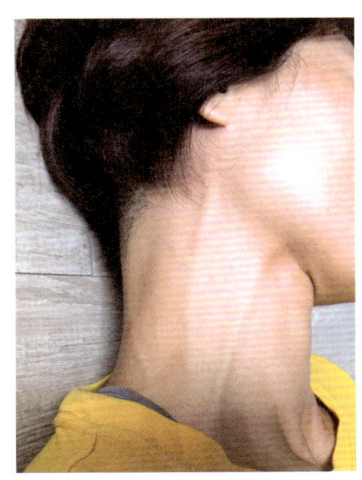
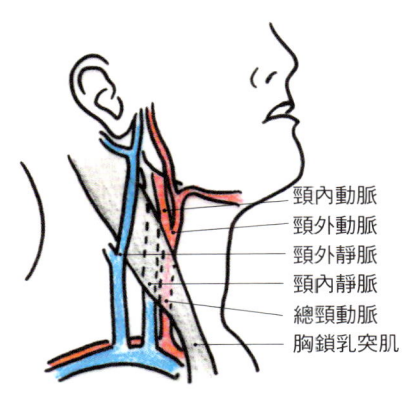

頸內動脈
頸外動脈
頸外靜脈
頸內靜脈
總頸動脈
胸鎖乳突肌

頸部的青筋其實就是靜脈血管，青筋明顯表示心臟循環不好，容易引起心血管疾病。

迴流不好青筋就會浮現

現代的人重養生，但青筋仍然散布在手背、手指、前額、腳背等部位。這表示現代人的氣血循環差，青筋是靜脈血管負責把血液送回心臟，當血液中的高血脂和高血糖過多，造成血液粘稠，人體末梢的血液迴圈出現障礙，在回流時受阻，壓力增高，青筋就會浮現，仔細看手背就知道，青筋呈一個迴圈狀。以右側頸最常見的青筋**頸外靜脈**，乃頸部最大的淺層靜脈，負責收集頭皮和面部靜脈運回上腔靜脈，再流回心臟的右心房。頸靜脈乃右心房壓力表，反映其壓力變化及容量變化。

體質過軟者代謝能力較差

有些人先天體質過軟，大小青筋如蜘蛛網布滿全身。西醫不認為是嚴重問題，除非引起靜脈曲張或其他重大疾病。中醫見微知著，認為青筋象徵體內廢物積滯如瘀血、痰濕、熱毒等人體代謝廢物無法排除體外，若不改善，將來全身各個系統都會發生障礙。肌肉型的男生常練習舉重，肌肉發達骨密結實，手臂上的青筋是因為肌肉結實變粗壯後，被強壯的肌肉給擠出來，乃正常的表現。重點在老的時候，肌肉開始鬆垮時，青筋是否仍保有彈性，這才是真正的養生重點。

真實案例　青筋一沉　心跳不再加速

她真的是美人胚子，眼睛大，身材曼妙，練習皮拉提斯多年，後來決定改上瑜伽課。直到出書前夕，她告訴我一個好消息，「老師，我的心跳變慢了！」「變慢，那你以前跳很快嗎？」「我以前很愛運動，但無論做什麼運動都無法改善心跳過快的毛病，而且就像老師你說的，

我的脖子筋好粗，有的還會自己跳動。」她剛來時的狀況，不佳，青筋爬滿全身，呼吸也不對，不會用呼吸去帶動作，可能是皮拉提斯的百式做太久，脖子的雞爪頸特別明顯，側頸的青筋無論站坐臥都已明顯凸出，「你一定要常來，同學，會改善，要時間和意志力」。

現在，她說「老師，我真的覺得呼吸好重要，我現在才真的學會如何透過呼吸來放鬆自己，你看，我的脖子變好看了，肩頸也變鬆了」是沒錯！但還是有一點青筋呵，「還是要持續加油」我的眼力實在是太銳利了！

2.8 柔軟度過好 反傷關節

肌肉沒有彈性，體位法毫無力與美可言，就像用揉成一團的紙摺成紙鶴，除了摺出四不像的姿勢，最重要的是不穩定。反之，柔軟有彈性的肌肉，能透過伸展將氣血運送到全身，在吐氣時，穩定身體的重心，剛柔兼具氣血得以運行。

　　早期傳統瑜伽重視伸展，柔軟度好的人可以做出高難度體位法，一旦在做手倒立須要整體腹部力量時，馬上會出狀況。同時，**肌肉過軟的人，肩關節也比較鬆**，常常在關節處出現超過正常活動角度的現象，很危險，這種過度折關節的動作。關節由韌帶和關節囊固定，這類型的人很抱歉連韌帶也是鬆的。因此在練習瑜伽時，感覺動作到位，甚至超出一般人的極限，但實際上是愈做愈危險。

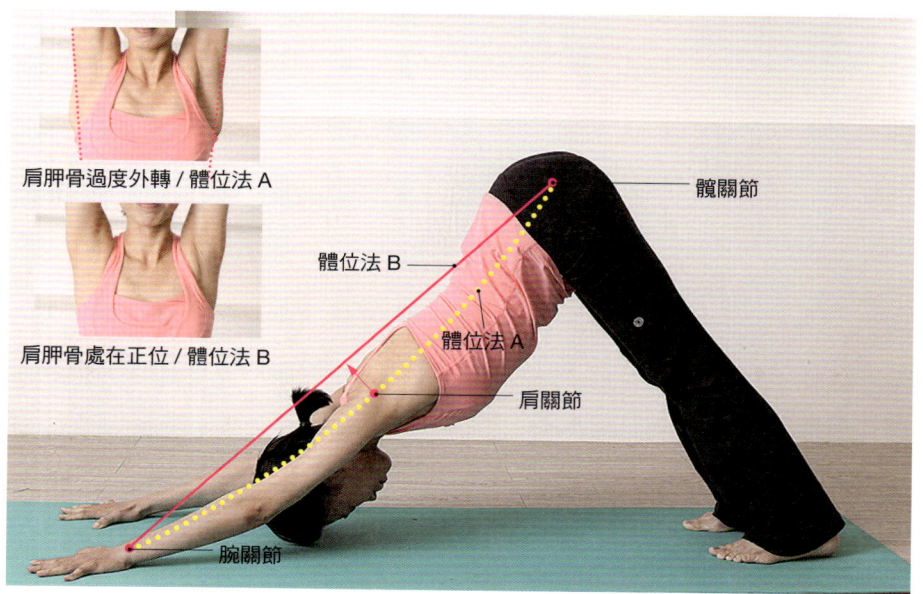

肩胛骨過度外轉 / 體位法 A

肩胛骨處在正位 / 體位法 B

髖關節

體位法 B

體位法 A

肩關節

腕關節

下犬式最易看出過度柔軟者的體態。體位法 A 及體位法 B，二者對肩胛骨有不同的影響。

手倒立不成　反成人肉廢鐵

有位瑜伽老師身子以柔軟度見長，可以把身體折進紙箱，毫不費力，為了要強化學生對瑜伽的向心力，她當場示範手倒立，「只要勤練瑜伽，任何體位法都可以練得很好」言猶在耳，只看她手倒立不到一秒鐘突然折頸全身擠壓成人肉廢鐵，她搏命演出的手倒立，讓我深刻體會，肌肉伸展過頭再加上體質過度柔軟是會降低肌耐力。但時下風行的強力瑜伽重視串連動作，在動作的轉變過程，需要伏地挺身的串連，手臂肌力得以訓練，不過，也容易因動作過多讓心沈迷在體位法的挑戰中而失去瑜伽真正的核心。

靜心，在動作中靜心，在動作中找回安靜的力量。

體位法最終的目的在安頓身心，為靜心做準備。練習瑜伽這麼多年來，流派觀念早已淡薄，曾經在不同時期瘋狂不同的流派，最後就像河水一樣，最終的出口就是大海，海水本是一體。傳統瑜伽重視伸展，但要伸展的是肌肉，它才是有彈性組織，但暖身不足之下，可能伸展過度時而拉傷肌腱，肌腱很容易在身體未充分暖身的狀態下受傷，因此很多瑜伽資深練習者或是運動選手反而容易拉傷肌腱，原因就是輕忽暖身的重要性。

現在的女生，多坐少動，肌肉摸起來軟弱無力，還會搖晃，鬆軟的肌肉不會只出現在肱三頭肌所謂的蝴蝶袖，乳房和其他看不到的部位也是軟趴趴，像是陰道鬆弛或是子宮脫垂等等。崇尚美白又不愛曬太陽也不喜歡做負重運動，更不喜歡流汗粘答答，上班又愛喝咖啡和下午茶的時尚女性，請特別注意肌肉過鬆也會導致身體的骨密正悄悄流失。

2.9 骨鬆容易導致骨折

　　柔軟度好的人特別喜歡拉筋，拉筋是不錯，但負重的體位法也要勤做，以提升骨質密度。骨質疏鬆症有本世紀黑死病惡名，因為它沒有任何症狀，一旦發現通常都已經有骨鬆的現象。很多瑜伽人輕忽骨鬆症的風險，直到停經之後，發現骨鬆數值已經是危險邊緣才會正視骨質密度的提升，老實說，超過 35 歲再存骨本為時已晚，效果不大。

　　根據國際骨鬆症基金會研究，台灣民眾大腿骨折發生率，高居世界第七，更是亞太地區風險最高的國家。與肩頸相關的骨折，第一名就是**遠端橈骨骨折** (Distal Radius Fracture, DRF，_{見下圖})，原因是一般人疏於上半身的肌耐力負荷訓練，因此只要不小心滑倒，當下第一個反應就是手掌撐地，近手腕處的橈骨就會應聲而斷。

　　當手腕不能動時，才發現日常生活的動作都需要手腕的參與，無法提重物，無法擦屁股，無法刷牙和洗臉，整條手臂感覺像是廢了一樣。人就是這樣，當觀念錯誤時，養生反而會愈養愈糟糕。

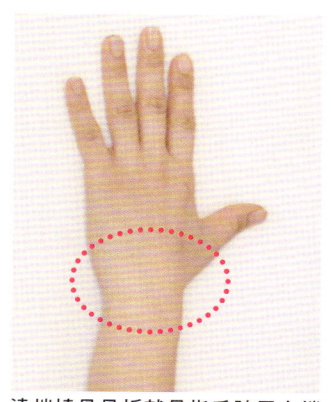

遠端橈骨骨折就是指手腕用力撐地時，前臂的橈骨應聲斷裂（X光片為左手手腕）

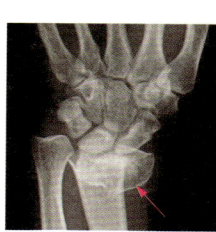

橈骨骨折正面照

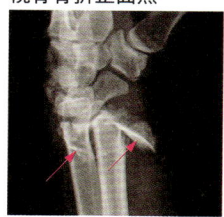

橈骨骨折側面照

骨質密度檢測 T-score 數值

一般人做骨質密度檢查時，報告結果會有一個 T 值的數字，它代表你的骨質密度的意義如下：

骨質密度數值小常識

T 值	骨質狀況
-1 以上	骨質正常
-1 ～ -2.5	骨質減少
-2.5 以下	骨質疏鬆

小測驗 **骨質疏鬆一分鐘評估測試**

以下是國際骨質疏鬆基金會提供的骨鬆評估測試，只要一分鐘就可以得知自己骨鬆的機率高不高。請試著回答以下問題

1. 你的父母是否患有骨質疏鬆症或曾在輕微跌倒後骨折？

2. 你的父母有否駝背？

3. 你是否 40 歲或以上？

4. 你成年後曾否在輕微跌倒後骨折？

5. 你是否經常跌倒（上年曾跌倒多過一次）或因身體弱而擔心跌倒？

6. 你 40 歲後的身高是否減少超過 3 公分　？

7. 你是否過輕或體重指標（BMI）低於 19 ？

8. 你曾否連續服用類固醇超過 3 個月？

9. 你是否患有類風濕性關節炎？

10. 你是否有甲狀腺或副甲狀腺機能亢進的症狀？

11. 你是否每天飲超過兩杯酒？

12. 你現在或曾經有否吸菸？

13. 你每天的體力活動（如做家務、慢走或跑步）是否少於 30 分鐘？

14. 你是否避免進食奶類製品或對它們有敏感症，又沒有服用鈣片？

15. 戶外活動是否少於 10 分鐘，又沒有服用維他命 D 補充劑？

只供女士作答：

16. 除懷孕、停經或切除了子宮外，你曾否停經超過 12 個月？

17. 你是否在 45 歲或以前已停經？

18. 你是否在 50 歲前切除卵巢又沒有服用荷爾蒙補充劑？

只供男士作答：

19. 你曾否因雄性激素過低而引致陽萎或性慾減低？

分析：若上述任何一條問題答「是」的話，並不表示自己已有骨質疏鬆症，而是表示引起骨質疏鬆症的風險因素很高，要開始存骨本了。

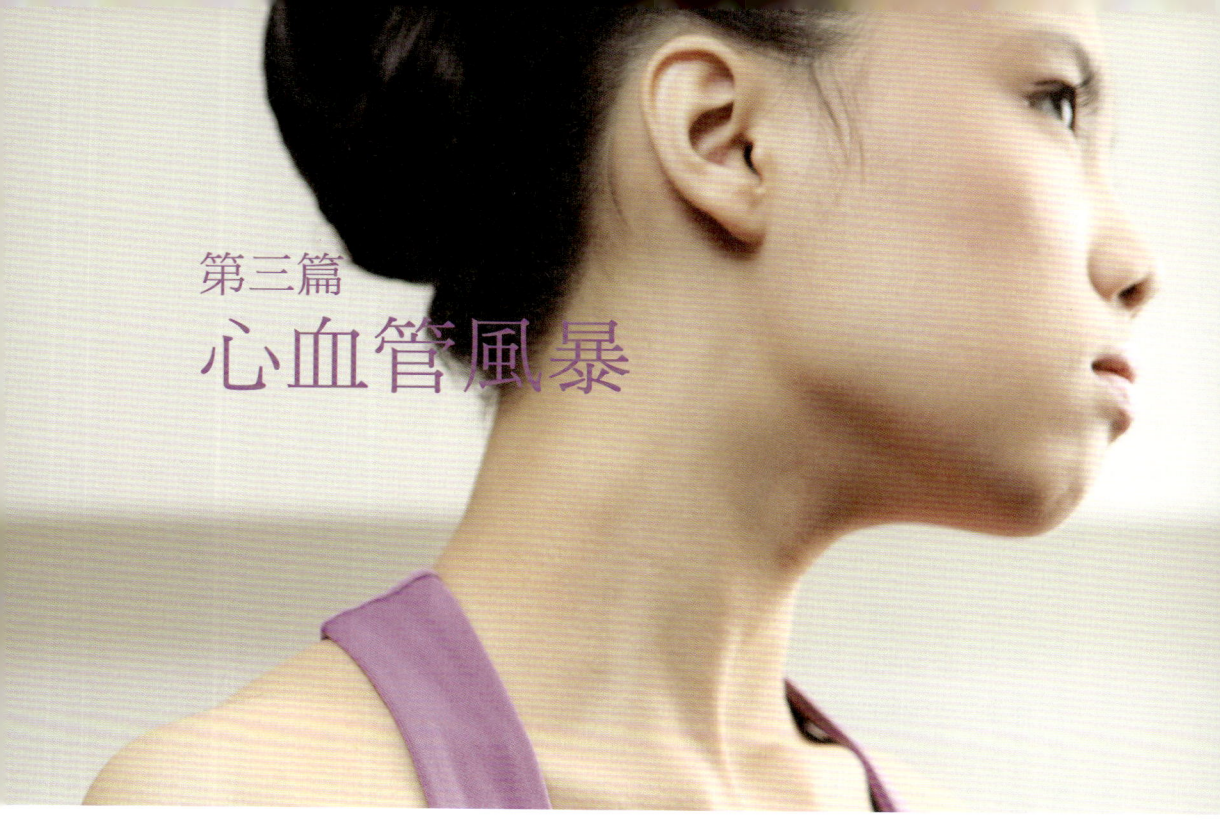

第三篇
心血管風暴

這時，他說 dizzy，表示頭有點暈，站不太穩，接著按著胸口說 chest pain（胸痛）。我馬上警覺懷疑他有心肌梗塞的前兆。請他坐下放鬆身上束縛。直接問他，家裡有否三高病史，他說都沒有，健檢報告也都正常，自己並無任何心臟病史。胸痛雖有緩解，但一站起來仍是頭暈目眩，直接劈頭問他「Do you want me to call your wife or call 911?」要我聯絡你老婆或是直接叫救護車。這位老兄毫不猶豫說 call 911。事後得知，他是缺血性心臟病首次發作，之前完全沒有病史。

在舞台上演出，最怕意外狀況，人生也是一樣，當你突然在人生的舞台上消失，命運之神的安排令人捉摸不定，但凡事都有跡可尋，只是自己忽略事發前的徵兆。現在，你也可以成為自己的貴人，成為他人生命中的天使，只要明白任何心血管疾病都是從未妥善保養血管的彈性開始，斧底抽薪之計就是改善：心血管循環和呼吸的品質。

只要明白這點，那麼你已遠離心血管的暴風圈了。恭喜你。

3.1 風險最高的體位法──肩立、倒立和輪式

瑜伽課有很多體位法是反轉系列，這種頭下腳上以肩頸壓地的動作最容易引發中風危機。

《紐約時報》科學記者博德 (William J. Broad) 在其新書 "*The Science of Yoga, the Risks and the Rewards*" 指出警告，某些過度扭轉肩頸的體位法，其實潛藏致命風險。根據他的研究，瑜伽確有諸多好處，但練習不慎，也可能讓人拉傷肌肉，甚至有生命危險。醫學界至少有 3 起因瑜伽導致中風病例，3 名患者中風前分別做了：肩立、倒立和輪式等動作，這些動作因過度折頸，可能拉傷椎動脈 (Vertebral artery) 造成血栓剝落，導致缺血性腦中風。

反轉系列的風險

一般的瑜伽教學只強調反轉的好處，也強調反轉的禁忌症，但嚴重忽略了每個人的差異性，每個人的肩頸和手臂的力道不一，例如：

輪式：

必須要有強而有力的肱三頭肌才能伸肘，但一般人最弱就是這塊肌肉，此外，很多人是柔軟度過好，以致肩關節過鬆，肩胛骨無法有力集中在後背，當肩關節處在錯位，撐愈久傷害愈大，特別是過度承重又處在伸腕狀態下的手腕，以及後彎時壓力集中在胸椎第 11、12 節和腰椎第 1 節，這兩處的椎間盤易磨損長骨刺。

鋤式：

練習不當就像是在練鎖喉功一樣，下半身力量全落在頸部，好處是伸展後頸，但稍一不慎，也容易壓垮頸椎原有的前凸曲線，特別是

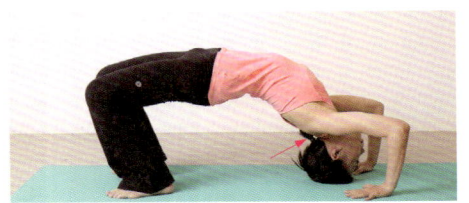

輪式預備式—手臂特別是肱三頭肌力量不夠時易過度折頸

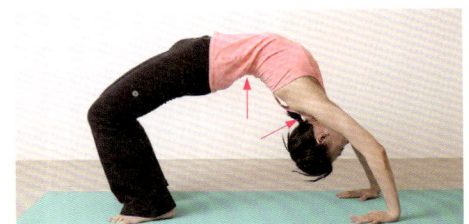

輪式完成式—頭受地心引力影響而變重加重後頸椎的壓力／胸腰交界點壓力變大

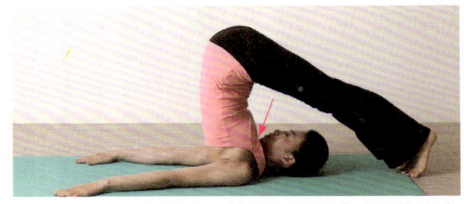

鋤式—屈頸壓力過大，練習不當易造成頸椎過直

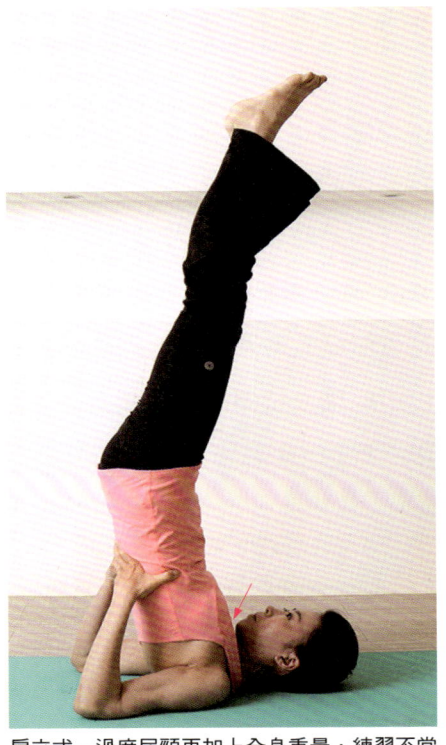

肩立式—過度屈頸再加上全身重量，練習不當易造成頸椎過直，氣管受壓

肩厚頸短的人容易壓迫頸部血管引發血栓產生，導致腦中風。

肩立式：

若下半身壯碩，腹部又不精實，實際上肩立式是會造成頸椎過度拉直的風險。若刻意將身體筆直朝天，那肩頸的壓力會更大，就像拱橋變成一字橋，很難再恢復頸椎原有的前凸曲線。

那就不要做反轉系列？

並不是，反轉系列很重要，倒立是瑜伽之王，肩立式是瑜伽之后，從王和后的稱號就可明白反轉式的重要性，它可以打破地心引力對循

環系統的影響，讓原本要逆流而上的靜脈系統和淋巴系統如搭順風車般地回到心臟，頭下腳上的動作也有助於心臟和頭部的循環。

但要切記，反轉系列一般都放在體位法的最後，在大休息之前才練習，目的是，不讓體內的毒素流回心臟，尤其是靜脈和淋巴系統都是攜帶著人體的代謝下來的廢物，若能透過先前的體位法，先讓全身的毛孔都發熱，注意，不是汗流成河，那是汗，「汗為心液」，「血汗同源」。汗出過多，容易耗傷心血及心氣。流汗太多，往往是心虛的一種表現，療癒瑜伽要求的是，練到微熱，那麼毛孔就成為全身最大的排毒器官。

練習反轉式前的自我評估

反轉系列好處大但風險高，練習時務必注意以下禁忌：

1. 本身無高血壓和心血管疾病等三高病史
2. 無青光眼等相關病史
3. 身體側面觀，符合「五點垂直於地」（見第 44 頁）
4. 做下犬式時，吐氣時下腹部能呈凹腹，表示腹部有力。
5. 可以做空中抬腿 20 下，臉不紅氣不喘，表示髖屈肌有力能輕鬆帶動下半身。方法是：平躺，雙腳朝上，原地吸氣，吐氣時右腳下，吸氣時右腳回正，單腳上下算一次，至少要做 20 次。

很多人會卡在自我評估的第五關，空中抬腿做到臉和脖子的筋都爆出，沒有力的肚子會像泰山壓頂一樣地落在脆弱的頸部，頸椎的前凸曲線將被迫過度伸直，有些老師會說，下巴要往上抬，只在枝節的地方做調整，無濟於事。這也是很多人練反轉系列練出「頸椎過直」的原因。

符合以上幾個判斷的原則，即可在老師專業指導下練習反轉系列，否則人體的主架構不夠輕盈，就做這種反轉姿勢身體重量都集中在人體最脆弱的部位，是很危險的。**現今瑜伽、皮拉提斯、健身房等等的**

老師受的教育就是學會如何去調整或強化的技巧，學到的是一套功法。自認自己做得到，任何人都可以在其調教之下完成姿勢，這是很可怕的事，問題不是出在老師的技巧不好，問題是出在老師看不出學生身體的潛在風險，一旦受傷出事就會變成雙方各執一詞，學生認為身體交給老師，老師應保護他不致受傷。老師會認為自己教學技巧沒有錯，「別人都做得很好，為何就你的問題最多。」恐怕是很多老師私底下的心聲。

過度低頭或抬頭　對頸椎都不好

想想看，日常生活中有那些動作會容易折頸，答案是美容院洗頭的後仰動作，仔細觀察椎動脈便知一二。由後頸要入顱底，椎動脈不是直線向上，是如頸椎的前凸曲線，因為它走在頸椎的橫突孔裡，然後朝後再向斜向前上呈ㄣ字型進入，這種形狀就像山路一樣，在轉折處容易出事。洗頭也是一樣，平躺之後，頭若過度仰頭易折頸，壓力大就壓迫到椎動脈，國外曾有美髮院洗髮中風事件，就是因為當事人平躺時，頭過度後仰，起身時又用了很多前頸的力量，洗完頭沒多久就發生腦中風。

那低頭比較好嗎？

過度抬頭會折頸，但長期低頭更危險。很多人長期低頭玩手機，這種動作是屈頸，頸椎過度伸直，長期下來後頸伸頸肌群會過勞，而屈頸肌群如胸鎖乳突肌會變緊，輕輕一按就會痛。兩側若同時變短，脖子就會變短，容易胸悶，有時也會引發頭痛，因為供給到頭部最重要的血管頸動脈就位在胸鎖乳突肌下方，頸動脈長期受壓迫若又合併管徑狹窄等問題，那就更不利腦部的循環，易增加未來中風的機率。

伸頸易壓迫椎動脈的動作

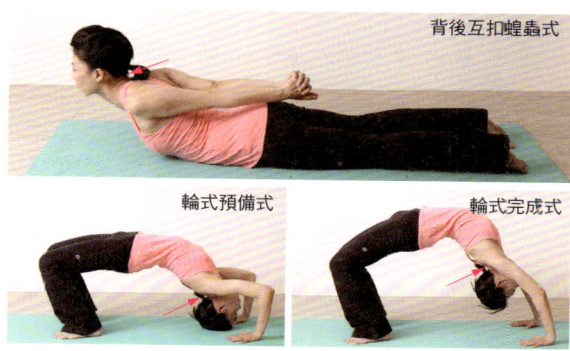

背後互扣蝗蟲式

輪式預備式

輪式完成式

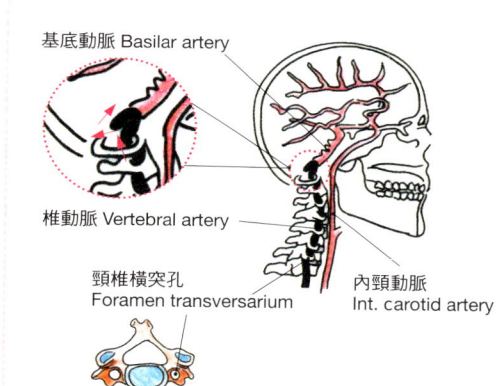

基底動脈 Basilar artery

椎動脈 Vertebral artery

頸椎橫突孔
Foramen transversarium

內頸動脈
Int. carotid artery

認識椎動脈

椎動脈是穿過頸椎的橫突孔一路向上走ㄅ字形入頭顱底，若過度抬頭後仰容易造成椎動脈壓力過大，引發中風危機。

頸動脈位在前頸，過度低頭屈頸則不利頸動脈的循環。

屈頸易壓迫頸動脈的動作

肩立式

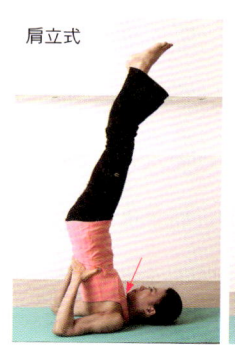

皮拉提斯的百式

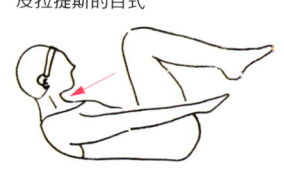

鋤式

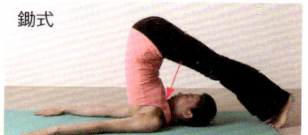

3.2 四條動脈 攸關生死

在路上常看到中風的患者行動不便地走在人行道上，手腳不靈活，言語也有障礙，但能自行活動的人已經是好命人。有 1/3 的中風患者是終身殘廢，癱瘓在床任人把屎把尿。另外 1/3 的人是中度殘廢，生活無法自理，一定要有人在旁協助。

最後 1/3 的人最幸運，可以自行活動，走路雖然歪七扭八，但願意走出家門，那就是不得了的勇士，每回有機會遇見他們，總會向他們舉起大拇指說：「你真的很棒，走得這麼好！」往往他們的眼神充滿驚訝，因為我竟然是稱讚他們而不是投以可憐的眼神，是的，我是非常地敬佩這群願意走出家門為健康而努力的生命勇士。

現代人中風機率太高了，因中風而死亡的排名僅次於癌症，但中風更折磨人，有人半癱在病榻，吃喝拉撒需專人照料；有人意識不清、痴呆、失語等，飽受後遺症折磨。即使病情穩定，也要花漫長時間和金錢復健，患者得拖著沉重步伐，像幼兒般重新學習走路、練習發音和說話，不僅患者自尊心受到打擊，家屬也揹負沉重的負擔。

想要避免中風上身，最重要的是好好保養血管，特別是頭頸的動脈。負責從心肺供應血液到大腦的血液供應，只有 4 條動脈血管 (2 條內頸動脈 + 2 條椎動脈)。現分析如下：

■ **內頸動脈 (Internal carotid artery)**

在顱內分支為前及中大腦動脈，負責供給大腦前 2/3 之血液循環。位在脖子的前側，左右各一。

■ **椎動脈 (Vertebral artery)**

沿著頸椎兩側的橫突孔，穿進顱腔內，左、右椎動脈會匯流成一

威立氏循環 (Circle of Willis)

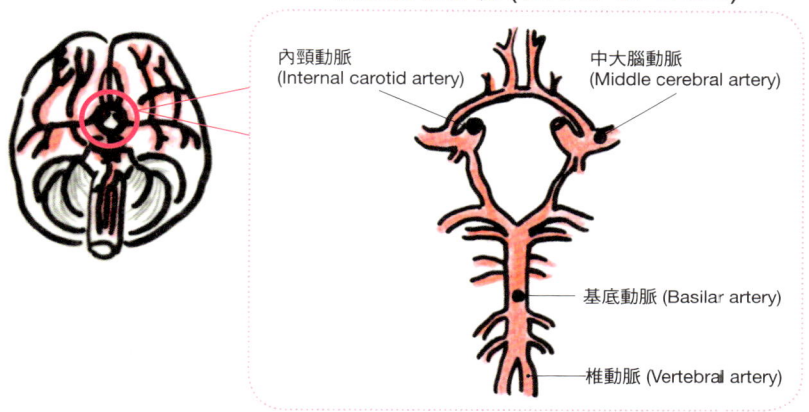

內頸動脈
(Internal carotid artery)

中大腦動脈
(Middle cerebral artery)

基底動脈 (Basilar artery)

椎動脈 (Vertebral artery)

條基底動脈 (Basilar artery)，供應小腦、中腦、橋腦與內耳等構
造所需的血液。位在後頸的脊椎橫突孔洞，左右各一。

仔細研究威立氏循環，這兩條動脈在大腦裡面會形成一個圓環，
也就是威力氏循環 (Circle of Willis)，就像重要路口都有圓環一
樣，彼此互通有無，截長補短，以確保大腦血流的供給無虞。平
時要多按摩頸部，保持頸部的柔軟，大腦的血流才不會因上游供
血受阻而循環不良。

什麼是頸動脈狹窄？

位在前頸胸鎖乳突肌下方的頸動脈，供應
腦部血流的重要來源，可分為內、外頸動脈。

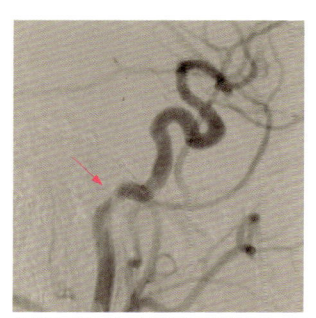

■ 內頸動脈

負責大腦前 2/3 之血液循環。

■ 外頸動脈

供應頸部及頭部顱骨以外構造的循環。

血管攝影清楚看到頸動脈狹窄
之處，管徑變小。

　　據統計高達八成的中風為缺血性腦梗塞，其中約有 25-30% 即導因於頸動脈狹窄，成因是粥狀硬化斑塊沉積，使得血管內膜增厚，進而阻塞血管或形成血栓剝落，是造成腦部缺血引起中風的重要原因。

小測驗　如何保養頸動脈避免其狹窄？

　　分析：頸動脈就位在胸鎖乳突肌的下方，要確保頸動脈狀況好不好，看看自己的胸鎖乳突肌的長度就略之一二了。正常的胸鎖乳突肌的長度是五指張開，約大拇指到中指之間的長度。平時要如何保養這條小肌肉，可以用療癒瑜伽的輔具丫型輪即可輕鬆按到，詳細方法在療癒實作篇有介紹。

　　頭先轉向左側，再往右前方倒，用手輕輕抓到突出的肌肉，就可以按摩到胸鎖乳突肌。但脖子短的人可能抓不到，因為長期低頭聳肩造成這條肌肉變短又變緊，平時就不見踪影，即使轉頭再前傾另一邊也抓不到。

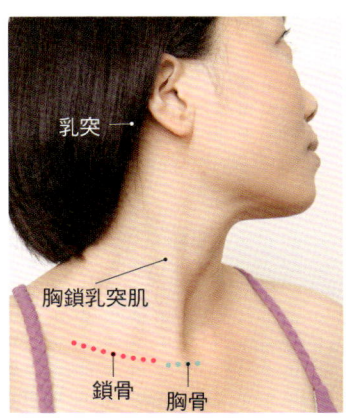
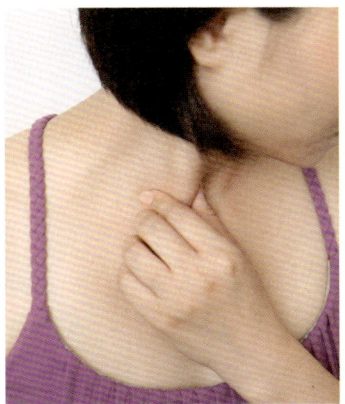

乳突

胸鎖乳突肌

鎖骨　　胸骨

3.3 血管硬「中風」機率高

「我才不到 30 歲，剛新婚，正想當媽媽……」她說每天早上起交肩膀
很硬，沒有辦法一下就起床，必須慢慢地扶著床沿坐起，當下她以為
自己要中風了。一檢查，她的肩頸硬到連手指都無法按摩，「每天都
感覺好像被一隻大象給踩過，」這個女生說話超有趣，也因此讓我留
下深刻印象，原來肩頸硬到一個程度，會讓人連想到中風和大象，這
兩個不相干又突兀的畫面。

以前在急診值大夜班，最怕秋冬交替之際，因為很多人會突然中風，
特別是深夜或是一早的清晨，家屬總是心急如焚，檢查單上大大的英
文字寫著 CVA（Cerebrovascular Accident），就是腦血管意外，也就
是一般人眼中的中風。

什麼是中風，很簡單，就是腦血管攜帶氧氣到腦細胞的過程出了問題。

很多人年紀輕輕就中風倒了下來，不禁懷疑為何不好好保養身體，
沒想到有些家屬竟說，「他是很重養身，勤於運動，是個運動健將
啊！」原來運動健將也會倒下來，這讓我想到自己應該要好好保養身
體，當初在皮拉提斯和瑜伽之間搖擺不定，最後選擇瑜伽，著眼於瑜
伽是內外兼修的養身之道，而非僅著眼於肉身的強化。

小測驗 **你認識中風徵兆嗎？**

分析：很多人運動到一半，或是看 3D 電影看到一半時，或是
性行為在高潮時，出現中風徵兆「FAST」。一旦發現有以下類似徵兆出
現，請急速就醫，若未能即時接受治療，不但致死率高，更容易造成殘廢。

F	A	S	T
「F」FACE 臉部 請對方微笑或是觀察患者面部表情，兩邊的臉是否對稱。	「A」ARM 手臂 請對方將雙手抬高平舉，觀察其中一隻手是否會無力而垂下來。	「S」SPEECH 說話 請對方讀一句話、觀察是否清晰且完整。當三者症狀出現其中一種時，就要趕快送醫。	「T」TIME 時間 要明確記下發作時間，立刻送醫，爭取治療的時間。

中風為何要復健？

　　大腦是相當高度分化且活動度甚大的器官，佈滿血管以供應氧氣和養分，任何血管性的病變，如血管壁破裂、血栓形成、血管硬化或由外來的栓子堵塞等均會導致該血管所分佈的腦組織缺血，時間只要超過 5 分鐘，就會造成因缺乏足夠的血液和氧氣、養分的供應，導致腦部功能失常，甚至組織壞死，造成癱瘓或是言語障礙甚至死亡等下場。

　　不少人雖然死裡逃生，但深受中風後遺症的影響，例如：手腳攣縮嚴重等等。某些大腦的神經元因組織壞死而死亡，這是種不可逆的反應，既然如此，那為何要復健？

　　因為，其他擁有無限潛能的神經元還活著呵，只要勤加復健，他們會變得更靈活，同時能承擔起已經死去的神經元的工作，所以科學家相信大腦是具有可塑性，有能力成長與學習，一旦中風，別怕，只要相信自己每天都會進步，復原並不是遙不及之事。

3.4 中風有兩種 缺血性和出血性

中風，一句話，就是腦血管攜帶氧氣到腦細胞的過程出問題。

過程出現問題，可分為兩種狀況，就像家戶用的自來水管一樣，水管若是材質設計不良或是長年受熱脹冷縮的影響下，突然爆裂，水大量溢出路面形成小噴泉，那就是**腦出血（又稱腦溢血）**；若水管年久失修，一些油垢卡在管徑，慢慢造成管徑變小，水流減緩，甚至有人亂丟異物造成水管整個卡死，這時周邊的住戶供水出問題，大家缺水喝，那就是**缺血性中風**，腦組織就像周邊開水族館的店家，只要一停水，店裡的魚兒不出幾分鐘就會死亡。

也就是說，腦部因缺血而無法發揮正常功能，就會形成「缺血性中風」，約占 7 成，又稱阻塞性中風，其中 1/4 的人有頸動脈問題，也就是說頸動脈狹窄或是硬化才是中風真正的幕後殺手，這就是為何要強調肩頸保養的重要性，長遠來說，就是預防中風。每 6 個人就有 1 個會中風，就像擲骰子，人人都有機會中獎。

如果是因動脈硬化或高血壓造成動脈破裂，就是「出血性中風」，約占 3 成，又稱腦溢血。腦溢血絕大多數與高血壓控制不佳有關，如果再加上氣溫變化等因素，有可能提高發生機率。腦溢血發作時來勢洶洶，患者可能立即出現大範圍出血，急速死亡的機率很高。

小測驗 **如何預防腦溢血？**

分析：很簡單，一句話，「不要增加血管的壓力」，就從預防便祕開始，保持腸胃通暢。否則肚子一用力很容易造成腦部脆弱小血管破裂而引發腦出血，昏死在馬桶上，醫護人員只好破門而入，死在自

己的大便裡，那不是很尷尬。另外也很難以啟齒的是，洗溫泉或是房事做到一半就引發中風，全身光溜溜根本沒時間穿衣服，就在眾目睽睽之下送醫，這時記得只要用毛巾遮住臉就好了。

另外，切記遠離高血壓。一定要保持手腳靈活，再加上飲食清淡才能逃離高血壓魔掌。高血壓就是血壓高，為何高，因為末梢阻力大，心臟要加壓才能打出血，保持肌肉有彈性，那麼全身的肌肉都是心臟的小幫手，再加上能學會深呼吸，那麼肺又能分擔心臟 1/3 的工作量，血壓怎會高，若真有家族性高血壓，就遵照醫囑按時吃藥，面對它，接受它，其他一切「上天會有最好的安排」。

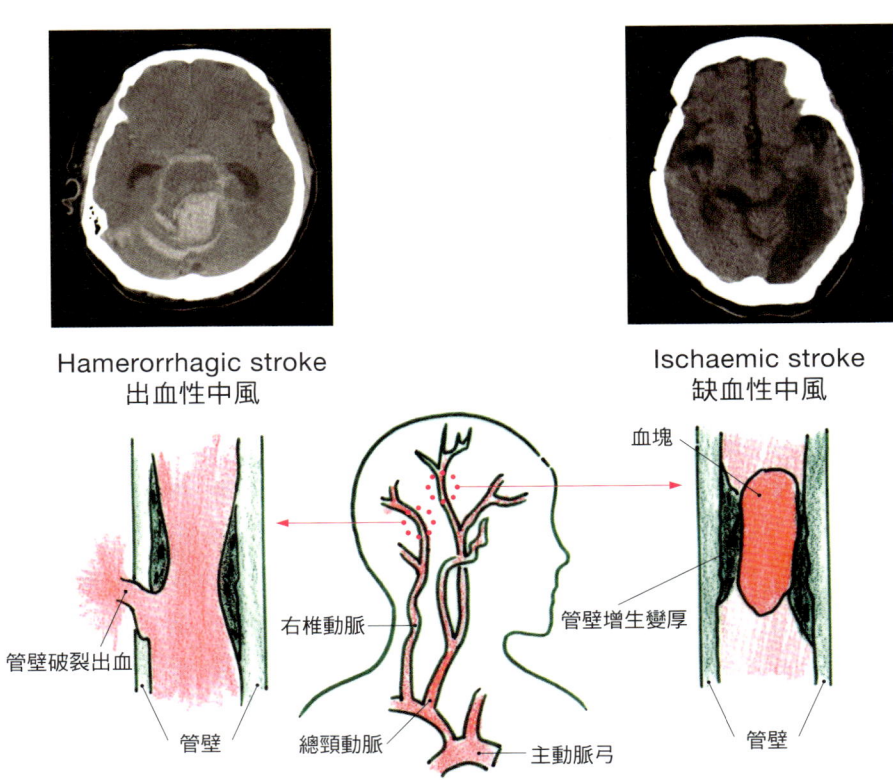

Hamerorrhagic stroke
出血性中風

Ischaemic stroke
缺血性中風

中風的分類

A 缺血性中風 Ischemic Stroke	腦梗塞 Infarction 佔中風 70％，其中 1/4 有頸動脈疾病。	腦血栓 Thrombotic Stroke （水管被污垢慢慢卡住） 1 腦血栓是中風發病率最高。 2 主因是腦動脈粥樣硬化，使血管內腔逐漸狹窄乃至完全閉塞，由於腦血管內有血栓形成，使局部腦組織供血不足，造成腦細胞壞死等，最終損及腦部機能。 3 多發生在 50 歲以下的中老年人，發病前多無徵兆，特別容易發生在睡眠中或剛睡醒時。
		腦栓塞 Embolic Stroke （水管被異物阻住） 1 是指由腦部以外的地方（最多為心臟）來的栓子（血塊、硬化塊、細菌贅生物、脂肪、氣泡等）堵塞腦血管，而導致腦部缺血壞死，其症狀與腦血栓類似。 2 有心臟合併心房纖維震顫的病患，一旦發作腦栓塞，約有 80%會很快發作第二次。
	短暫腦缺血發作 (TIA)	俗稱小中風，此類病人會經歷一種短暫、可復原的神經功能障礙。並產生與中風相同的症狀，但症狀一般維持數秒至數分鐘，據統計 1/3 有小中風經驗的人，最終會發生中風，不可不慎。

B 出血性中風 Hemorrhagic Stroke	腦出血 Intracerebral (ICH) 又稱腦溢血	1 腦部血管的外膜與中膜不發達，若有高血壓合併動脈硬化者，腦血管容易破裂出血。 2 使該部位發生缺血性壞死；同時血塊壓迫鄰近腦組織，造成鄰近腦部機能障礙。 3 出血量過大時腦壓增加，腦部的血液循環更不順暢，易造成昏迷或死亡。 4 多發生於高血壓及肥胖的人，冬天為發作高峰期。忙碌工作時或情緒亢奮時，如爭吵、性交等，或上廁所用力解便時容易發病。絕少在睡眠中發作。
	蛛網膜下腔出血 Subarachnoid (SAH)	1 蛛網膜是三層腦膜中的中間一層，當腦的表面或腦底部的血管破裂，血液會直接進入蛛網膜下腔。 2 蛛網膜下腔出血死亡率極高，其原因最重要的是顱底動脈瘤破裂。年輕患者多因顱內血管畸形 (AVM) 或動脈瘤 (Aneurysm) 破裂引起。年長者主要為高血壓、動脈硬化血管破裂所造成。

3.5 胸痛要小心 認識缺血性心臟病

以下是一個真實的案例，就發生在我的學生身上。「還好是在你課堂上發作，若在籃球場上，我恐怕就掛了，You are my Angel.」這是他感到最 Lucky 的事。若是發生在你身上，你有把握幸運天使剛剛好就在你身邊嗎？那個天使可靠嗎？能讓你死裡逃生嗎？

真實案例 ### 胸悶暈眩　我想休息一下

他是某全球連鎖餐飲台灣區負責人，長得又高又帥很像好來塢明星的外國人，熱愛運動和健身，一周要健身 2 次，打籃球 3 次，練習瑜伽只是小菜，點綴一下，每周上 1 次。這位中年型男早年曾受過腰傷，聽到友人上瑜伽課上出一堆問題時，就很小心選擇以療癒為特色的瑜伽課。記得那天他來上課時，外頭天氣又濕又悶熱，他中午有點小應酬，喝了點小酒，走路來上課時已是滿身汗。一進教室，我請他躺下，汗水淋漓的他於是先躺下練習放鬆，伸展一下身體。

我從躺姿的伸展，慢慢練習到坐姿，等身體開始暖和之後，請他起身開始教一些簡單的動作，這時，他説 dizzly，表示頭有點暈，站不太穩，接著按著胸口説 chest pain（胸痛）。我馬上警覺懷疑他有心肌梗塞的前兆。請他坐下放鬆身上束縛。直接問他，家裡有否三高病史，他説都沒有，健檢報告也都正常，自己並無任何心臟病史。胸痛雖有緩解，但一站起來仍是頭暈目眩，直接劈頭問他「Do you want me to call your wife or call 911?」要我聯絡你老婆或是直接打 119。這位老兄毫不猶豫説 call 911.

很快地他送到我曾服務的醫院，10 分鐘後報告出來，結果是「缺血性

心臟病」。他後來握住我的手說：「you are my angel（你是我的救命恩人）」。事後，他很感慨地說，很幸運是在上瑜伽課發作，若是在球場，可能會躺在一旁休息就此變安息，一定不會有人注意他發生什麼事。若是在健身房更慘，可能蒙主寵召的更快，因為都在練舉重，心臟當下可能就急速掛點了。

想想，我也好幸運，在最快的時間之內就做出最正確的判斷，就是練習時一直注意他的狀況，直覺告訴我，他今天出汗出太多，容易脫水，但沒想到是心臟病發作。還好，我一直採個別式教學，不是以標準的流派式教學法，一板一眼要求嚴格。反而是，針對他：

- 過度發達的肌肉特別是胸大肌和肱二頭肌，做伸展動作，強化背肌的力量
- 針對腰部的舊傷，請他學會放鬆腹部六塊肌，練習丹田呼吸法，果然有助改善失眠問題
- 考量這個年紀會有心血管的風險，教學時，頭絕不可低於心臟，另外，重視大腿後側筋膜的放鬆，練習腳底的彈性，小腿肚的肌肉其實就是人體的第二顆心臟，強化腿力就是強化心肺的功能。也不練習反轉式體位法，設計出符合他的體位法。

兩年來，他只練習拜日式，但這套拜日式，我拆成很細很細的單一動作，一個一個仔細教他，當他有天邀請他太太來看他的練習成果時，他的太太在一旁不發一語，只是靜靜地看著他，因為他的身上散發著一股寧靜，任何一點言語都是多餘。事後他太太只說「Amazing! 我不知道瑜伽也可以這樣做。」他太太練的是，商業型的瑜伽課，追求動作的精確度和高難度才是王道，對她先生而言，這種形而下的瑜伽課反而是他的毒藥，弊大於利。

缺血性心臟病 2020 年全球疾病排名第一

瑜伽老師最怕遇到這種學生，沒有任何病史，外型很健康，也願意挑戰自己。但這種高風險的學生會愈來愈多。依據聯合國世界衛生組織及世界銀行之研究，就未來疾病發展趨勢來看，**2020 年全球疾病負擔之前五名將為：缺血性心臟病、憂鬱症、交通意外、腦血管疾病、慢性阻塞性肺病**。前五名，除交通意外，其實都和心肺系統有關，由此可知療癒瑜伽為何如此重視呼吸和心血管循環。老了，不會倒立不會死，只要吃、喝、拉、撒、睡人生五件大事能搞定就一切 ok。

缺血性心臟病

定義：

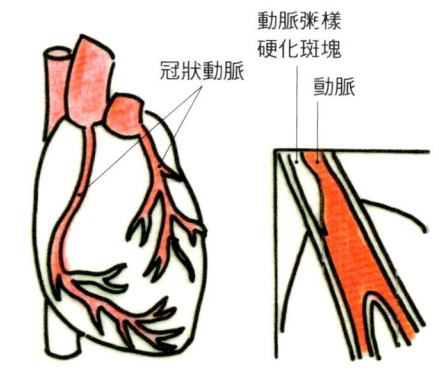

缺血性心臟病又稱冠狀動脈心臟病，是因心臟供血不足而引起的疾病，主要是由於供應心臟血液的 3 條冠狀動脈內壁上產生粥樣硬化斑塊，而使這些動脈受到阻塞所致。在臨床上有：心絞痛、心律失常、心臟衰竭、心肌梗塞等表現，甚至可能發生猝死。

當發生以下症狀應該考慮是否有缺血性心臟病：

■ 吃一頓美食、激烈運動、天氣冷、情緒激動後會胸痛。

■ 胸痛會往前傳導到手臂，往後傳導到背後。

■ 有胃痛、牙齒痛、心下痛、胸悶、胸痛等症狀，雖服藥治療但卻反復發作無法斷根。

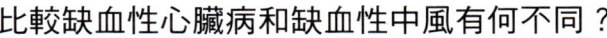

比較缺血性心臟病和缺血性中風有何不同？

分析：缺血性心臟病和缺血性中風二者相同之處，都是重要的動脈血管出問題，其血管內壁上產生粥樣硬化斑塊，而使這些動脈受到阻塞，導致周邊的組織缺氧以致危及生命。

不同之處，在於發生的部位不同。二者同時要努力的是，現在，馬上，就重視血管的保養，避免未來有任何發作的可能。

注意：

心臟如發生缺氧等現象，平常不一定會有症狀，尤其是年紀大或是糖尿病患。症狀可能只是體力不繼，稍微爬幾層樓梯就會覺得喘，一般心電圖也可能檢驗不出來，必須透過 24 小時心電圖檢查。因此千萬不可以為自己沒有心臟病症狀，就以為一定自己沒有心臟病變。

生活調養事項：

為了避免自己將來跟流行跟上缺血性心臟病的腳步，請做好以下的生活調養：

■ 節制的飲食：少鹽、少糖、少油、多吃蔬菜，少吃動物性油脂、飽和脂肪酸及動物內臟。（那位外國人同學是吃隨緣素。）

■ 戒除菸酒，保持情緒的穩定。（他不抽菸，喝點小酒應酬）

■ 必須控制好糖尿病、高脂血症以及高血壓，以減緩動脈粥狀硬化的程度，降低併發症發生的機率。（他說都沒有以上症狀）

運動注意事項：

運動也有風險，如果忽略小細節，運動反而成為很多中老年人的殺手。

很多年紀大的人一早就出事送來急診，往往回天乏術，就是因為清晨運動時，突然心肌梗塞，倒在路旁無人發現而延誤送醫的時機。

年過 35 歲的現代人，請務必特別注意下列事項，以避免心臟負荷過重，即使自己目前自我感覺良好，但要認清一件事實，身體就是一部機器，總是有使用年限，再如何保養都有出狀況的時候，但不保養是絕對會出狀況的。注意事項如下：

■ 天氣寒冷時或運動前，先做暖身，最好的方法就是快走 15 分鐘。

■ 在體能負荷內運動。（瑜伽是慢到動，十分安全）

■ 慢慢停止運動，不要驟然停止。（瑜伽重視收功和大休息）

■ 運動後應等待流汗停止後再沐浴，且採用溫水。（流汗宜擦乾以免出去室外著涼）

■ 餐後不宜運動。寒冷會使血管收縮，減少心肌供血而產生疼痛，應注意保暖。

■ 走路、上樓梯、騎車宜慢，否則會引起心率加快，血壓增高，誘發心絞痛。

3.6 你的氣血得幾分？

想檢查自己將來會有多少隱藏版的問題，請先檢查自己的氣血好不好。氣的循環來自呼吸；血的循環來自心臟的搏動。**氣血順，百病消，氣血逆，百病生**。以下是一般肩頸痠痛者常有的現象，請自行測驗。有相同症狀者，請打勾。

☐ 1 手心或手指頭，或是腳底容易泛紅

☐ 2 仰臥起坐無法做超過 10 次，做久肚子痠或是背痠

☐ 3 吸氣時，脖子會緊，肩也會聳，常感胸悶或是吸不到氣

☐ 4 吐氣時，肚子都不會動，吐氣聲短又急促

☐ 5 腸胃消化差，常有脹氣或是排便問題，肚子老是大大的

☐ 6 失眠，無法好好入睡，常容易半夜醒來

☐ 7 白天容易無精打采，要靠咖啡或茶來提神

☐ 8 一撞到或是用力按壓肌肉後，容易瘀青，超過 3 天仍不易消去

☐ 9 肌肉摸起來軟軟的，青筋容易浮現在手背和足背

☐ 10 小腿或是其他部位常容易抽筋

☐ 11 常時間固定一個姿勢，並重複相同動作，例如：打電腦，玩電玩

☐ 12 爬樓梯不到 5 層樓，腳就沒力會痠痛

☐ 13 女性月經來時，經血容易有血塊；男性性行為後、身體汗水是冷的

☐ 14 平時很少晒太陽，重視美白和防曬，喜歡精緻美食

☐ 15 很少做負重運動，即使運動，也很難流汗

分析：

若健康是一項資產，那麼以上的選項就是負債，勾愈多，表示負債愈嚴重。一旦負債超過資產，就表示破產，意即身體容易進入疾病狀態。

10-15 個勾　健康狀況／破產中

生活習慣不佳，缺乏正確保養觀念，對自己很好的方式是錯誤的，體內氣血嚴重下降，正耗損先天元氣，請立即展開正確的養生計劃，身體內在的環境已經惡化為疾病的溫床。請儘早體悟健康的重要性，否則病痛就是你最佳的導師。

5-10 個勾　健康狀況／存款不足

生活習慣不佳，氣血狀況逐步下滑，缺乏精氣神具足的體魄，身體呈現亞健康狀態，介乎生病和健康的灰色地帶，這時是逆轉勝的最佳時機。請選擇重視吐納的養生運動，像是瑜伽或是太極等。

1-5 個勾　健康狀況／尚可

身體不錯，但仍有壞習慣要改善，儘量養成「今天的疲勞今天消除」的觀念，不要依恃自己原始的本錢，否則身體容易累積長期痠痛，尤其是喜歡運動的人，容易有運動傷害，這些舊傷等到將來氣血下降時，就會竄入體內成為「全身壞了了」的病根。

小測驗　**用拳頭馬上知曉氣血好否**

分析：用力握拳，再瞬開放開，檢查手的顏色，若是血色在兩秒內未恢復先前狀況，表示末梢小血管擴開，氣血運行不好。

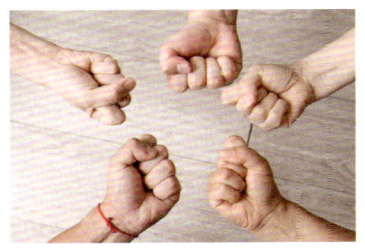

手腳冷難受孕　氣血一足好孕到

她是一位很優秀的瑜伽老師，但唯一困擾的是，很難懷孕。當她一來上課時，我注意到她身子過於單薄，體質偏寒，檢查手溫，過冷。體位法當時做得很出色的她，無助於內部氣血的運行，主因是練習時，沒有配合深沈的呼吸，提醒她：體位法愈簡單愈好，重點是提升血氣，以隨時保持溫暖的體質。同時，也要她：「不用急著想懷孕，地寒是長不出作物」子宮過寒血氣不足，即使懷孕，小孩體質也不會太好，反而生出一個磨娘精，折騰一輩子。

後來，她到公益團體義務教學，每天教得很開心，直到有一回她表示想要進行不孕症的療程，希望能中止教學。我勸她，「不要把心思都集中在懷孕這件事，一直教到你確實懷孕為止吧！」摸著她的手，再次檢查手指末梢的循環，「不錯，是溫熱的，有進步耶」。

隔年再次見面時，她告訴我：「老師我懷孕三個月了」，我摸摸她的手，好多了，她表示有在調身體，後來才進行初步的不孕症治療就是吃排卵藥，沒多久就順利懷孕了。今年她滿 36 歲，「你算高齡產婦了，加油，不要避孕，再接再勵。」我和她見面最有趣的地方是，每次都要摸摸手。

分析：

太多人不孕了，體質過寒，子宮變冰宮，即使懷孕也留不住，因為子宮內膜不夠柔軟，循環也不好，這一切和肩頸有關嗎？當然有關，古人常說手三陰主心肺，心肺強就像爐火旺，但人體溫度的提升，還必須要靠腹腔的丹田力，丹田夠力，內臟的溫度才會提升，這就和手三陽有關，手三陽和腸胃的運轉有關，腸胃順，腹部才會有力，如風箱般將爐火的溫度帶到全身的經絡，維持良好的血氣運行，子宮在受孕之前就必須要

打好底子，將內膜布置得柔軟又有彈性，一旦受精卵著床，就能馬上汲取母體的血氣，順利成長。

　　也就是說，維持正確的姿勢非常重要，在正位下，胸腹的肌肉才能保持彈性扮演好循環幫浦的角色，否則心肺像是被關在肌肉做的籠子裡面，是無法進行深層的縮放。但前提是手部經絡要先通，因此，我檢查一個人的血氣，通常看手相，練習瑜伽時，也是先練習開胸和丹田的力量，目的就是先加速血氣的流動，等身體溫暖才能進行體位法的串連動作。

3.7 氣血虛 癌症易上身

很多練習瑜伽多年的學生和老師來找我，問幾個和氣血相關問題，這些問題也凸顯出一般人對於瑜伽練習的盲點。

體位愈難愈好　但氣脈愈練愈細小

「奇怪，我練習瑜伽這麼久，可是中醫師說我氣脈細小，還問我會不會胸痛或是胸悶，我都沒有，但他卻說我的氣脈很弱，難道練習瑜伽沒有效？」總算有人說真話了，這位學生是以她的腦袋來上課，以她的習氣來上課，她的動作永遠比人快，甚少理會呼吸法的重要性，相信意志力可以克服一切。身體只是體位法的工具。呼吸急又短，大休息時頭腦永遠在想事情。

這樣的練習態度，氣脈會細小，一點也不意外，從呼吸模式和手背上的青筋以及臉上眉頭老是深鎖就可以看出，她的心不會放鬆，身體老是緊繃，把自己逼得很嚴苛。現在，她連心痛都不會了。中醫師只是用另一種專業的方式點醒她。

膏肓穴會痛　手心泛紅

「我去看中醫，肩膀的膏肓穴那會痛，結果他竟說氣血不好，要我調理身體，可是我自己感覺很好，他會不會是故意要我去吃中藥呵！」一看手心紅咚咚，肩頭一按就泛紅，我老實說：「你的氣血真的不好，你快快去調理身體，手心容易出冷汗，不是好事呵！」

結果她說，很多同一期受訓的同學也是一樣，「沒有錯，現在的瑜伽師資訓練仍強調體位法的訓練，會動，並不表示氣血就會動，有時

是耗氣而非養氣，課程也沒有教會這群準老師如何透過瑜伽的體位法來提升身體內在的氣血能量水平。」這樣的老師，教學久了就會有瑜伽職業傷害。

為何我會得癌症？

近來相關研究證實，缺氧的人罹癌機率不但較高，癌細胞惡化的速度也遠高於非缺氧者。白話一點就是，長期呼吸很淺的人，容易生病，一旦生病，若能提升血氣，提高血紅素、改善心肺及呼吸循環同時也改善體內環境缺氧狀況，就能減低罹癌機率，甚至大幅提高患者的壽命與生存機率。

在醫學中心做乳房檢查的同事私下表示說，每周都有 2、30 歲的年輕女性得到乳癌，「而且還是家族中的第一人，她的家人都沒有病史，是她自己的生活型態造成。」她感慨指出，20-30 得乳癌的小女生，一聽到惡耗，馬上就消失不見，再回來時已經是無可挽回的局面；30-40 的輕熟女會面對現實，配合醫療並做乳房重建；40-50 的熟女會很果決地面對，而且也不會太在乎是否要乳房重建，活得快樂沒有負擔對她們最重要。

現代人罹癌機率高，並不意外，老實說，每個人的細胞都有潛在的致癌因子，但不會主動癌變，除非長期處在缺氧的環境，造就出酸化的體質，讓好的細胞活不下去只能突變為癌細胞，對不快樂的細胞來說，那是一條活路。

面對罹癌的殘酷，聖嚴法師教導我們「**面對它，接受它，處理它，放下它**」。

橫豎砍頭是一刀，不如就坦然面對，如此的轉念，能改變身體的氣

場，就像大海裡成千上萬的沙丁魚群，能突然地瞬間轉向，正向的意念，再加上每天疏通經絡後的深呼吸，自然而然，就能將活水注入氣滯血瘀之處，癌細胞有時會自動啟動正常細胞應有的**細胞凋零機制**，許多內在自癒的神奇案例，已經無法以醫學來證實，這就是人體最神奇的地方，其實，自己能每天都活著，就是一種奇蹟。

小測驗　我得癌症的機率高嗎？

分析：以台灣來說，每 4 人 1 人罹癌，每 6 分鐘即有 1 人被宣告為癌症患者。男性第 1 名肝癌，女性則為乳癌，2、3 名皆為大腸癌和肺癌。其實，這 4 種癌症都和氣血不通有莫大的關聯，肝藏血，乳房又與肝氣榮衰有關，肺主氣，肺與大腸互為表裡。氣血要通，肩頸要先鬆。

真實案例　忍出一身重病的銀行主管

她是銀行業的中階主管，單身貴族，來上課是因為頸椎開刀後，發現肩頸痛又回來了，跑來報名一對一的課程，「老師，我的頸椎每節都有動刀」，「不會吧，一般人是 4、5、6 節間的椎間盤，你怎會這麼嚴重，」我看著她的體態完全不行，整個肩頸變形嚴重，五十幾歲的年紀看起來至少多十歲。第二次來上課，「老師我上回忘了和你說我有血癌，控制不錯，不要擔心，繼續上課」。「你不是在銀行工作，怎麼把身體搞得這麼糟」，「我還好吧，我同事有幾個先走了，有肝癌，大腸癌，我還算不錯。」最後她的一句話令我印象深刻一輩子難忘，「老實說，我很能忍痛，每天工作到 7、8 點，忙都忙死了，身體感覺都還好，只是肩頸緊繃，常覺得自己吸不到氣，我和同事每天都要互相按摩對方的肩頸，要不然一早起來，肩頸上頭好像被一座山給壓得無法抬頭。」

分析：

常聽同學說「很能忍」。她的狀況，就是標準的肩頸痠痛者的寫照。忍久了，免疫系統就會出問題，免疫細胞就像經年打戰的士兵，傷痕累累之下，前有追兵（工作壓力），後無糧草（血氣不足），這樣的體內環境（不運動）遲早會出大問題。早年在醫學中心診斷部門，常有西裝畢挺的上班族做完檢查急著要走，我們在檢查室螢幕上看到的畫面卻是令人震驚的癌症末期影像，但他的心思完全在工作，「讓他走，有一天他會自己慢下來的，身體會來討債的，早晚的事，」醫師淡定的回答。

從傷口看氣血的旺盛

多年前，吃晚飯時，一口飯一口蚵仔十分下飯，和著吃的時候，不小心被一小片蚵仔尖銳的硬殼刺入牙齦，當場吐出滿口鮮血，這是我一次有機會吃到自己的鮮血，汩汩流出的血，有點鹹腥，當下先咬住棉花止血就上床睡覺。沒想到隔天一早，傷口已悄悄癒合，令我十分吃驚，用舌尖舐了一下傷口，一切 OK，復原速度之快比擦消炎藥膏還有用。

這讓我深刻體會到氣血運行的重要性，就如同聖經所記載，是一塊**「流著奶和蜜的土地」**，只要傷口處的循環良好，人體復原速度超乎想像；一旦該處循環不佳，傷口就不易癒合，細菌或是病毒就容易趁虛而入。這就是為何一旦韌帶和肌腱或是軟骨等組織受傷，會不易痊癒的原因，因為那裡的血液循環比較少，反而是肌肉一旦割傷，雖然看起來鮮血直流，很嚇人，但相對的是，傷口癒合也會比較快，因為血液循環好，就表示各種細胞動員能力強，後勤補給也順暢，這就像古代打戰一樣，前線最怕的就是後勤糧草補給出問題。

足部的氣血循環最差

全身上下，要觀察氣血好不好，只要看手和腳的指甲就知道。指甲的顏色和手掌心以及足底最能看出一個人的健康狀況。

以糖尿病患者來說，血液循環中含有過多的糖分，這些糖分就像爛泥巴一樣會阻住末梢血管，造成其阻塞。像糖尿病患者他們的足部必須要每天檢查，只要稍一不注意，末梢循環就阻塞，導致足部神經萎縮，傳導不良，所以，一定要每天養成按摩足部的習慣，保持足部溫暖。

否則只要一有傷口，就很難癒合，必須提高警覺。同學的媽媽，因糖尿病照顧不佳，導致最後第 3、4、5 小趾粘連，腳趾也變黑，引發蜂窩性組織炎，最後緊急到大醫院掛急診，才避免敗血菌危及生命。

平常，若有傷口，就仔細觀察自己傷口的癒合速度，以此判斷氣血循環好不好，若經常口內發炎或是嘴巴破皮，不用說，氣血循環一定較昔日來得差。因此，一位細心的療癒瑜伽老師可以從一個人的手和腳，以及耳朵，一眼看出內在的血氣榮枯。

3.8 會陰呼吸 快速提升血氣

呼吸和心血管循環猶如鳥的雙翼，是療癒瑜伽最主要的精神。

呼吸是在培養正向能量 (Prana)，透過重複簡單的動作，將氣吸到胸口，拉長脊椎同時帶動體內循環；吐出濁氣的同時內收腹部，穩定身體核心的同時，促進心血管循環，在吐氣的同時不斷地延展肌肉，將緊繃的肌筋膜溫柔地伸展，透過內在吐納和外在圓弧狀的伸展，能啟動氣血循環，達到療癒身心目的。

 **吐氣時腹部能內收嗎？**

分析：刻意縮小腹會造成腹肌過緊，一旦咳嗽時肚子容易抽筋，必須透過深層的腹式呼吸，氣吸入肚子凸起，吐，才是重點，要吐得很慢，讓肚子凹一個洞，才能強化最內層腹部筋膜的韌性以及腹橫肌的強度，它們就像一個有彈力的網子網住腹腔。吐得快，只能訓練腹部外層的肌肉，線條好看，但對腹腔內臟的循環效果普通。

練習丹田呼吸法

丹田呼吸要練得好，不容易，要學會：**吸氣，肚子脹；吐氣，肚子凹**

重點在吐氣，凹，很多人練習丹田呼吸法，愈練肚子愈大，以為肚子大，氣就足，結果一檢查肺活量，根本沒有比較好。那就是只有做到半套。吐氣，肚子凹，才能推動身體內部隔開胸腔和腹腔的橫膈膜，令其上下移動。

什麼是呼吸？很簡單，就是胸腔的體積要能變化，肺才能居中工作，將血液從缺氧血變成含氧血，正常人的含氧血必須達 97% 以上，太低，

到時爬山就會容易發生高山症，低於 80% 就要緊急住院進行插管治療，否則會有生命危險。

　　肺好，心臟負荷減少 1/3，心臟不好的人，一定要勤練療癒瑜伽，因為要把全身的肌肉都練成為心臟的化身，成為心臟的小幫手，這樣才能活得「心」情愉快。心，快樂，人就快樂。

練習會陰式丹田呼吸法

　　會陰式丹田呼吸法是強化式功法，效果宏大，但練習不易，必須先練好基礎功，才能真正學會該呼吸法的技巧。分成三部分基礎功。

基礎功一　提會陰

方法是，先練習提臀，感受會陰那裡在收縮，放下，再練習只收縮會陰，感受會陰二竅在收縮，即尿道和肛門，女性比男性多一個陰道，停留數秒後放鬆。

最後女性只練習提陰道，男性練習提肛。

基礎功二　單邊擴胸

練習單鼻孔呼吸，左鼻吸氣僅左胸擴大，反之亦然，要練到如魚得水。

基礎功三　丹田呼吸法

方法如上，練習氣入丹田，肚子可以鼓浪般起伏。

呼吸技巧大公開

　　練習吸氣同時，啟動控制會陰和胸廓的兩條神經，要同時，也就是說，用會陰去呼吸，會陰一用力就會沿著脊椎的筋膜收縮橫膈膜，使其整個往下拉，直接快速地擴大胸腔的體積，同時肋骨也同步向兩側提升。吐氣時，腹部略縮會陰會自動放鬆。如此練習，能將氣吸入整

個胸腔，同時，腹腔的臟腑也得到深層的按摩，對於女性的幫助特別大，氣血一足，皮膚會自然充盈。對於男性，可以有效地消除內臟脂肪。

但練習不易，倒是真的，必須要有強而有力的專注力，才能同時啟動身體的多工處理系統，特別是最難駕馭的神經系統，但只要你用心，專注力會像雷射光束一樣，連黑漆漆的天空都能看得一清二楚。

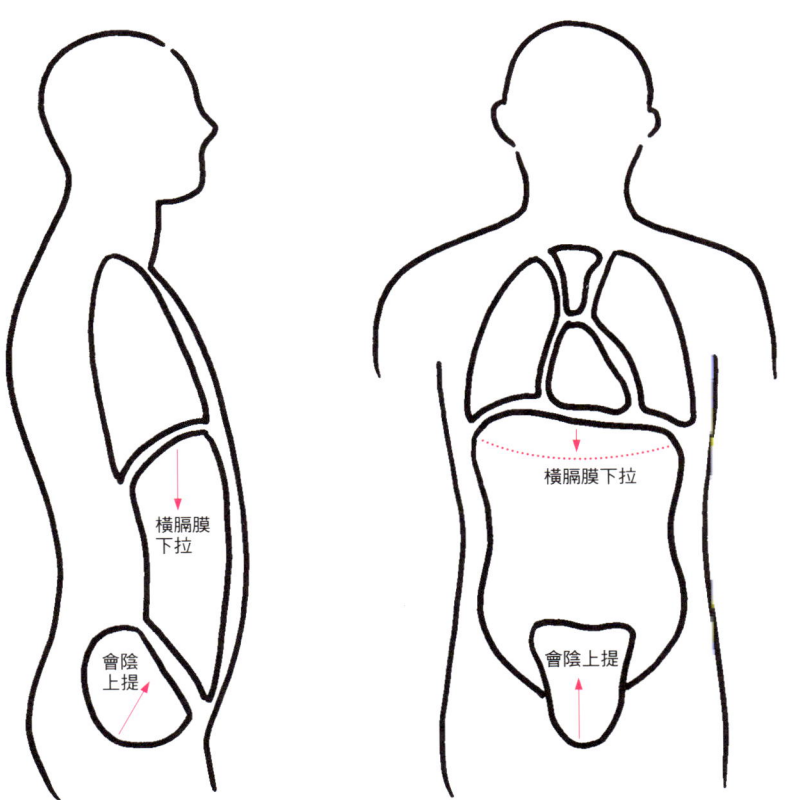

吸氣時，會陰一收縮上提可透過脊椎前縱韌帶進而強化橫膈膜下拉的力量，無形中加大胸腔的空間，吸氣量增加。

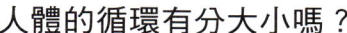

小測驗　人體的循環有分大小嗎？

　　分析：療癒瑜伽再三強調呼吸和循環的重要性，是因為：呼吸，是身體的小循環，也稱為外循環，主要是由呼吸系統負責。循環，在此指的是身體的大循環，也稱為內循環，主要是心血管循環，由心臟、動脈、靜脈組成。

　　現在來認識人體的血液循環，可以分為以下兩大部分：

一　肺循環─又稱小循環

　　這就是療癒瑜伽不斷強調呼吸的重要，它吸入宇宙的能進入體內，是小我和大我的連結。無法深呼吸，肺泡就會日益萎縮，重症患者為何要維生系統就是因為無法自主呼吸。簡單的呼吸你會，但深呼吸就真是一點也不簡單。

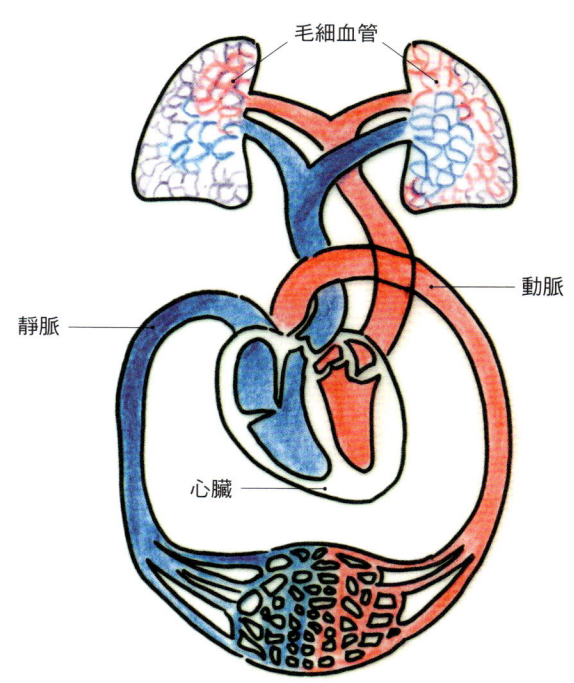

毛細血管

動脈

靜脈

心臟

■ 肺循環是肺和心臟的血液循環，主要的功能是氣體交換，讓血液能在此排出二氧化碳，重新獲得氧氣。

■ 空氣，陽光和水是人生存的重要條件。其中，以空氣最重要，特別是大腦和心臟對空氣中的氧氣需求若渴。人缺氧過久，就會死亡，即使搶救回來也容易因傷到腦組織而成為植物人。

■ 人體正常血液含氧量是 98% 以上。血氧飽和度差的人在爬高山時容易出現高山症，如：頭痛、頭暈、噁心、厭食、失眠、全身倦怠。對原本即有心肺功能較差，或患有高血壓、心臟病等心血管疾病的人，也非常容易因血氧濃度不足，而導致長期失眠，甚至呼吸困難等問題。

■ 肺循環的路徑如下：當靜脈的血液由右心房流入右心室，再由右心室打入肺動脈（缺氧血），流至肺部進行氣體交換後，由肺靜脈（含氧血）回到左心房，再流入左心室。

二 體循環—又稱大循環

這是療癒瑜伽強調的循環，也是一般人眼中的循環系統，是將氣周行全身。少了氣的流注，該部位就會因缺氧而壞死必須截肢或割除的命運，否則細菌會感染血液，再透過血液感染全身，而引發敗血症的危險。

■ 體循環是指身體其他部位與心臟之間的血液循環，可進行全身細胞養分、氣體和廢物的交換。體循環不佳者，全身容易慢性缺氧，現代人血氧不足，長期下來會有以下症狀：

1 注意力不集中易健忘

2 視力變差，體重增加

3 提早出現老化現象

4 健檢時，出現心血管疾病的症狀，如三酸甘油脂過高，脂肪肝等紅字。

5 癌症：正常細胞需要充足的氧氣才能生存，而厭氧的癌細胞正好相反，血氧飽和度愈低，愈有利其生長。此外，缺氧的器官容易產生自由基，自由基如脫韁野馬到處攻擊正常細胞，造成人體罹癌機率大增，加速癌細胞分裂、蔓延。

6 高血壓：人體末梢血液含氧不足，呼吸會變得沒有規律，呼吸的節奏會影響中樞神經主動去調整血壓，造成血管收縮，血管一收縮，心臟就要加壓，血壓自然飆高。

7 糖尿症：血氧不足，易造成血中過多的糖分及中性脂肪無法消耗，容易得到糖尿病。

■ 日本醫學權威野口英世博士研究空氣中氧氣對人體的重要性時特別指出「**所有的疾病都是由缺乏氧氣引起的**」。

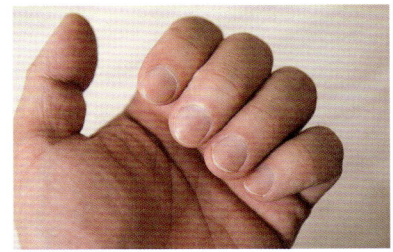

觀察手心是否暗紅甚至大拇指側是否有青筋，都可以略知心肺氣血狀況。

■ 體循環路徑如下：左心室將血液打入主動脈，經由大動脈及其分枝而流到身體各部位的細胞和組織，供應氧氣和營養後，帶回代謝產物及二氧化碳，經上下腔靜脈、大靜脈回流入右心房，稱為體循環。

3.9 勤練基礎功 氣血旺身體好

她是個中年女性，圓滾滾的身材，福態的臉，看起來就很好命，沒想到她說：「老師，你不明白我有怪病纏身。我的後背常常會抽痛，有時痛會沿著腋下一直痛到心窩，嚴重時，心臟感覺像是被丟在洗衣機裡被扭轉一樣，非常地不舒服。看醫生做復健很久，但每年都會定期會發作，感覺好像不會好。」

仔細聽完她的狀況，還真是怪病，她什麼科都掛了，就是查不出病根，連中西醫都束手無策！我只能安慰她，那你就專心練習瑜伽，療癒瑜伽動作很簡單，跟著做就對了。初上課時，問東問西，怕跟不上，我都再三提醒，沒有關係，做對就好，對的一半就是對，一開始就做錯，即使全做完，還是錯。

就這樣，持續練習至今也有一年多了，只要缺課就會被我碎碎唸。沒想到，有一回新生來了，我請她分享經驗，我在一旁親耳聽到她講最新狀況：「我先前背痛，是莫名的神經痛，查不出病因，心中老是有一塊大石頭壓住，吸不到氣，很慘！後來上課一段時間，發現自己會呼吸，也會流汗，再過一段時間，奇怪，那個背痛竟然不見了，見鬼了，我就想說，千萬不要斷掉課程，一定要加緊練習，所以，現在身體狀況很好，反正，就是要多練習就對了。」一旁的我，已經為她高興到講不出話來了。

分析：

老實說，她的病是很複雜的諸多因素引起，中醫是看全面，沒錯，但病人的體質光是靠藥和針灸是不夠的，這些都是被動式的治療。因此，

她來上課有個好處，就是自己要主動滾輪棒，做體位法。她的案例其實就是很多現代人怪病的寫照，只看病，不自動。現在分析她的狀況如下：

■ 體態頭重腳輕　體質過軟

身材圓、脖子短、肩頸肥厚，胸部豐滿、兩腳很細。整個人看起來頭重腳輕，臉是有點福態，但皮膚白得沒有血氣，手腳冰冷。這種體質不太會流汗，她也承認，自己很少會流汗，肚子摸起來軟，但軟中帶點緊繃。練習的第一步，矯正體態，尤其是伸展胸大肌的開胸動作，以及肩胛骨和背肌的穴位按摩做得十分徹底，先鬆開綁住心肺的肌群。接著做原地跑步，讓體溫上升，心肺加速，再回到伸展，如此重複，目的就在於讓緊繃的筋膜先有彈性，才能逐一矯正體態，打開胸口，讓氣血流動。

■ 丹田沒力　氣滯血瘀

練習呼吸時，發現她都不會用肚子，肚子一點都不會動，只會用胸式呼吸，一吸氣，肩頸就聳肩，老是要提醒她，用胸口吸氣，吸到肋骨兩側，練習用肚子吐氣。就這樣，她開始會隨著動作呼吸，體位法一定要配上簡單的動作，才會流汗。

就這樣，她自己感覺狀況愈來愈好時，就很少缺課，背部的莫名的抽痛自然好了。最近遇到她「你今年還會去看醫師做短波治療嗎？」她說，「不了，我今年已經知道要如何避免它發作，那就是勤練基礎功」，「基礎功，那一招呵，我教很多種，到底哪一種治好你的怪病？」我也很好奇。「就是老師你教的用輪棒滾全身那一招很有效，我出國在家都會滾背和全身，滾到全身都發熱。」沒錯，看到她的肩頸不再泛紅，表示氣血循環改善很多。

丹田呼吸，重點在將氣吸入這身臭皮囊，但前提是，基礎功要先練

好，皮要先鬆開，氣才能入丹田，否則呼吸模式會是用到肩頸，那就是逆式呼吸，長期下來會引發胸悶氣虛。至於，她到底是什麼病，連醫學中心的名醫都束手無策，老實說，我真的不知道。她會好，最大的原因，在於不斷地持久練習，最重要是，練習的方法是正確的，但更重要的是，要有一位好的療癒瑜伽老師不斷在旁調整姿勢，掌握要領，並按部就班提醒她勤練基礎功，才能讓奇蹟發生在自己的身上。

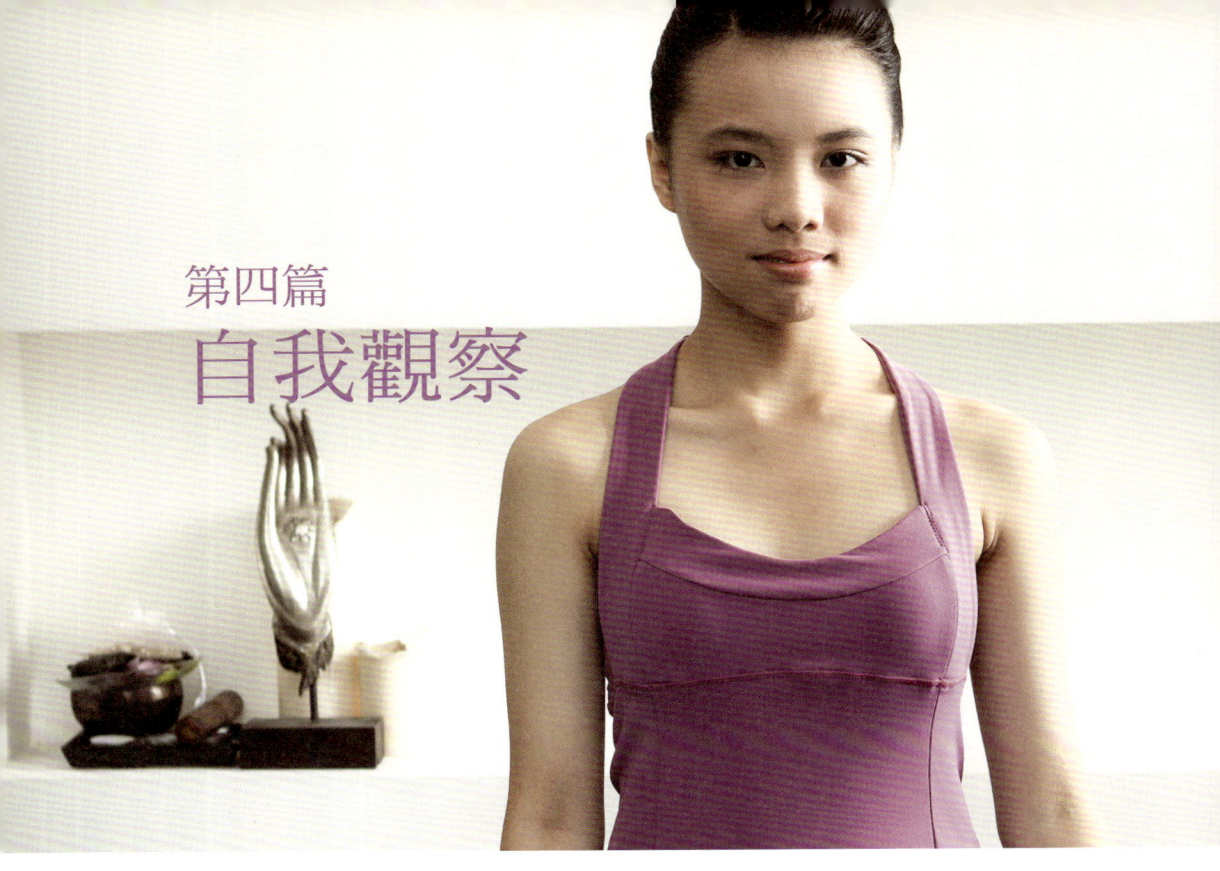

第四篇
自我觀察

「老師，我今天收穫很大」她開心的和我分享。

「為何？」很好奇地問。

「因為，你會問我們，現在哪裡有感覺，我才會把心放在現在正在伸展的部位，然後，你還會停留在那裡，我的感覺就會愈來愈明顯，喔！原來這裡也會痛，奇怪，平常都不知道這個部位有痛點。」

很多人上瑜伽課，動作行雲流水，一個動作接一個動作，整堂課下來動作多到令人目不暇給，下課後大家卻聚在休息室裡討論哪一個推拿或中醫比較厲害，因為身體到處都在痠痛。許多人第一次上療癒瑜伽，我都會先問名字以及特別需要注意之處，例如：哪裡會痠痛？有沒有舊傷？有些人會直接說出自己痠痛的部位，多數人會說：「還好」。

這句話，很有意思……

4.1 該痛不痛 問題很大

一般人對自己的身體認識並不深，一句「還好」，有時是還沒好好認識自己的身體」的意思。真正「還好」的人其實很少，特別是體態已經走樣但仍毫無覺知的上班族。人是慣性的動物，每個人都有慣性動作，凡走過必留下痕跡，慣性動作會造就慣性疼痛。因此，透過細心的觀察就能簡單地猜出慣痛點。FBI 也是應用這種技巧，去描繪出嫌疑犯的可能特徵。只要留心觀察，你也能找出自己的慣痛點，若能每天自我療癒，效果比去 SPA、按摩還要好。

看到姿勢不良或後知後覺的學生，不多說，直接按激痛點讓身體說話，「老師，你的力道很大，按得很痛。」激痛點，和疼痛部位是不同，像一般人按滑鼠按到右手食指一動就會痛，這時按手掌心或是食指都好痛，但按到發炎也不會真正的好，那要按哪裡才會好，答案是：找出控制食指相關的肌肉，沿著手臂找上去，就會發現有一點按下去超痛，就是它，它就是**激痛點**。激痛點，平時不會痛，要按它才會痛，不知道在哪，無所謂，只要有耐心地按摩和放鬆前臂的手三陰，亂槍打鳥也會中，有一天就會突然發現，「不痛了，老師，我的手可以吃飯了！哇塞，超開心」。這是我教一位美編如何療癒她吃飯的黃金食指真實故事。

說「還好」的同學常在滾輪棒時驚聲尖叫，或是被我按得哇哇叫，其實我的力道小得很，是因現代人多是電腦低頭族，很容易找出這個慣性動作下的過勞肌群；但也有人長期姿勢不良但一按下去卻不痛，不痛，不要太高興，過勞肌群現在連喊痛都沒力了，表示神經變笨。長期姿勢不良，造成循環不佳，使得神經反應遲緩，當然不痛，但神

經是身體的門神，該痛不痛，很不好，這表示身體已經門戶大開，病邪隨時可以大舉入侵上演一場「木馬屠城記」。

不再失眠，身體自己想睡了

她上了好幾年的瑜伽，到今年突然告訴我，「上完你的課感覺好想睡，下午就開始想睡，我以前都不會，但最近突然感到用輪棒滾全身，滾完之後竟全身痠痛，我以為都不會有這種感覺，我是怎麼了？」

分析：

她不會累，因為她是工作狂，按她硬繃繃的肩頸，她也無感，除非很用力按。我很擔心這位不結婚的熟女遲早有一天身體會出狀況。她，老是把自己當機器在操，直到這一年，我們不斷練習身體每個部位的基礎功，例如：打開胯下，放鬆臀部內側和臀溝上方的薦骨。有一回她說，她放鬆完臀部和後腦勺，回去之後晚上一過九點就不支倒地，倒頭呼呼大睡，完全打破她長期失眠和淺眠的困擾。

自此之後，她的身體開始喊累，「因為身體鬆了。同學，大腿內側的足三陰通了之後，腹部一熱，就容易入睡了。」她會累，會想睡，表示身體開始增強自癒能力，這是全世界最好的良藥，最重要的是，沒有任何副作用。

4.2 找出上半身疼痛點

請依下圖檢查身體的潛在疼痛點，例如：手肘的痛點，有人痛肘內側，有人痛肘外側。頸部也是如此，有人痛左邊，有人痛右邊。自我檢查一下，會痛的地方，就註記一下。

　　若怎麼按都不會痛，請旁人按一下，不是自己的肉比較下得了手，按下去若只感到被捏的感覺沒有痛感，都不用註記，若肌肉痠痛或是過勞，一按下去就會痛，那就是疼痛點。一般人只痛肩頸，其實很多部位都會痛，特別是腋下和上臂後側的肱三頭肌以及前側的肱二頭肌。

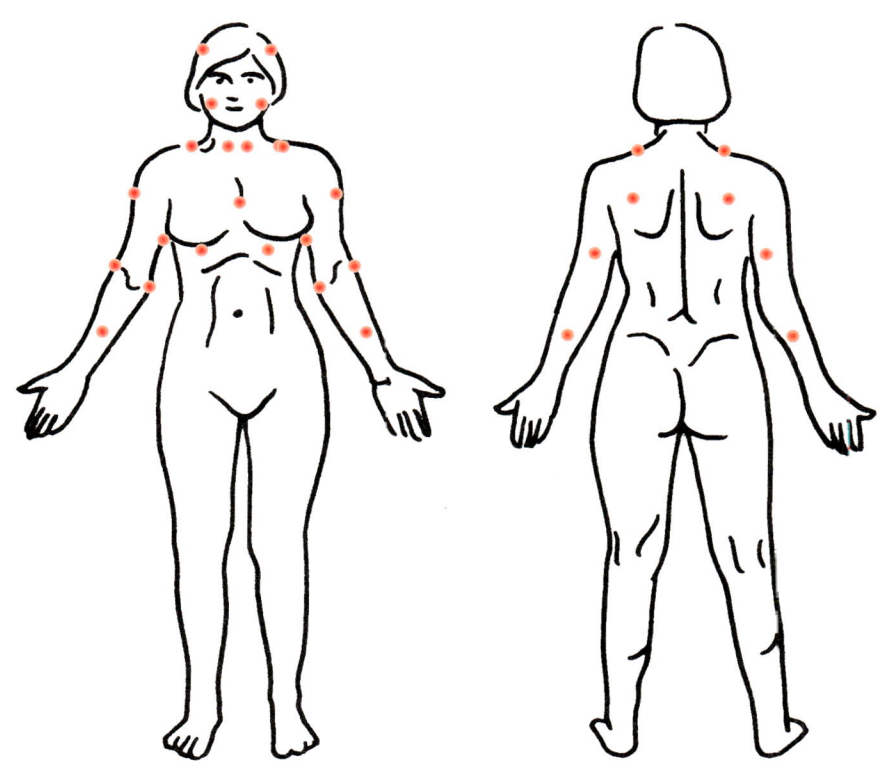

4.3 快速解析上班族痠痛點

簡單來說，慣性動作引發慣性優勢，造成長期的疲勞傷害與痠痛。若是右撇子的上班族，潛在痛點會很類似，但若有脊椎側彎，那潛在痛點可能不同。一般上班族的痠痛點有八成是一樣的，現在以打右手為慣用手的上班族為例，分析痠痛點如下：

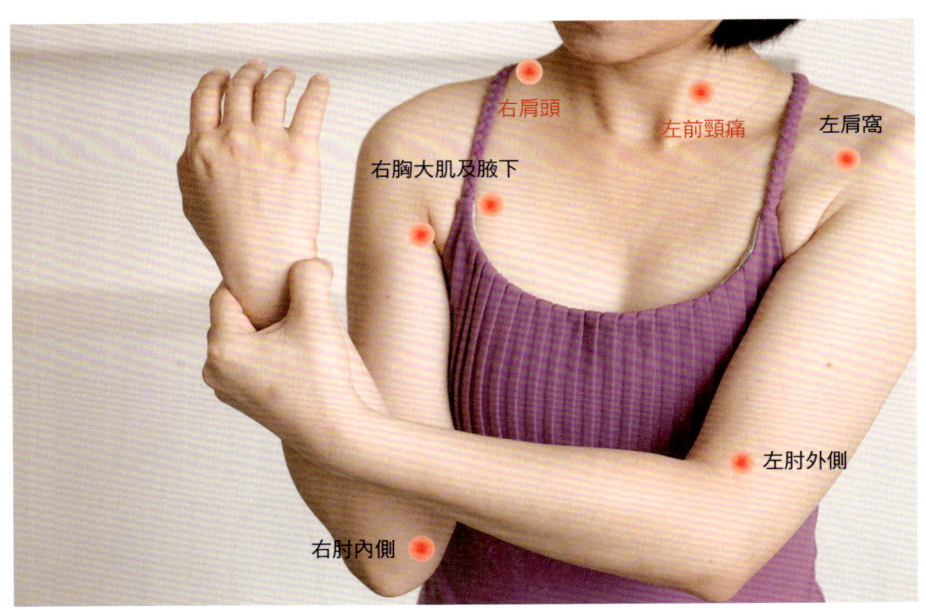

■ 手肘

手肘不鬆會造成腕部壓力過大，手指運轉不靈活，平時就要多按摩手肘的內外側。

- **右手肘內側較痛**

  右手常做手心朝下的工作，例如：打鍵盤或是寫字，手指要出力，

控制手指力道大小的相關肌肉是屈指肌群、屈腕肌群，它們的起點就在手肘內側。

　　右撇子痛在右肘內側約少海穴的位置，此症狀醫學上稱「高爾夫球肘」。打高爾夫球必須利用軀體的轉體力量，順勢帶動手臂做揮桿動作，但很多人只會利用手臂出力，造成前臂內側屈肌因此過勞而痠痛。

・**左手肘外側較痛**

　　左手則是肘外側較痛，約在尺澤穴位置，醫學上多稱為「網球肘」，原因在於左手做伸腕的動作較多。例如：抽菸、拿水杯、畫眉毛等。

■ 胸口

右胸大肌和腋下會痛＋左胸肩窩會痛

右手打電腦時，右手要貼右胸側才能順利工作，這就要依賴胸大肌，它一收縮肱骨即內收內轉，但長期下來胸大肌會過勞。肩膀也處在肩內轉的姿勢，造成肩胛下肌長期過勞，不信，按腋下就知道，很痛。慣性聳肩則讓右肩頭棘上肌變緊，這些慣性肌群一緊，會導致右手無法高舉，右手內轉往後背的動作也會變得困擾。很多人開車是左手握方向盤，右手伸到後座拿東西，這個動作讓長期緊繃的右肩做出了超乎平日的動作範圍，稍一不慎就容易拉傷右肩。還有，睡左側的人，若用右手拉被子也容易受傷。

　　左邊則是左肩窩較痛，按著左鎖骨下緣朝肱骨方向移動，會按到一個深窩即是肩窩所在，也是胸小肌的起止點。右手長期出力，左肩容易聳起同時肩胛骨會前傾，導致胸小肌變緊。

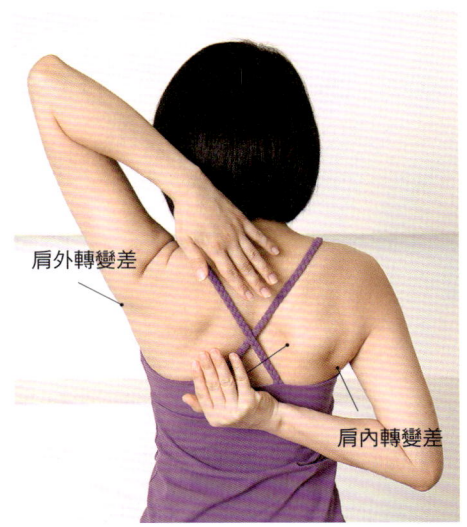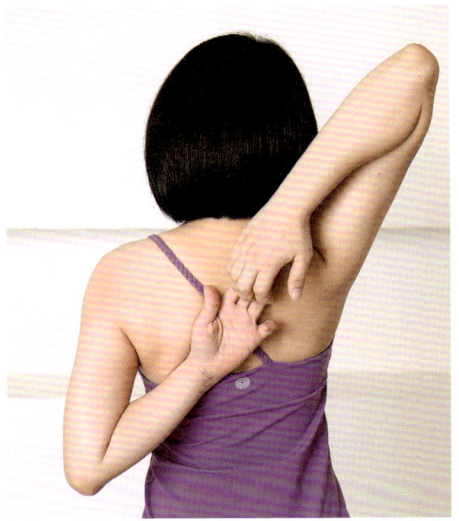

肩外轉變差

肩內轉變差

左圖的右手做肩內轉的能力變差，故右手在下反而無法扣住上面的手。

■ 肩頸

右頸的胸鎖乳突肌較痛＋左肩上方的斜方肌會痛

原因出在右撇子的人，頸部容易右傾，右側的胸鎖乳突肌長期下來會變短變緊，但左肩因慣性抬高，斜方肌和斜角肌容易變緊，向左轉頭往後看時容易卡住。

照鏡子檢查，會發現左肩高於右肩，同時轉動看兩側，頸部轉右側會比較容易一些。因為向右看時，右邊的上斜方肌必須是可以被伸展，否則脖子再如何出力向右後看，也徒勞無功。也就是說，肌肉是成雙成對在工作，一邊的肌肉在出力收縮，另一邊的肌肉必須要彈性可以伸展，動作才會流暢無礙。

4.4 為何找不到痠痛點

常去按摩的人會知道不同的按摩師，技巧差很多，有人就是可以一指到位，馬上找到自己的痠痛點，這些師傅的手指已經變得很靈巧，指頭像是長了眼睛一樣。

但也有很厲害的按摩師埋怨客人的肩頭這麼緊，連手指都戳不進去，實在是很難按，原因就出在肩頸已經硬的像犀牛皮，有人甚至硬到很像從冷凍庫取出來的魚肉，根本無法撥開，聰明的主婦懂得放在室溫或是提早一天放在冷藏室退冰，性急的人只懂得利用微波解凍，食物變成 empty food，空空的食物，只有形體但營養成分卻流失的食物。

人的肌肉也是一樣，平常要保溫，讓血液流動，一個動作太久又不運動，身體自然會變得僵硬，硬到連自己按都按不下去，根本就找不出痠痛點，原因有可能是以下幾種：

- 肩頸無法靈活活動者，表示外層控制關節活動的大肌肉已經僵硬，按摩師很難按下去，要常去泡湯或是蒸氣室蒸一蒸，讓身體放鬆，最重要的是，心情要放鬆。

- 肩頸只有痠痛某一點，表示裡層控制穩定持久的小肌肉過勞，可以鬆，但要仔細找到位置，手指要靈活些。

- 忘了要先找前胸和前臂屈肌、腋下、側胸，這些其實才是引起肩頸痠痛的元凶。

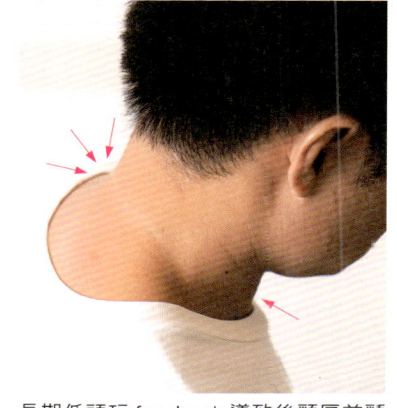

長期低頭玩 facebook 導致後頸厚前頸短，肩頸僵硬。

4.5 痛時冰敷消炎，不痛熱敷活血

冰敷和熱敷，很多人搞不清楚，結果惹出大麻煩。冰敷是鎮痛消炎，抑止氣血循環；熱敷，恰恰相反，活血化瘀，增加氣血的運行。記得有一回，吃東西太快咬破口腔裡面的嫩肉，小小的傷口，想說應該沒啥事，結果，晚飯時喝了一碗熱湯，這不得了，小小的傷口迅速充血成了血泡，當下應該是要含冰塊才對，但偷懶，想說沒關係，結果湯一入口，口腔的氣血循環加速，馬上就變得一個血泡，晚上睡覺時，用針戳破，吐出一嘴鮮血，但隔天傷口就癒合了。

這件事帶給我極大的啟示，那就是不要輕忽溫度對人體循環的影響力。

一般來說，肩頸僵硬者平日多熱敷，目的是活血化瘀，加速氣血循環，因此去三溫暖一定要先去熱水池泡一下，放鬆一下肌肉，接著再給師傅按摩，同理，平日若感到僵硬，一定要記得保暖，否則關節就會因循環不好而變得更不靈活，特別是膝關節和肩關節。

但，若是有接受深層的放鬆或是按摩，像是挑筋或是撥筋等，在按摩的當下感到疼痛，最好在療程結束時，冰敷一下，甚至也可以一邊按一邊冰敷，目的是消炎鎮痛，血管處在低溫的狀態下會收縮，循環減速，血流量會減少，這就是為何開刀房總是將溫度調到很冷的原因。

推拿則不一樣，推拿主要是在鬆筋促進氣血運行，回去要多熱敷，加速放鬆的深度。但，一對一的療癒瑜伽課程卻是要求回去儘量冰敷，為何呢？答案很簡單，若手法是較深較局部，重點在撥開粘連的肌筋膜，或是將緊繃的肌纖維揉開令其放鬆，手法本身就是一種破壞，也是一種微傷害 (Micro injury)。聽起來很可怕，其實不然，破壞就是一

種建設。運動本身其實就是一種微傷害，根據肌肉損傷理論（Muscle Damage Theory），肌纖維透過運動的收縮和伸展的動作中，不斷被拉扯後，損傷的肌纖維可以重新再接合，肌肉反而變得更粗壯，原因不是肌纖維本身數量變多，而是因為重新接合後肌肉變得更強壯，這就是台語所言：**打斷筋骨顛倒勇**。打斷骨頭的接合處反而變得更粗壯。

　　也就是說，當療癒的手法愈細，細到可以撥開細微粘連的肌肉，本身也感到會痠痛時，那就要冰敷，或是鎮炎止痛的噴劑或是貼布來消炎。若是按摩時，感到通體舒暢，像是 SPA 的手法是比較輕柔的，那就可以泡個熱水澡讓身體更放鬆。

　　只要記得，**冰敷是消炎，在發炎初期 24 小時之內，冰敷效果最好；而熱敷是活血，會痛的地方要冰敷，不會痛但有瘀青的地方，或是僵硬之處，都可以用熱敷活血化瘀。**

4.6 從全身來觀察肩頸痠痛的成因

身體是環環相扣。肩頸痠痛，會痛的肩頸多半是被害人，凶手有可能是身體其他部位因肌力失衡而引起肩頸會痠痛。也就是說，要療癒肩頸痠痛，第一關就是先觀察自己的體態。身體是環環相扣，無論是那一種痠痛困擾，都應該從整體去觀察原因出在何處。

有時，走路外八或是內八，久了會影響骨盆的肌群，骨盆不正又會影響脊椎，脊椎一旦側彎或是駝背又會影響肩頸；有時，剛好反過來，因為頭不在骨盆正上方，老是伸得長長的像隻長頸鹿，手臂又過勞，這時肩頸就會呈含胸圓背狀，進而影響背部，這時，若再加上走路姿勢不正確，那麼就有可能導致相關的肌筋膜連成一氣，導致痛點都集中在一側或是呈 Z 型分布。

特別是脊椎側彎的人，胸椎只要朝向一側，另一側的肩頸一定會痠痛。因為頭部一定不會倒一邊，它會倒向另一側以便和側彎的胸椎取得平衡。因此，肩頸痠痛，必須從全身上下觀察起，才能真正擺脫痠痛的困擾。脊椎側彎者身上的痠痛多半會呈 Z 型分布，例如：右腰際會痛，多半左肩頸也會痠痛，左大腿外側膽經也會痛，不是只痛在肩頸，要好，就要從觀察全身做起。

全面觀來看肩頸痠痛

療癒瑜伽觀察一個人的整體與肩頸痛的重點如下：

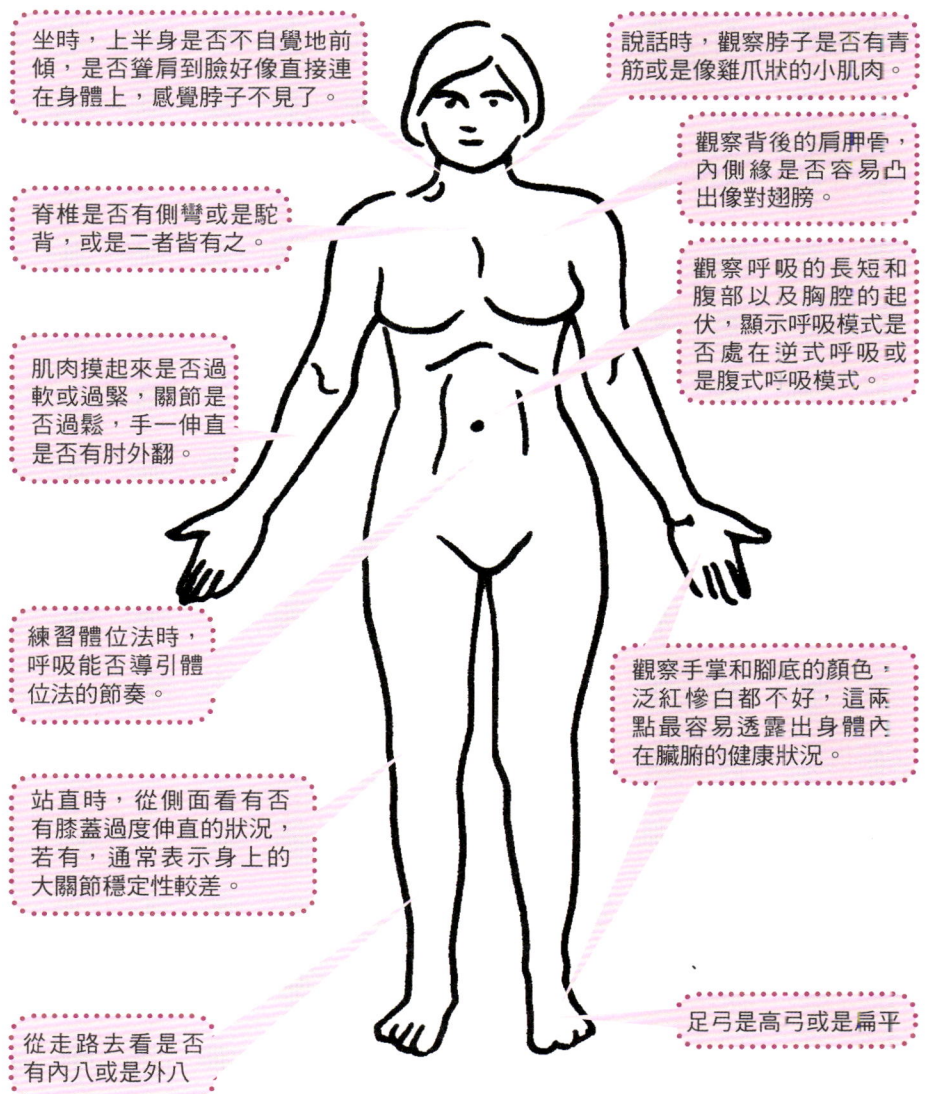

坐時，上半身是否不自覺地前傾，是否聳肩到臉好像直接連在身體上，感覺脖子不見了。

說話時，觀察脖子是否有青筋或是像雞爪狀的小肌肉。

觀察背後的肩胛骨，內側緣是否容易凸出像對翅膀。

脊椎是否有側彎或是駝背，或是二者皆有之。

觀察呼吸的長短和腹部以及胸腔的起伏，顯示呼吸模式是否處在逆式呼吸或是腹式呼吸模式。

肌肉摸起來是否過軟或過緊，關節是否過鬆，手一伸直是否有肘外翻。

練習體位法時，呼吸能否導引體位法的節奏。

觀察手掌和腳底的顏色，泛紅慘白都不好，這兩點最容易透露出身體內在臟腑的健康狀況。

站直時，從側面看有否有膝蓋過度伸直的狀況，若有，通常表示身上的大關節穩定性較差。

從走路去看是否有內八或是外八

足弓是高弓或是扁平

4.7 脊椎側彎的肩頸痛 要先從脊椎矯正開始

一般人脊椎雖然正，但多少都有高低肩，嚴重一點就變成脊椎側彎，女性尤多，側彎可分為 C/ 反 C 型，S/ 反 S 型，一般人多是反 S 型居多，必須要細心檢查，基本上，**S/ 反 S 型側彎就是上下兩個 C 的結合，只是一個正向一個反向，依大小和方向來決定側彎的型式。**有人側在胸椎，有人側在腰椎，又伴隨著骨盆高低和長短腳，因此，每個人側彎的弧度都不盡相同，除非超過 40 度，醫師會建議開刀處理，否則多半是請患者做復健來調整脊椎回到正位上。

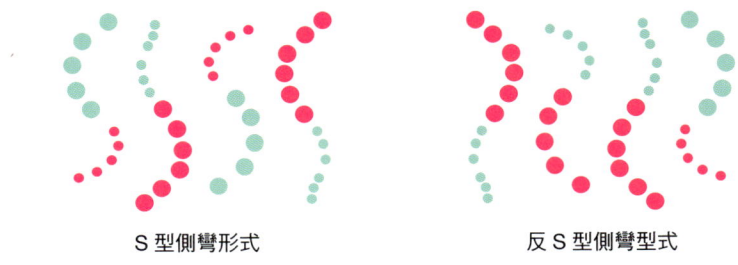

S 型側彎形式　　　　　　　反 S 型側彎型式

瑜伽名師專練高難度　脊椎全部過度磨損

脊椎側彎成因複雜在練習瑜伽時，務必謹慎，正確的療癒瑜伽能改善脊椎的狀況，但老師必須要夠專業，否則會愈練愈糟糕。令我印象深刻的是，有位練習高難度的外籍瑜伽名師，因脊椎側彎練習瑜伽獲得改善，「我不練反而痛，但一練就不痛了，所以我熱愛瑜伽。」他的真人見證具有十足的影響力，但經過 MRI 核磁共振檢查脊椎，發現他的頸和腰的椎間盤重度磨損，「脊椎全部壞了了，三十多歲的脊椎看起來像是六十幾歲的脊椎」醫師指著片子說。「記得提醒他，不要練習過度，再不改善，問題很大，將來連走路都有困難。」

我如實交待醫囑，也很好奇他是如何練出一身內傷而不自知，後來才明白他學的是一套嚴謹的瑜伽功法，「很好的功法，一級一級挑戰自我，令人著迷。」但有些體位法並不適合已經有脊椎側彎的人來練習，例如他本人。聽了醫師的警告，他說「Judy，你告訴醫師，我的感覺是不練才糟，練完才不會痠痛，而且以前側彎更嚴重，現在反而有改善。」他說得沒錯，瑜伽確實改善他因側彎所引起的痠痛，但若能避免一些拗過頭的體位法，以及練習一些適合側彎動作的體位法，或許會更好。脊椎側彎者特別要注意，瑜伽體位法就像一帖藥，練對方法可改善身體，練錯方法反而更傷脊椎。

或許人往往要等到脊髓神經完全受壓迫到全身無法動彈，才會大夢清醒，這也是在臨床中常看到「運動專家」受傷得比一般人來得嚴重的原因。**瘋狂，就是一種執著。對瑜伽愈瘋狂，愈背離瑜伽的精神，保持覺知的練習，那就是不執著 (Avairagyam)。**瑜伽經 1.15 節談到，「能掌控見、聞、覺、知，不使生欲便是不執著。（ Drista anushravika vishaya vitrishnasya vashikara sanjna vairagyam, Yoga sutra 1.15）」（註）

多數人不知脊椎已經側彎

令人感到訝異的是，很多人都有輕微的側彎而不自知，跟著大家一起練習瑜伽，發現自己有一邊轉得比別人好，於是轉得更徹底，久了脊椎的椎間盤就出現磨損，就像洗衣機洗久了，底座會發出轟轟的聲音，原因就出在平時脫水時，衣服亂丟根本沒放平，小小的錯誤動作造成洗衣機壽命減少。

註：本句引自勝王瑜伽經詳解第 49 頁，喜悅之路靜坐協會出版，邱顯峰翻譯講述

　　有側彎的人練習瑜伽，也是一樣，練習時要特別注意，不是把C拉成反C最後就會變成I，想太多了，要先練習的是，腹部內核心肌群。穩當了以後，再練側彎補強的動作，最後才能矯正到肩頸痠痛。

　　也就是說，肩頸會痠的人，側彎多半在胸椎，造成頸椎也側向另一邊。外觀會造成高低肩，乳房也會一大一小，一側肋骨凸出。從背後看，不只是高低肩，還伴隨著肩胛骨位移，造成肩頸肌力失衡而痠痛，當然手臂過度使用也是主因。若不整體改善脊椎側彎，只是一昧地按摩肩頸，只能治標不能治本，拖久了還會引起手臂經絡阻塞，氣血不順自然會手心冰冷，也會冒手汗。

脊椎側彎典型案例及檢查方法

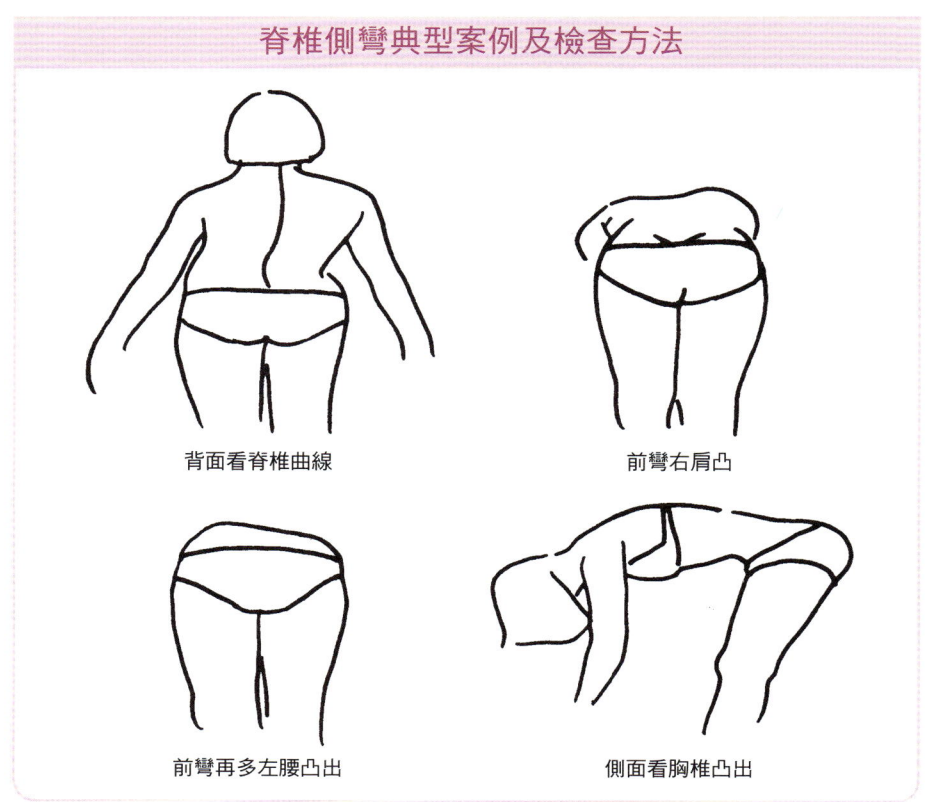

背面看脊椎曲線　　　　　　　　　前彎右肩凸

前彎再多左腰凸出　　　　　　　　側面看胸椎凸出

4.8 脊椎側彎療癒案例──肩頸痠到無法批公文

真實案例 她年約三十歲，身材苗條，看起來就是一般的上班族。但她的工作卻是斷人生死的法官，她表示抬頭後頸痠痛，抬不久，左手總習慣撐住左後腦，否則脖子就會痠。

從後背檢查肩膀發現，右撇子的她右肩高於左肩，曾在健身房或社區活動中心練習瑜伽，練了一段時間不練了，原因是：肩頸愈練愈痠。

分析：

答案很簡單，她有脊椎側彎，在寬鬆的 T 恤下，即便不摸脊椎，有經驗的療癒瑜伽老師仍能一眼看穿，也能猜出左右乳房的大小。這不是有透視眼，而是她的身體自動會說話。一般右撇子的人，多是左肩高於右肩，右手的前臂較粗壯，但在背後抓背遠不如左手來得高。走路擺動雙臂時，右手易朝前左手較朝後，身體向左轉容易，向右轉不順，辦公桌若是向左轉的 L 工作台感覺會較順手，但會加速脊椎側彎和旋轉的傾向。

她也是右撇子，但右肩高於左肩，胸椎有側彎，右邊肩胛骨內側緣凸出並往外轉，肩胛骨內側緣無法平貼上背。難怪，肩頸痠痛好不了，瑜伽愈練愈累，特別是下犬式等手撐地的動作，練完之後肩膀反而會痠痛，主因是肩頸的肌肉因脊椎側彎導致協調性出現問題，造成右肩頸肌肉過度勞損，又做太多手撐地的負重動作。

以她為例，練習時必須注意以下重點：

1. 放鬆緊繃的肌肉：

她的痛多出在右肩的膏肓穴附近，一按肩膀的旋轉肌群過勞，脖子緊是因為右頸的提肩胛肌和上斜方肌長期緊繃。會痛的，是被

害人。不會痛才是幕後元凶。右手臂的蝴蝶袖即肱三頭肌，右胸的胸大肌和胸小肌，這些點平常不痛，一壓就痛，特別是腋下和手臂交接點，最痛，那裡有很多肌肉附著，如闊背肌和胸大肌以及大圓肌等，這些肌肉才是要放鬆的重點。

很多人手臂無法上舉或是往後抓背，也是這群肌肉出問題，記得是一群肌肉過勞，因此每天都要療癒。方法是：平時上班時，可熱敷痠痛點，沒事就多動動伸展一下，空掌拍打腋下，切勿實掌拍，反作用力太大反而傷及拍動手的手腕，最好是用有彈性的輔具，最省力。平時要抓抓大手臂的肌肉，下班時，最好泡一下熱水澡，頭和肩頸都用熱毛巾仔細搓揉，尤其是耳朵，肩頸緊的人連耳朵都是紅咚咚的，不好，會影響聽覺和平衡。耳朵循環不好，容易耳鳴或是暈眩，不可不慎。

2. 先矯正脊椎　再調整肩胛骨

脊椎側彎不改善，瑜伽多做多錯，氣血也因側彎而循環不佳，最明顯的是手，像她的手一摸起來就好冷。建議她最好先戴肩頸的

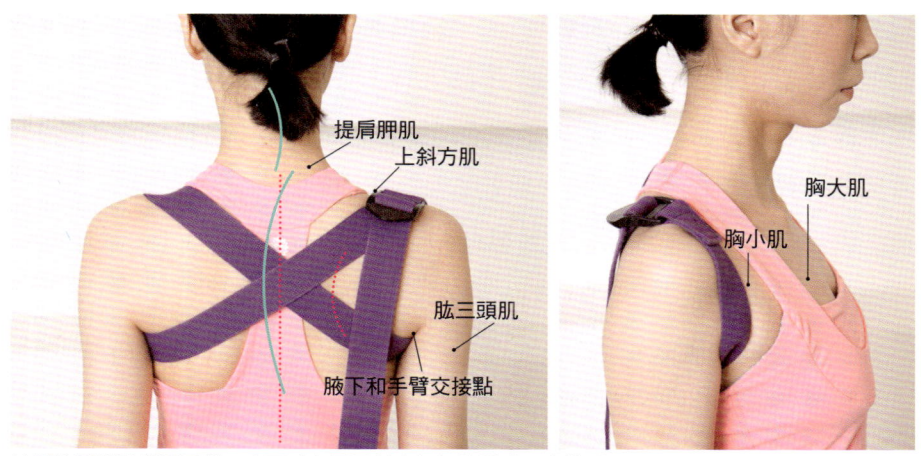

坊間的肩膀駝背矯正帶，也可以自己用絲巾打個結變成八字帶即可。

矯正帶如八字帶，先矯正含胸關肩錯誤體態，再做胸椎側伸展，例如她的胸椎背後看，呈一個反 C，那就先做脊椎拉長的動作，再做 C 的動作以矯正胸椎，同時也做右肩臂的矯正動作，例如：打電腦的動作就是肩內轉動作，多做雙手屈肘的投降姿勢即為肩外轉動作。

3. 訓練腹部力量強化脊椎

想要讓身體維持正確姿勢，腹部必須有力，就像插一朵花，根要深，花才不會倒，腹部內核心肌群持久力足夠，肩頸和頭也保持正位，那麼脊椎就不會側彎或是駝背，一旦基礎不穩又加上習慣翹腳或是在 L 型的辦公室工作，久了仍然容易脊椎側彎。先練習空中抬腿的基礎功，比較重要。（延伸閱讀第 123 頁 3.8 會陰呼吸 快速提升血氣）

再次提醒：脊椎要先正肩頸痠痛才會好

肩頸痠痛者，要先清楚是否有脊椎側彎，否則再多的按摩，都只是治標，能紓緩但無法根治。脊椎側彎引起的肩頸痛，問題是複雜許多，必須從根本著手，也就是療癒瑜伽的四大步驟：放鬆、伸展、教育、強化。每天自我練習，效果就會浮現，羅馬不是一天造成，肩頸痠痛也是長期不良姿勢下的惡果，要有全面療癒身體的決心。

記得，只有自己才能真正幫助自己，原因是：沒有人會花這麼多時間幫助自己去放鬆每一條過勞的肌肉，另一個原因是，只有自己才能培養出對身體的覺知。覺知的心，才能時時保持正確體態，這才是根除過勞最好的良藥。

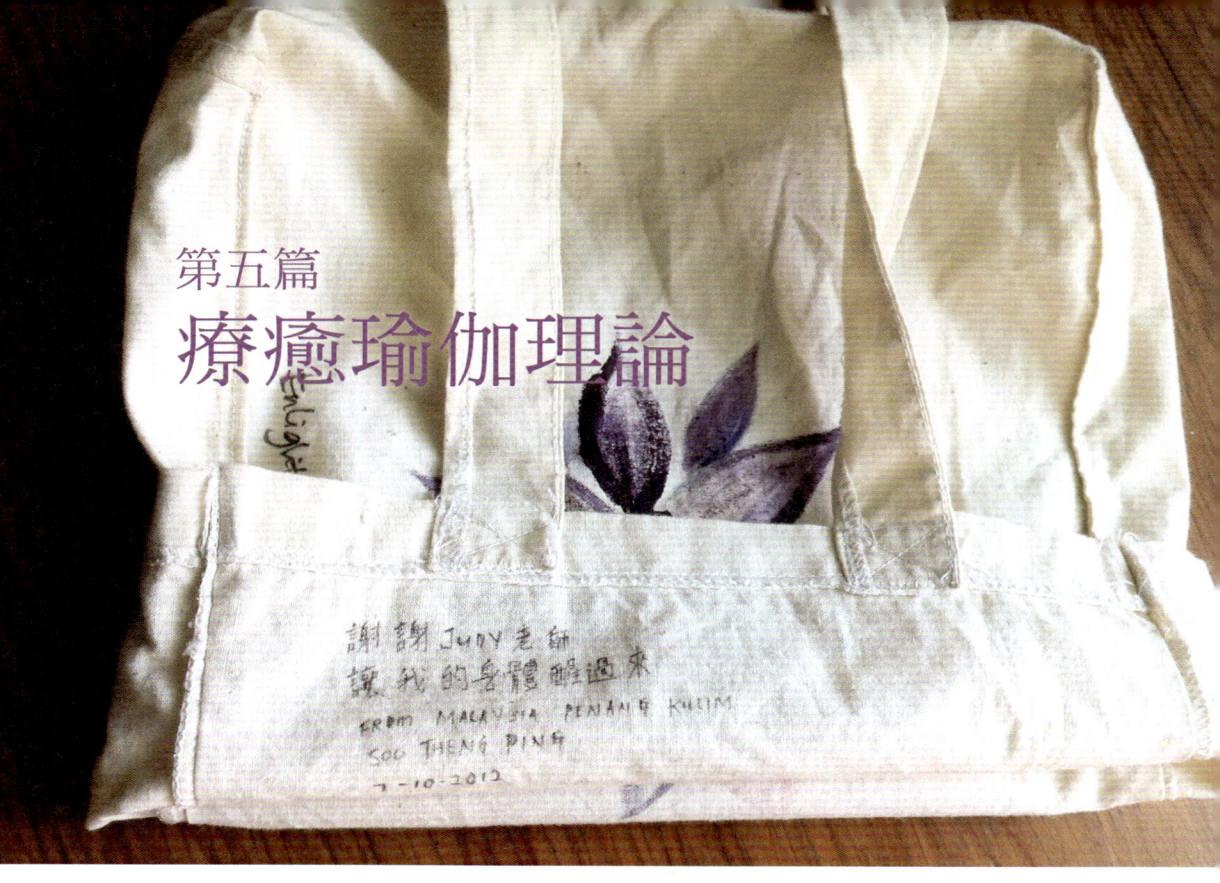

第五篇
療癒瑜伽理論

2012 年 10 月到馬來西亞辦研習營時，遇見 Soo，她說她的手會麻，看中西醫也無濟於事。兩年多了，參加各式瑜伽研習營。抱著很大的信心去但都失望而歸。「Judy 老師，我的手麻他們說是因為體位法做不夠多，不夠好，但我自己是瑜伽老師，難道做得還不夠多嗎？」三天的研習課程結束後，她送我一個手工小布袋，布袋的內襯裡親手寫了一段話，最令我感動：

謝謝 Judy 老師，讓我的身體醒過來！

老師，我不會寫繁體字，是看你的「療癒瑜伽解剖書」參考字型寫出來的，很謝謝你的課程，手麻已經完全好了。第一天結束，手麻就已經好一半，第二天早上上課時，只剩中指關節有點卡卡的，不舒服，第三天課程結束時，手麻和中指就已經完全好，很開心，一定要和你合照，我想讓我的家人認識你，謝謝 Judy 老師。

5.1 健康＝精＋氣＋神

根據多年的療癒瑜伽教學經驗，身體有些部位的潛在痛點，剛好在穴位，或在肌肉起止點，或是筋膜過緊的部位。不見得可以用同一套理論來看待全身的問題。像我個人也常因打電腦太久和常幫學生調整姿勢，導致肩頸痠痛，連我自己都有「實在是很討厭身體痠痛的感覺」，因為肩頸痠痛會影響一整天工作的情緒和效率。這時，就會按某些肌肉或是透過肌筋膜放鬆來自我療癒。

但沒想到，很多人的痠痛是以「年資」來計算。「找不到可以解決的方法，就只能這樣痠痛過下輩子」語氣中帶著無奈。對於肩頸痠痛的人來說，中醫、西學、推拿、SPA 都好，只要能根除痠痛，什麼方法都好。

覺知　最強大的力量

療癒瑜伽不拘泥在傳統的瑜伽理論，僅講求脈輪和冥想，這對肩頸痠痛者來說，緩不濟急。帶病難修行，有同學去打禪七，但禪二就因肩頸痠到無法盤坐，不得不打道回府。身好，心就好，身心相互提升，就容易靜心觀照。身不好，心發慌，身心惡性循環，相互影響下，身心症由此而生。

療癒瑜伽重視中西醫學，將其應用在瑜伽的教學，透過體位法和呼吸法改善氣血運行，同時伸展痠痛部位。最重要的是，教會學生「覺知」，傾聽身體的聲音，身體就像一部名貴的超跑，每天都要勤加保養，用正確的姿勢保養身體，就像開車不僅要踩對油門和煞車，連超車或是變換車道，以及檢查胎壓和懸吊系統，都不可輕忽。

精氣神　最靈活的健康指標

人會出問題，一定是先表現在「精氣神」這三個層面上。特別是肩頸沒有保養的人，每天的精氣神一定很糟糕，否則為何這群人都習慣每天人手一杯咖啡來提神呢！

精氣神，聽起來很玄，其實一點也不玄，反倒十分貼切地指出什麼才是真正的健康。健康絕不是健檢報告的數字，而是一種形而上的精神狀態。很多人在生重大疾病之前就感到不舒服，整個人感到十分疲憊，但就是說不出是哪裡出問題。

人體的經絡，每條都重要，但若要仔細論斷，那麼通過肩頸與心肺相關的經絡最重要，重要在心肺系統能決斷一個人的生死。特別是，心臟的搏動。**一個人的死亡定義可以分為：腦死和心臟停止跳動。**腦和心，是人體最重要的生存指標，但它們之間必須透過頸部來溝通重要訊息，那肩膀就不重要嗎？實際上，肩膀的重要性出乎一般人的想像，心是住在肋骨建構的肋籠之內受其保護，若雙臂緊閉，不上下左右移動，那肋骨所構成的胸廓對心臟而言，就是一道無形的樊籠，限制心臟和肺臟的活動，由此看來，便不難理解為何古人如此重視保養肩頸的重要性，因為「病入膏肓，藥石罔效」。

何謂精氣神？

以西方醫學的觀點來看精氣神，其實是相當困難的事，西方醫學強調科學，科學強調重複性及可驗證性，但人體的生理和心理結構相當複雜，彼此又互相影響，甚至很多心靈層次是目前科學無法求證。也就是說，西方醫學只能揣測其形而下的物質狀態，無法掌握其形而上的菁華。對於精氣神的解釋，只能大略解釋如下：

「精」泛指人體液態物質如荷爾蒙、血液等系統。

「氣」由精轉化而來，是讓各器官正常運作、代謝的能量。

「神」則是指意識、思維等表現。

　故中醫有云：「**精足則氣充，氣充則神明**」，精氣神乃一個人健康的最高境界，這比每年體檢報告還要精確指出人體內在的狀況。這就是為何有人體檢報告正常，但最後卻發現自己竟然是癌症末期。

精　先天之精受之父母，後天之精來自水穀精華

　先天的體質無法改變，但後天的腸胃吸收能力卻可以改善健康，吃什麼像什麼，若工作須要靠咖啡和酒精來提振精神，意謂健康已呈亞健康狀態。介於生病的臨界點，想要硬撐，得恃先天元氣以及後天的脾胃是否良好。這點在面臨重大手術時，就會明白身體的本錢很重要。

氣　人的五臟六腑、四肢百骸的活動能力

　氣一變短，胸悶氣虛，內部經絡運行受阻，身體會處在慢性缺氧的狀態，此時做強力運動，能讓人耗精氣疲累，累了想睡，睡了有精神，但實際上並不能補強元氣。

　瑜伽和太極等東方的運動，都強調慢，呼吸和動作都要慢，慢，但要能慢到出汗，那就是動到內臟而非皮肉。西方運動強調快，動作大，呼吸強調大而深，能練出結實體態，強化肌肉線條，那就是動到皮肉而非調理內臟。東西方各有優勢，運動最好能選擇動靜兩種，以截長補短。

神　一切生命活動的最高統帥

　當一個人精氣俱足，神識自然清楚，心保持清醒狀態，就能感知身體的細微變化，當身心一體時，任何的動作都能達到出神入化的境界。此時做任何事情都能感到事半功倍之效，神采奕奕，神清氣爽，只要稍事休息，又是一尾活龍。

5.2 療癒理論一：認識手部經絡

中國古代的經絡學說，是根據千年來的經驗學歸納而成的學說，講的是能量，能量看不到，但氣血可以從微觀中得知，氣就像山中的山嵐，終日遼繞在山頭，滋養萬物，澤被生機；血，如山谷中的河流，孕育河床兩岸的生命。自古，文明都從河流兩岸開始發跡；人體內部的小宇宙也是如此。

肩頸會痠痛，氣血運行一定有問題，長期下來，影響心肺和頭部的經絡。因此肩頸痠痛吃止痛藥是無法解決問題，必須老老實實地把肌肉放鬆，當然也可以重點式按摩重要穴位，像是一般人最痛的手三里穴，位在前臂背面橈側，當後谿穴與曲池穴連線上，肘橫線下 2 寸處，左右各一。實際上，就解剖學位置，它就位在肱橈肌和橈側腕短伸肌及長肌之間，這三條肌肉和大拇指及肘關節的活動度有關，現代人使用電腦過度，手三里穴普遍一按就痛，但以經絡觀點來看此穴，它不僅可以治療手肘疼痛，它還可以理腸通腑，理氣止痛，以及治療鼻塞、濕疹等疾病。這就令很多人不得其解，明明是按手臂，為何還和腸胃有關，但這就是經絡神奇的地方，也是科學力有未逮之處。

人體的經絡指的是經脈和絡脈的總稱，是體內聯絡、運輸和傳導的系統。經絡的主幹由十二經脈組成，稱「正經」。

手足加起來有 12 條經絡，和肩頸痠痛特別相關的是：手三陽和手三陰，前者和心肺功能有相關，後者和肩頸及頭部的循環有關。其實，若想真的改善肩頸，最好是天天用輪棒按摩全身經絡，肩頸痠的人多半會有腰痠和胸悶，腸胃不適的問題，按摩其餘的經絡，可以改善肩頸不適引起的副作用。

你能說出人體的十二經脈？

十二經脈根據臟腑、手足、陰陽而定名，可分為手和足計 12 條經絡，介紹如下：

手三陰經──手太陰肺經、手厥陰心包經、手少陰心經

手三陽經──手陽明大腸經、手少陽三焦經、手太陽小腸經

足三陽經──足陽明胃經、足少陽膽經、足太陽膀胱經

足三陰經──足太陰脾經、足厥陰肝經、足少陰腎經

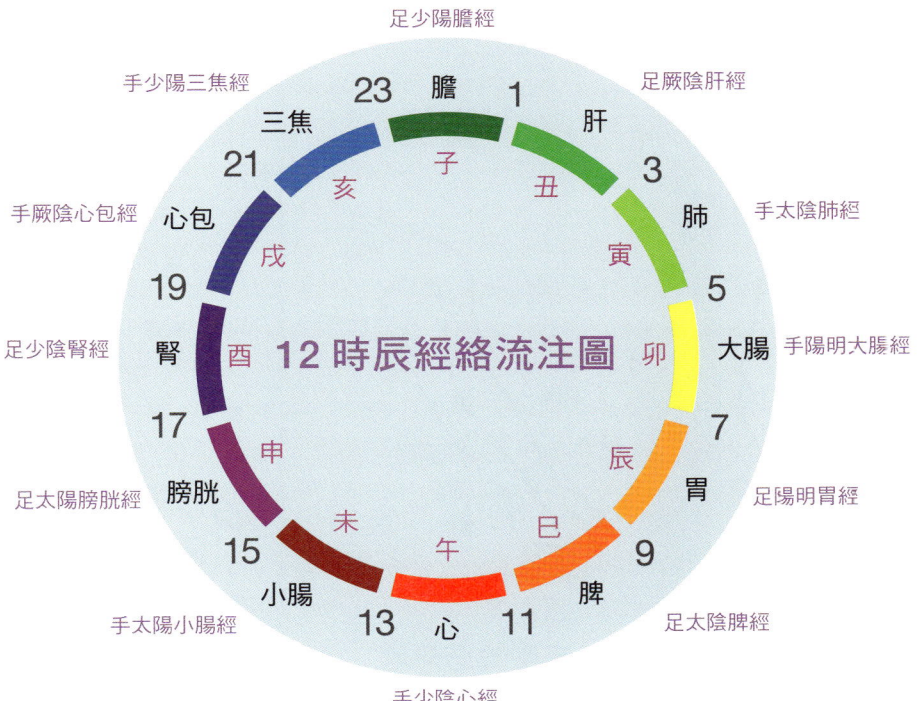

認識手三陽和手三陰

手三陰

■ 手三陰指的是手的陰面,陽光照不到的地方,解剖學稱為手的腹面。

■ 這些經絡由胸入手臂,從外向內分別是:肺經、心包經、心經。 光看名稱就知道這些和心肺有關,古人真的是很聰明,手臂和心肺有關恐怕令現代醫學難以認同。但,仔細想想,人類以前是四足爬行的動物,手臂和肩頸本來就是同一個動作鏈,手臂若能靈活轉動,自然能運動到與肩胛骨相關的前胸和上背肌肉,這不就是心肺所在的胸腔。

■ 因此多按摩手三陰,能疏通心肺的經絡,對現代人尤為重要。

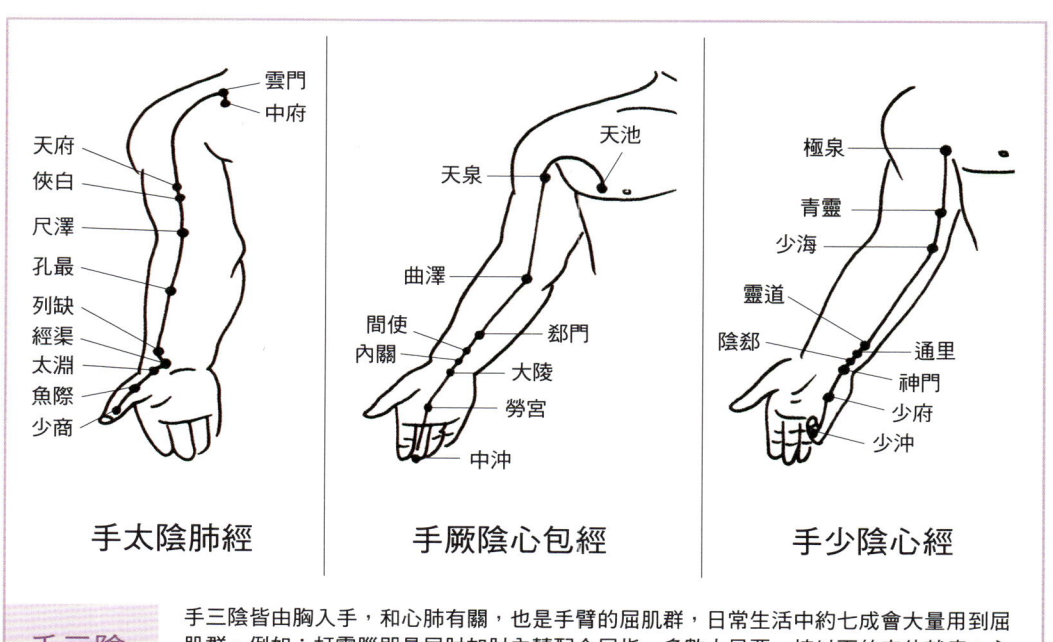

手太陰肺經　　手厥陰心包經　　手少陰心經

手三陰 手三陰皆由胸入手,和心肺有關,也是手臂的屈肌群,日常生活中約七成會大量用到屈肌群,例如:打電腦即是屈肘加肘內轉配合屈指。多數人只要一按以下的穴位就痛:心經的青靈、極泉、少海,肺經的孔最、太淵、尺澤,心包經的曲澤、天泉。

手三陽

- 手三陽是指手臂的背面，受陽光照射之處。由手入肩頸，解剖學稱為手的背面，分別由大腸經、三焦經、小腸經組成。仔細看手三陽的經絡，由手指經手背入肩頸，最後入臉頰，表示手三陽的經絡和肩頸的痠痛有關。

- 手三陽的經絡與肩關節的活動關係密切，特別是小腸經的天宗穴和肩中俞更是最容易痠痛的穴位，多按摩肩胛和腋下以及手臂，能疏緩肩頸的不適。

- 若能從手指經絡一路放鬆肩頸頭臉，對治痠痛和促進腸胃消化有絕對幫助。

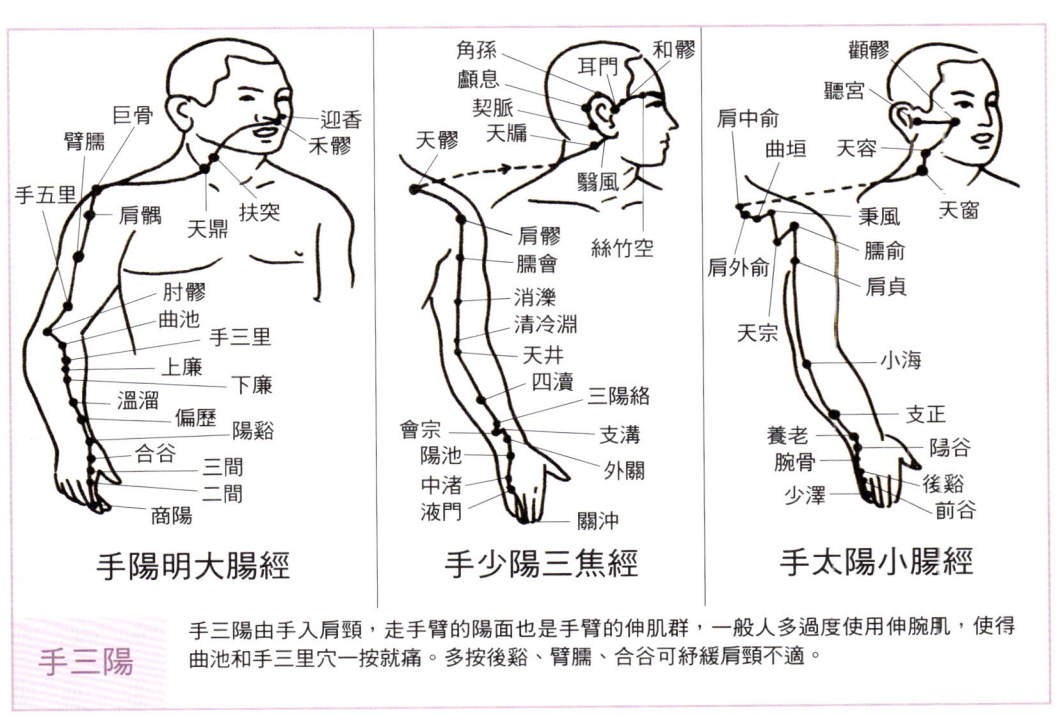

手陽明大腸經

巨骨
臂臑
手五里
肩髃
迎香
禾髎
天鼎
扶突
肘髎
曲池
手三里
上廉
下廉
溫溜
偏歷
陽谿
合谷
三間
二間
商陽

手少陽三焦經

角孫
顱息
契脈
耳門
和髎
天牖
天髎
翳風
絲竹空
肩髎
臑會
消濼
清冷淵
天井
四瀆
三陽絡
會宗
支溝
陽池
外關
中渚
液門
關沖

手太陽小腸經

顴髎
聽宮
肩中俞
曲垣
天容
秉風
天窗
肩外俞
臑俞
肩貞
天宗
小海
支正
養老
腕骨
陽谷
少澤
後谿
前谷

手三陽由手入肩頸，走手臂的陽面也是手臂的伸肌群，一般人多過度使用伸腕肌，使得曲池和手三里穴一按就痛。多按後谿、臂臑、合谷可紓緩肩頸不適。

手三陽

157

小測驗　三焦經是哪三焦？

古人稱三焦為：「水穀往來，皆待此以通達。」《本草綱目》一書也指出：「**上焦主納，中焦主化，下焦主出**」，再再點出三焦和人體消化密不可分，它能支配水穀的受納、吸收及排泄。因此，三焦是一個中空的容器，也就是腑，五臟是指心、肝、脾、肺、腎等實質的臟器，六腑是指胃、大腸、小腸、膀胱、膽、三焦等中空的臟器。也就是說三焦，實際上就是身體的大容器，裝載人體全部的臟腑，因此它能夠發揮調動運化人體元氣，並調度全身氣血和能量的器官，可說是全身氣血的統帥，重要的地位如同交響樂團的總指揮。

《靈樞・營衛生會》記載：「**上焦如霧，中焦如漚、下焦如瀆。**」這三句話裡的意境，正點出三焦在全身的功能會因部位的不同而扮演不同的角色，現分析如下：

■ 上焦如霧

上焦位於橫膈膜以上的部分，包括心、肺。所謂「上焦如霧」，指的是上焦的宣發功能，可令血氣及津液如霧氣般滋潤全身。

■ 中焦如漚

中焦位於橫膈膜以下，肚臍以上的位置，包括脾胃肝膽。當脾胃運化及腐熟食物時，水穀可被分解消化成水谷精微之起泡過程，古人稱「中焦如漚」，其中「漚」(音同噢)是指水中泡沫的意思，古人借此字去描繪中焦消化過程。

■ 下焦如瀆

下焦位於肚臍以下，包括肝腎、小腸、大腸及膀胱。「下焦如瀆」，指的是下焦排泄濁物的功能。

5.3 療癒理論二：肌肉起止點

西方醫學重視解剖學，凡事要符合科學實證。研究人體肌肉的走向就可明白動作是如何發生，一旦肌肉發生痠痛，關節活動就會受限，以此來找出痠痛該按哪一條肌肉。肌肉是一層層，愈外層的肌肉愈大塊，主活動，愈內層的肌肉愈小條，主穩定及精細動作的調控，一般人都是大肌肉先硬掉之後，連小肌肉都出毛病才去按摩，效果當然不好。「今天的疲勞要今天消除」，練瑜伽也是一樣，光是專注在體位法是不夠的，體位法之前的暖身和之後的收功都很重要，萬不可輕忽。

大拇指一動就痛　結果小手臂更痛

肌肉起止點放鬆技巧對單純的肌肉痠痛最有效，例如上課時，有位同學說她的大拇指無法順利屈指，痛在虎口處，她按了好久都沒有好，原因是什麼？很簡單，她按到被害人了，按痛點不會好，要循著肌肉起止點的道理，去按摩操控拇指相關的肌群，以她來說，就要按**屈拇長肌** (Flex. pollicis longus) 位置在手掌心那一側的小手臂，也就是手三陰。

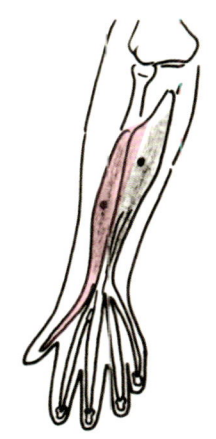

屈拇長肌的起止點

這一按，她痛死了，但按完之後，效果令她嘖嘖稱奇。「好了，大拇指又好了，好神呵！」其實，一點也不神，只要你細看這條肌肉的起止點，再加上常按，手巧就能按到紐微的小肌肉，經常放鬆前臂，可預防手腕相關的症狀，例如：腕隧道症候群，或是媽媽手。

按前臂，手指會自己動

現在請你手心朝上，按一下自己的前臂，用力按，看看手指會不會動？你會發現愈用力按，手指竟然會自己做握拳的動作。那是因為手指的肌肉是由前臂延伸過去的。

一用力，肌肉會自己變短

現在，再用力屈肘，看看肘二頭肌的肌腹有沒有跑出來，有，表示肌肉會自己縮短變壯。沒有，墊腳一下，看看自己的蘿蔔腿，有沒有腫一塊，那也是肌肉長期鍛練之下變得粗壯有力。可見，肌肉是非常有彈性的組織。

5.3.1 認識肌肉結構

肌肉就像一束烏龍麵麵條，這一束裡面有很多條，每一條都必須彈牙，整束肌肉才會有彈性，有彈性的肌肉就像會彈牙的烏龍麵，也像小嬰兒的屁股，渾厚圓滿。沒有彈性的肌肉，就像人們眼中的「蝴蝶袖」，那坨在腋下搖晃的贅肉，其實是手臂肱三頭肌過度鬆弛。但，別以為只有皮膚和肌肉會鬆，結締組織過鬆導致內臟下垂才是最可怕的危機，例如：游離腎、胃下垂、子宮下垂等等。

隨意肌 v.s. 不隨意肌

有彈性的肌肉可以幫助循環。但只有**骨骼肌**（Skeletal musle）屬隨意肌，可以讓人隨心所欲地控制。無法去控制的肌肉屬**不隨意肌**，像是構成心臟壁的心肌（Cardiac muscle）和構成內臟以及血管壁的平滑肌（Smooth muscle）。有些瑜伽大師透過專注的意念進入潛意識進而操控人體最精密的系統，是可以控制這些肌肉的運轉，例如：讓心臟呈假死狀態，停止跳動等。這股強大的意念就像雷射光束，除非必要，瑜伽大師很少會去擾亂身體內在的運行，無為才能真正而為。

肌耐力 v.s. 肌力

既然凡人只能控制骨骼肌，那就看看什麼是骨骼肌？能產生動作的肌肉就是骨骼肌，訓練肌肉的同時必須訓練**肌耐力和肌力**。肌耐力就是續航力，能撐很久也不會累，肌肉看起來較修長，例如：長跑者的肌肉；肌力就是肌肉的爆發力，能發揮很大的力量，肌肉線條也較明顯，例如：百公尺的短跑者。

肌肉 vs 肌筋膜

　　肌肉為何有力量，原因就在於肌纖維和肌筋膜，前者讓肌肉收縮，後者讓力量發揮得更集中。每塊肌肉可分為：**肌腹和肌腱**。肌腹是肌肉中間的部分，由許多肌纖維（肌細胞）組成，每條肌纖維表面包繞著一層豐富毛細血管網的結締組織膜，稱為**肌內膜 (Endomysium)**。

　　許多條肌纖維集合成一個**肌束**（Muscle bundle），週圍由一層叫**肌束膜 (Perimysium)** 的結締組織包裹，若干肌束被**肌外膜 (Epimysium)** 的結締組織包裹著而成為肌腹。

　　肌內膜、肌束膜和肌外膜向肌腹的兩端延伸至由膠原纖維束構成的肌腱。**肌腱**是肌肉附著於骨骼上的部分，本身沒有收縮能力，但卻有很大的抗張能力，因此肌腱較肌腹來得堅韌，但肌腹較肌腱來得有彈性。

肌肉纖維結構

內層／肌內膜 (Endomysium)
肌內膜包覆個別的肌細胞（即肌纖維）。注意，肌內膜上有微血管、神經、淋巴管等可讓肌細胞和外圍環境溝通，主導其代謝。

中層／肌束膜 (Perimysium)
包覆數個肌肉纖維束（又稱肌束）。

外層／肌外膜 (Epimysium)
最外層包覆整塊肌肉。

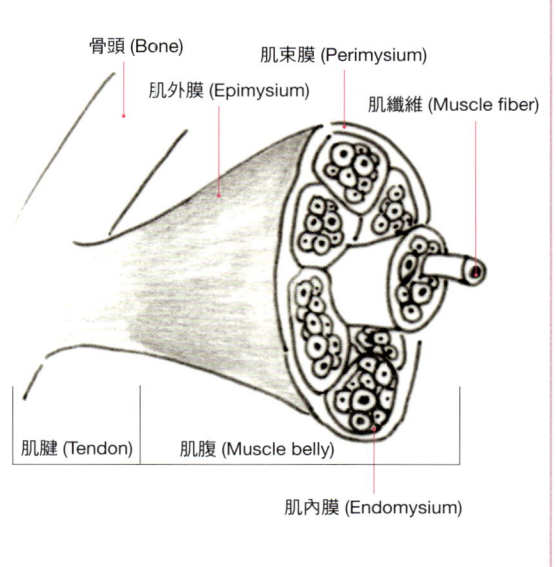

骨頭 (Bone)
肌外膜 (Epimysium)
肌束膜 (Perimysium)
肌纖維 (Muscle fiber)
肌腱 (Tendon)
肌腹 (Muscle belly)
肌內膜 (Endomysium)

肌腱為何容易受傷？

小測驗　美國 NBA 湖人隊後衛「小飛俠」布萊恩（Kobe Bryant）驚傳「阿基里斯腱撕裂」，又稱「運動員殺手」。阿基里斯腱是承受下半身重量的肌腱，只要一斷裂，不能跑、不能跳、不能橫移。

「我現在甚至沒辦法行走，我試著把重量放在受傷的腳踝上，但我感覺不到任何東西。」，他在臉書上表示：「或許這就是我生涯的終曲，究竟還是不敵歲月，這樣的感覺實在前所未有的糟。」他做這個過人動作做了幾百萬次，但就這麼發生了，接下來只能開刀、休息、復健，大概要花 1 年時間，才能重回賽場。

從他的例子，不難明白肌腱的重要性，再仔細研究一下肌纖維的結構就能發現肌腱是由肌內膜、肌束膜、肌外膜延伸而來，也就是說上場前暖身不足或是重複疲勞性地承受壓力，最易傷到肌腱。肌腱是結締組織，但肌纖維含有豐富的毛細血管，暖身徹底以及懂得保養的運動員，會讓全身的循環保持最佳狀態，肌腱也會因體溫的上升而增加彈性。

練完瑜伽為何會全身痠痛？

小測驗　有人練習完瑜伽後，全身痠痛，就是因為肌肉久沒動，彈性差，使肌筋膜變緊，如長期久坐會造成深層肌筋膜循環不良，容易抽筋或靜脈曲張，或是久沒運動，突然一動，回去就會痠痛個好幾天，這種延遲性痠痛也和沒有保持良好的運動習慣有關。

練習療癒瑜伽成果良好者，他們都是每天都定時定點練習，才能真正根治肩頸痠痛。切記，「一分耕耘，一分收穫」，同學。

5.3.2 認識肌肉收縮的方式

她是個女神，長得好，身材也很好，只是胸部太平了。先生大力支持她去隆乳，原因是，她練強力瑜伽練得太猛，胸部只剩兩坨胸大肌，根本沒有乳房的外觀。基於「使用者付費」，先生很阿莎力地全額支付隆胸費用。後來她真的隆乳了，只是躺下來大休息時，雙峰仍然屹立不搖，不受地心引力影響而外擴。

她不是特例，很多女生練瑜伽把自己練成金剛芭比，用很多的力量，使得肌纖維變短變粗，這種練法其實和男生去健身房練肌肉是一樣的。他們是故意要練出肌肉，可是瑜伽的金剛芭比不是，她們是不小心練出來的，因為練習步調太心急，肌肉本身又發達，一用力過度就會練出很強肌肉，真正的女性特徵卻不見了，從背後看雌雄莫辨。

要避免自己成為瑜伽芭比，很簡單，吐氣。吐氣是穩定核心，力量由此發出，核心就在肚子，所以，不會呼吸，只練高難度體位法，就會練出一身肌肉，還有腳背和手背上的青筋。

肌肉收縮和瑜伽體位

瑜伽的流派很多，看外形就大概知道他練習的流派，有人練出一身肌肉，有人練得仙風道骨，有人則是練得看不出他有在練瑜伽，但只要是拗來拗去的體位法絕對難不倒他。不同的練習方式，對肌肉有不同的影響，最後肌肉所建構出來的形體，自然不同。

肌肉收縮模式分析

依肌肉長度的變化，粗略可分為：等長收縮、等張收縮，以手臂肱二頭肌為例，分析如左：

■ 等長收縮 (Isometric contraction)

僅維持舉啞鈴的動作時，肌肉沒有產生動作，因此肌肉長度不變，屬於肌肉靜態收縮。例如：

- 瑜伽的靜態動作維持很久不動
- 用手推牆
- 站一整天

以上姿勢在外觀上來看沒有動作產生，感覺肌肉沒出力，但實際肌肉仍要收縮才能維持姿勢。等長收縮主要是訓練肌肉穩定度。

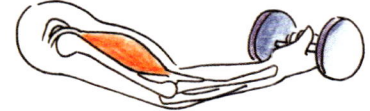

等長收縮 (Isometric contraction)
肌肉收縮但長度不變

■ 等張收縮 (Isotonic contraction)

外觀可看出關節會產生動作，可視為動態性的運動，其中又可分成：

向心收縮 (Concentric contraction)

肌肉的長度是由長而縮短，必須抗地心引力才能收縮。

離心收縮 (Eccentric contraction)

收縮時肌肉的長度由短被迫延長，需出更大的力量才能維持動作的穩定度。

例如：瑜伽的拜日式，動態的動作串連即是等張收縮。提醒：向心和離心收縮在運動時都十分重要，最好一起訓練。

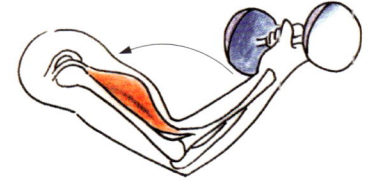

向心收縮 (Concentric contraction)

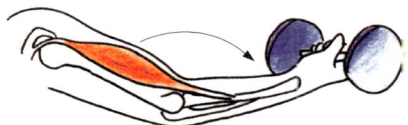

離心收縮 (Eccentric contraction)

小測驗 **哪一種肌肉收縮模式易受傷？**

分析：答案是「離心收縮」。肌肉在用力收縮的同時，又被外力拉扯，也就是外力與肌力的方向相反，此時最容易受傷，例如：比腕力，不服輸，但又力不從心卻仍堅持戰到最後，反而瞬間被制服的人，上臂肱二頭肌的肌纖維最容易拉傷，甚至斷裂。

有不少男人就是因為肱二頭肌受傷，上臂無法出現強壯的肌肉線條，自認男性自尊受損，要求動手術彌補，以期恢復往日雄風。對男人而言，強壯的肌肉就是性能力的另一種表征，這也是男人一天到晚跑健身房的原因，這種心裡狀態就和女人喜歡自己胸部變大是同樣的道理。

也有人是練習瑜伽時，因暖身不足之下，就練習左右劈腿，又被指導者硬生生地壓下去，這時就很容易拉傷大腿內收肌群，特別是靠近鼠蹊部的肌腱，一

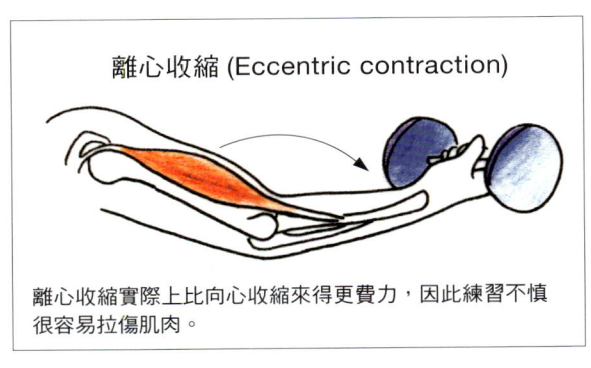

離心收縮 (Eccentric contraction)

離心收縮實際上比向心收縮來得更費力，因此練習不慎很容易拉傷肌肉。

旦受傷，連走路或是做大腿靠近胸口的髖屈動作都會感到疼痛。

5.4 療癒理論三：肌筋膜理論

「我最怕瑜伽要拉筋，我筋很緊！」很多人一聽到要拉筋就痛苦萬分，喜歡爆發力的運動，像是打球或是跑步，但這種人一旦運動過度就很容易抽筋，有時是半夜伸個懶腰就小腿抽筋，有人則是在魚水之歡時，一用力就大腿抽筋。抽筋是非常痛苦的事，當下幾乎是無法動彈，想要改善這個狀況，就必須先放鬆抽筋部位周圍的肌筋膜。

肌筋膜就像身體的緊身衣

肌肉和全身的關聯就在於，全身都布滿肌筋膜。肌筋膜是全身分布最廣的組織，也是身體的基本架構，白話一點就是軟組織的骨架。筋膜是結締組織的一種形式，在不同部位有不同形式及名稱，就像葡萄柚一樣，有層層的白色纖維組成果肉和果粒，人體也是一樣，有層層的膜包裹著全身重要的組織和器官，如下：

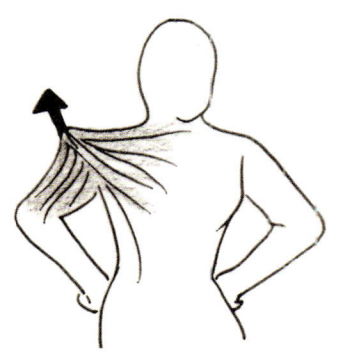

筋膜如身體的緊身衣，有彈性，可塑型。

- ■ 頭部稱腦膜（Meninges）
- ■ 肚子稱腹膜（Peritoneum）
- ■ 心臟稱為心包膜（Pericardium）
- ■ 骨頭稱骨膜（Periosteum）
- ■ 隔開胸腔和腹腔的是橫膈膜（Diaphragm）
- ■ 在皮膚下覆蓋全身的肌肉稱為肌筋膜（Myofascia）

肌筋膜包覆全身並展露出一個人的體態，就像穿上潛水衣一樣可以穿出一個人的身形，讓人體有彈性但又具有韌性，就像是糯米腸的腸衣，咬不爛又有彈性。好的運動員，肌筋膜必須時時保持彈性，才能讓肌肉的縮放更靈活，否則全身就像是穿了一件小號的緊身衣，舉手投足無不受限。

肌肉男 為何中看不中用？

古人說：「**筋長一寸，延壽十年**」，筋縮一寸，就很麻煩了！特別是肩頸，皮膚硬到一按就泛紅，一刮痧，就出痧，就表示肌肉緊連外層的筋膜也很緊，導致血液循環不佳，將來除了容易有血管硬化等問題，最怕的是，引發中風和心肌梗塞等重大疾病。

此外，有些肌肉男明明看起來很有力，但就是發揮不出來，原因也是肌筋膜太緊，限制肌肉收縮力道。

肌筋膜理論強調，肌肉和肌肉在相同的動作上，可以透過肌筋膜的串連，成為一個動作鏈，發揮更大的優勢。既然是膜，就必須要有彈性，因此暖身足夠，能帶給肌筋膜更大的彈性。

好的運動員懂得如何收放力量，讓身體保持在有彈性的狀態，過度強壯或是柔軟的身體都不好。也就是說，保持肌筋膜的整體彈性，能讓人借力使力，跑得更快，跳得更遠，而絲毫不費力，因為它是透過地面的反作用力，但這也意謂著人體的吸震功能必須做好，否則會傷及關節和韌帶，而有彈性的肌肉正是最好的吸震器。

5.4.1 認識手臂肌筋膜

依據國外學者 Thomas W. Myers 提出的肌筋膜的理論（Anatomy trains），痠痛有時是因為肌筋膜太緊而引起，例如：屈腕會痛，不能只按前臂，只能暫時放鬆，根據肌筋膜相連的理論，要按上臂內側緣，再一路按到胸大肌至胸骨柄也就是膻中穴的位置。

中西其實某些觀念是相通，肌筋膜路線和手部經絡走向是相似的，但二者理論基礎截然不同。肌筋膜所串連出的肌肉群組是可見的，但經絡談的是，肉眼看不到的氣。

手臂腹面
手臂前側筋膜（Front arm line）分為淺層筋膜和深層筋膜
淺層主前臂屈肌群，深層特別主大拇指屈指的功能。

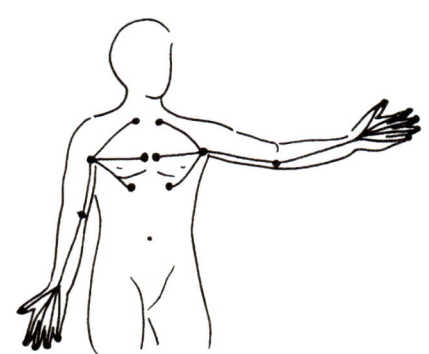 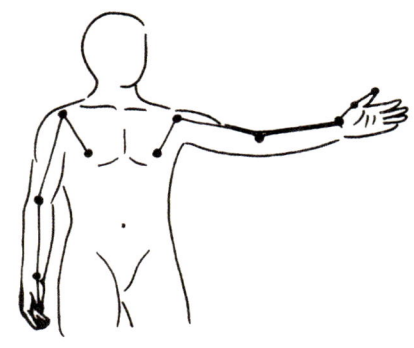

手臂前側淺層筋膜
SFAL (Superficial front arm line)
主要由前臂屈肌群經內側肌間膈膜連至胸大肌，胸大肌和闊背肌是同一個筋膜家族，最好也一併放鬆。

手臂前側深層筋膜
DFAL (Deep front arm line)
主要由大拇指經魚際肌走橈骨側，接上臂肱二頭肌再連到胸小肌。

手臂背面

手臂後側筋膜（Back arm line）分為淺層筋膜和深層筋膜

淺層主前臂伸肌群，深層特別主小拇指的功能。一般人這條筋膜線都有問題，特別是上班族，因此要多按手臂和上背才能有效解除肩頸的痠痛。從筋膜來看，肩頸和手臂是一體的。

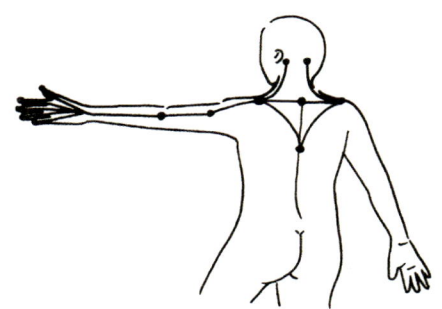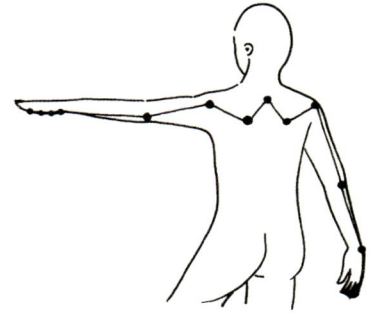

手臂後側淺層筋膜
SBAL (Superficial back arm line)
主要由前臂伸肌群經外側肌間膈膜連至三角肌和斜方肌。

手臂後側深層筋膜
DBAL (Deep back arm line)
主要由小指側經小魚際肌走尺骨側，接上臂肱三頭肌再連到旋轉肌群，透過菱形肌和提肩胛肌和身體中軸相連。

5.5 療癒理論的應用─呼吸＋內核心訓練

瑜伽，其實是練習肌筋膜最好的運動，特別是瑜伽十分強調呼吸要和動作結合，筋膜的膜就像是保鮮膜一樣緊緊地覆在不同的組織上，也就是說，要想像將氣吸入身體的某一個部位。

呼吸就是生命力

例如：吸氣，想像肺是汽球，吹氣才能不斷地脹大，這樣就可以讓胸腔變大，特別是胸腔的下緣連接到橫膈膜，薄薄的一層膜，卻是決定吸氣是否充盈的關鍵。嬰兒一出生，會不會哭很重要，哭的愈大聲，表示生命愈旺盛，原因就在於肚子一用力，橫膈膜就會上下動，哭愈大力，表示胸腔能張開，嬰兒自此可以自行呼吸。

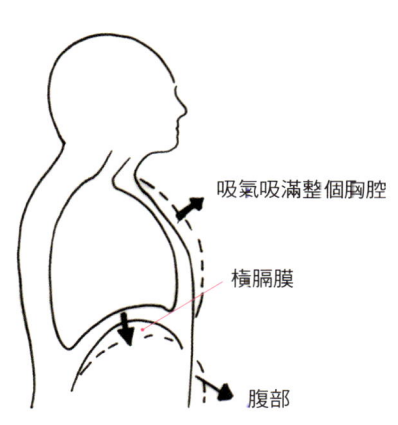

吸氣吸滿整個胸腔

橫膈膜

腹部

很多人不會呼吸，一吸就只會動到前胸的肋骨和肩頸，氣無法追入整個胸腔。逆式的呼吸會讓肩頸長期緊繃，循環不佳，久了，容易讓臉和胸口泛紅，手腳反而容易冰涼，由此可見，不會正確的呼吸也是造成肩頸痠痛的主因之一。但真正的原因是出在心被慣性宰制，無法打破慣性呼吸模式，再怎麼努力呼吸都無濟於事。

一旦吸氣無法吸入兩側的胸廓，橫膈膜就無法收縮並開展胸腔，但它卻是人體最主要的吸氣肌，主管 75% 的吸氣量，另 25% 為外肋間肌，作用為肋骨上提。二者共同的目標，就是打開胸腔，胸腔體積一變大，

壓力就小於大氣壓力，外界的空氣自然就會流入胸腔，吸氣就是這麼簡單，只要用對肌肉，就能增加肺活量。由此觀之，不難明白，為何只練肚子起伏的丹田呼吸法對增加肺活量而言是不夠的，必須還要上提肋骨才能真正打開胸腔。

小測驗 ### 為何吐氣要肚子動？

分析：不會正確的呼吸模式，會讓身體緊的人更緊，特別是肩頸肌肉容易緊繃，不利於肩頸和腦部的循環，這就是為何有人打球打到一半就猝死，原因就在於呼吸模式是逆式，又用了太多手臂的力量，若本身有三高的風險值，那麼心血管就容易出現問題。

很多人不會吐氣，也就是説，不會使用腹肌收縮，為何肚子不會動事情會這麼嚴重，主要是因為肚子的起伏和橫膈膜有關，吐氣，橫膈膜會被彈回胸腔，胸腔一變小，壓力就變大，大於外界的大氣壓力，氣就自動吐出來。

也就是説，肚子不會用力，核心肌群穩定性差，最慘的是，錯誤的呼吸模式會加重肩頸肌群的負擔，同時干擾自律神經的運作。請切記，不管是什麼運動，力量都最好由軀幹帶動到四肢，特別是腹部核心肌群要穩，力量的傳達才能流暢，像是打籃球和網球，須要用到很多手臂的力量。但一吸氣就聳肩的逆式呼吸法，是無法增加核心肌群的穩定性。

內核心肌群的訓練

腹部有力分兩種，一種是**爆發力，有六塊肌**，那是「核心肌群」很**有力**，好看但不見得中用。腹肌有力意謂著肌肉長度縮短變得粗壯，能吸引異性眼光，散發費洛蒙式的性魅力。但這種型男，多半練習瑜

伽會很吃力，因為瑜伽強調的是伸展，和按摩腹腔內臟及腺體，無法做到扭轉或是需要腹部深吐氣的動作，那只能算是練到皮肉筋骨。因此古人常說：「**練拳不練功，到頭一場空**」。

瑜伽強調的是，另一種力，即腹部的「**內核心肌群**」要有彈力。腹肌就是一團肌肉，每層肌肉都有肌筋膜，肌肉是用來收縮放鬆，目的是按摩腹腔內的臟器，每個臟腑也都有膜，腹腔也被腹膜覆蓋，只要是膜，都要保持柔軟有彈性，生理

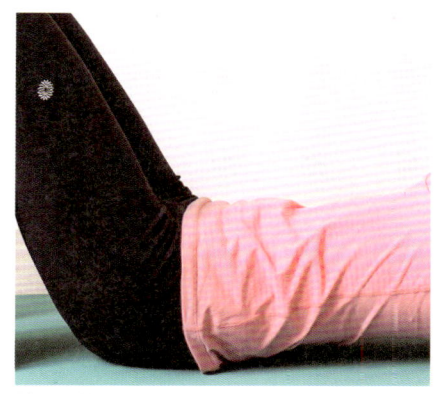

肚子保持柔軟而有彈性才能促進腹腔循環。

運作才會正常。人會生病初期就是腸胃不適，如脹氣、腸胃機能障礙等等，一旦腹肌過緊，就會造成淺眠、冒冷汗、便秘等諸多問題。因此，瑜伽要練習的是，腹部的蠕動，唯有透過訓練內核心肌群的韌性才能完成。

很多女性，久不動就變成小腹婆，是因為腹部的最內層的腹橫肌鬆弛，包不住臟腑，多餘垂鬆下來的肚皮就成了違章建築，就像凸出的陽台，時間一久受地心引力影響就會造成**臟器下垂**，到更年期易出現很多不舒服的狀況，就是因為腹部的基礎建設沒有先打底好。想要瘦小腹，最好先學會正確的呼吸方式，並練習內核心肌群的肌耐力，否則肚子沒有力，無法支撐脊椎，肩頸也會跟著痠痛。

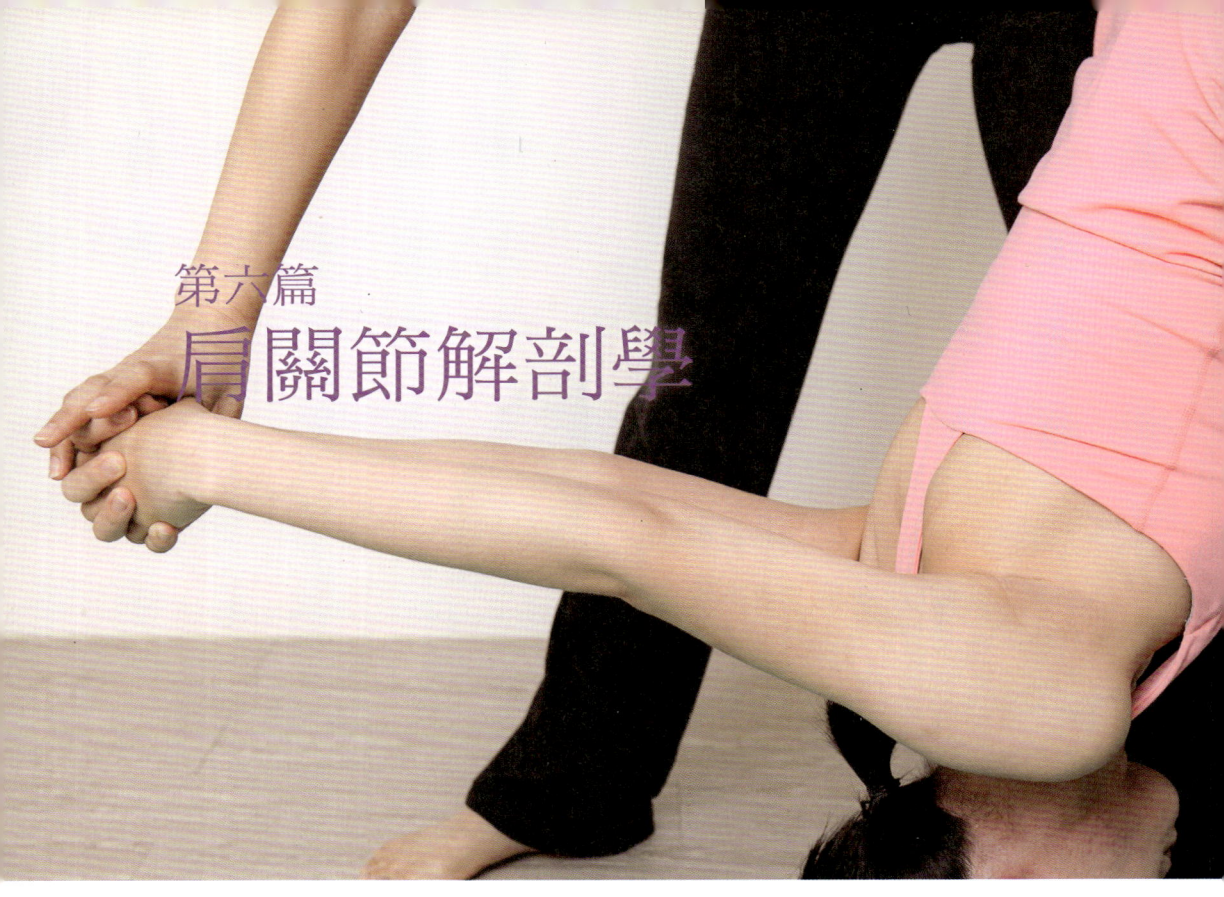

當我的手被老師熱心地下壓時，肩膀那裡一陣緊繃，然後，我就知道……
我完了！隔天我的手無法上舉，老師告訴我，練瑜伽的手不是用來幫忙
做家事的，你要想的是，如何做得更好，而不是肩膀沒有辦法舉高。記
得，你的手是拿來練瑜伽，不是拿來做粗活。

　　當同學轉述她的老師的金玉良言時，我不禁佩服一個人可以瘋狂瑜伽
到──所有的世界都是以瑜伽為中心。

　　但，人體畢竟是血肉之軀，不管心念如何強大，靈魂仍必須借住在這
個軀殼裡，多了解自己的身體畢竟是多一點保障，若手邊的保險不夠多
的話，就要好好的保養身體，因為健康就是一種無形的財富。想要獲得
健康的財富，先從認識本篇開始。

6.1 肩膀為何會受傷？

肩膀是很籠統的名稱，問醫生肩膀為何痠痛，他要考量諸多因素，原因就於肩膀是「複合性」結構，由肌肉、韌帶、骨頭、皮膚、血管、神經等等組成。肩膀要靈活要長壽，必須充分應用軀幹來借力使力，否則一昧使用手臂只會讓扮演支點的肩關節，提早陣亡。

關節接觸面小

肩關節主靈活，肩胛骨的關節盂窩和肱骨的接合面積如同高爾夫球放在球釘上，只有約 1/3 的接觸面，穩定性差，須靠旋轉肌群和韌帶牢牢固定。一旦韌帶受傷或是鬆弛，旋轉肌群又缺乏穩定性，肩關節容易脫位導致手臂脫臼。這種狀況，容易發生在體質過於柔軟，不會運用軀幹力量又喜歡在球場上和人廝殺的年輕人。

手臂用力肩膀也在出力

肩關節由鎖骨、上手臂的肱骨、上背後方長得像飯勺的肩胛骨組成，這三個骨頭彼此的接觸點會形成關節，總計有四個關節，因此肩關節才會被稱為**複合性肩關節**。此外，肱骨、肩胛骨和胸骨三者形成動作鏈，當上肢傳遞負荷到軀幹的中軸骨骼時，會透過上述的四種關節及相關的肌肉和韌帶傳送。

也就是說，當我們用雙手不斷敲打鍵盤時，力量由手指傳達出去，但反作用力也會透過手指傳達到身體，相關的肌肉必須透過適度的縮放來調節手指的力道，因此彈鋼琴的人只要肩膀一不舒服，就能即時感受到手指無法靈活飛馳在鍵盤上。

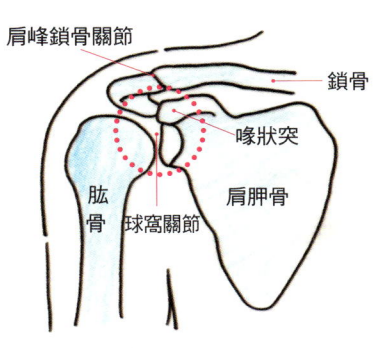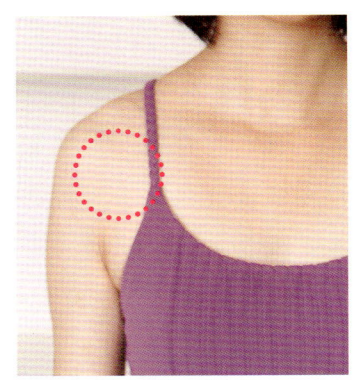

肩關節是球窩關節，接觸面小但靈活，也容易因外力介入而脫臼。

肩關節不在正位 愈動愈痠痛

現代人的肩膀會痠痛，多半是因為累積性的小傷害，像是長時間拿著手機玩遊戲，或是拿著 iPad 點來點去，這些動作很小，但經年累月下來肩膀的肌肉就會過勞。

肩膀是由骨頭、肌肉、關節所組成的關節帶 (Articular girdle)，主要功能是幫助手臂在空中達到最大的活動角度，肩關節是球窩關節，關節盂的凹與肱骨頭的凸，形成凹凸結構，這個關節要活動靈活必須借助鎖骨和胸椎都處在正位上，同時神經和血管的通路順暢，否則沒有循環的滋潤，就像機器沒有上機油，一動就會啵一聲。

小測驗　什麼是肩胛帶 (Shoulder girdle)？

簡單來說，從俯視圖來看，肩胛骨和鎖骨組成一個圈圈，架在人體的中軸骨架，故稱肩胛帶 (Shoulder girdle)。目的是將肱骨串連到骨架，讓手和身體連成一體。脊椎不正，肩胛帶就不正，手上舉的角度就會受限。很多人就是因為駝背使得肩胛帶根本不在正位，又拚命運動，難怪會肩頸痛。

6.2 肩膀靈活的祕密——認識複合性肩關節

肩膀為何如此靈活？答案是：肩胛骨扮演著靈活的轉盤角色。肩胛骨有 10 多條肌肉附著其上，目的就是在借力使力，啟動其他的肩關節來幫忙拉起手臂。

肩關節是複合性關節

也就是說，肩關節不是一般人想像的只有肩膀而已，它是複合性關節，手臂的力量是經由這 4 個關節傳達到身體的中心。其中，大家只熟悉盂肱關節，眼見為憑，看到手臂連在肩膀上動來動去，想當然耳，就是肩關節，不，它只是盂肱關節，其型態為球窩關節，所以肩關節活動度可以很靈活。

實際上，肩關節是由以下四個關節組成肱骨、鎖骨和胸骨之間的動作鏈。

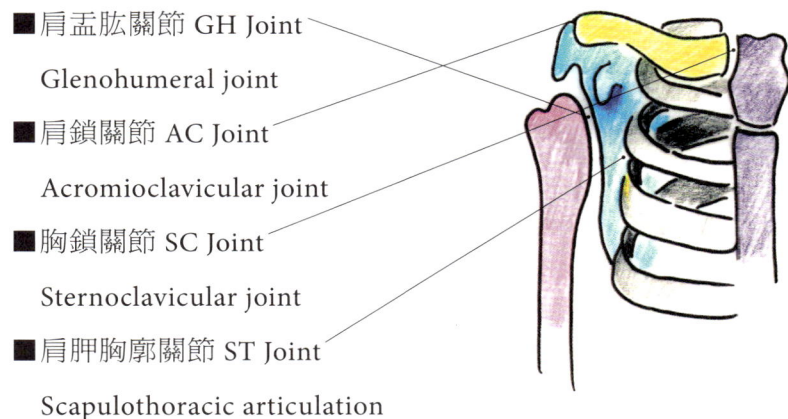

- 肩盂肱關節 GH Joint
  Glenohumeral joint
- 肩鎖關節 AC Joint
  Acromioclavicular joint
- 胸鎖關節 SC Joint
  Sternoclavicular joint
- 肩胛胸廓關節 ST Joint
  Scapulothoracic articulation

 **小測驗**

如何摸到肩胛骨？

分析：只要單手往後背就能摸到肩胛骨，肩胛骨呈三角形，有三個邊緣：靠近脊椎的內側緣、腋下的外側緣、肩頭的上側緣。肩胛骨有上角和下角之分。

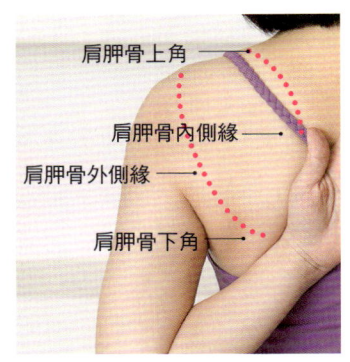

肩胛骨上角
肩胛骨內側緣
肩胛骨外側緣
肩胛骨下角

 **小測驗**

平板式為何長出天使翼？

分析：上半身缺乏力量特別是腋下前鋸肌，做手臂負重的平板式易傷到手腕，造成腕關節壓力過大，上背也會因前鋸肌無力使得肩胛骨內側緣凸出，看起來就像是長翅膀。首要之務是訓練前鋸肌，可以做平躺臉朝上，雙手伸直握住啞鈴朝向天花板，輪流移動肩胛骨離開地板一兩指高，但千萬不以屈肘。

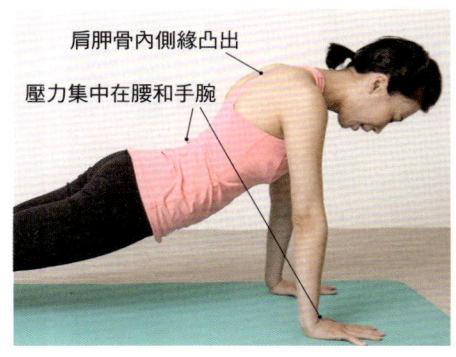

肩胛骨內側緣凸出
壓力集中在腰和手腕

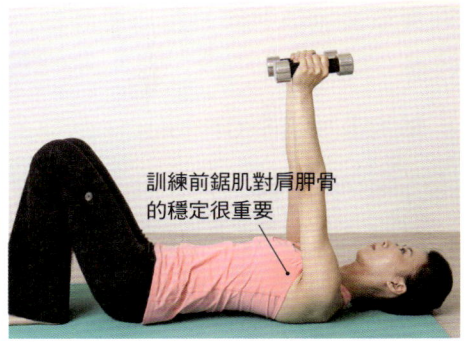

訓練前鋸肌對肩胛骨的穩定很重要

 **小測驗**

什麼是前鋸肌？

前鋸肌位在腋下，起點在肩胛骨腹面內側緣沿著胸廓往腋下走，像把鋸子覆在肋骨上，肌肉用力收縮時，可將肩胛骨平貼在胸廓上。深吸氣時可啟動前鋸肌張開肋骨，增加吸氣量。長期打電腦，前鋸肌會變緊，一按腋下就很痛。

前鋸肌

6.3 手抬不起來的祕密——認識肩胛胸廓關節

有人的手就是抬不起來，即使抬高，手肘也無法落在耳朵的後方，從側面來看，才知道，原來他的上背像波浪。通常這種人的關節都有點過度靈活，穩定度相對不足，練習不當很容易傷到關節的韌帶。但為何會如此呢？

肩胛要能在胸廓上滑動

肩複合關節中有一個很特別的成員，就是肩胛胸廓關節 (Scapulothoracic articulation)，這也算是關節？當然啦，只要骨頭接觸骨頭就算是關節。肩胛骨在胸廓上必須能自由地滑動和旋轉，別小看這個接觸面，很多人就是因為輕忽它，才會造成肩關節因活動不順而磨損，甚至造成五十肩等症狀。

這也就是為何抬頭挺胸這麼重要，因為它關係到此一肩關節的活動，當一個人挺胸時，肩胛骨會自動靠攏，一背駝，肩胛骨就會分開，久而久之，肩胛骨就無法在胸廓上自由地移動，很多人因肩頸緊又長期聳肩限制肩胛骨的活動，不改善體態又跑去打網球或是羽毛球，肩關節錯位時間一久，就會發現手臂無法上舉。

小測驗　為何肩胛骨和手舉高有關？

分析：當上背駝，肩胛骨順著背駝前傾，再加上平日含胸關肩的姿勢，久而久之前胸過緊，特別是胸小肌，當其變緊時，會令肩胛骨前傾使得肩關節不在正位導致肩膀的肌力失衡。最常見的即是開車時右手去拿後座的物品，結果就拉傷肩部肌肉。

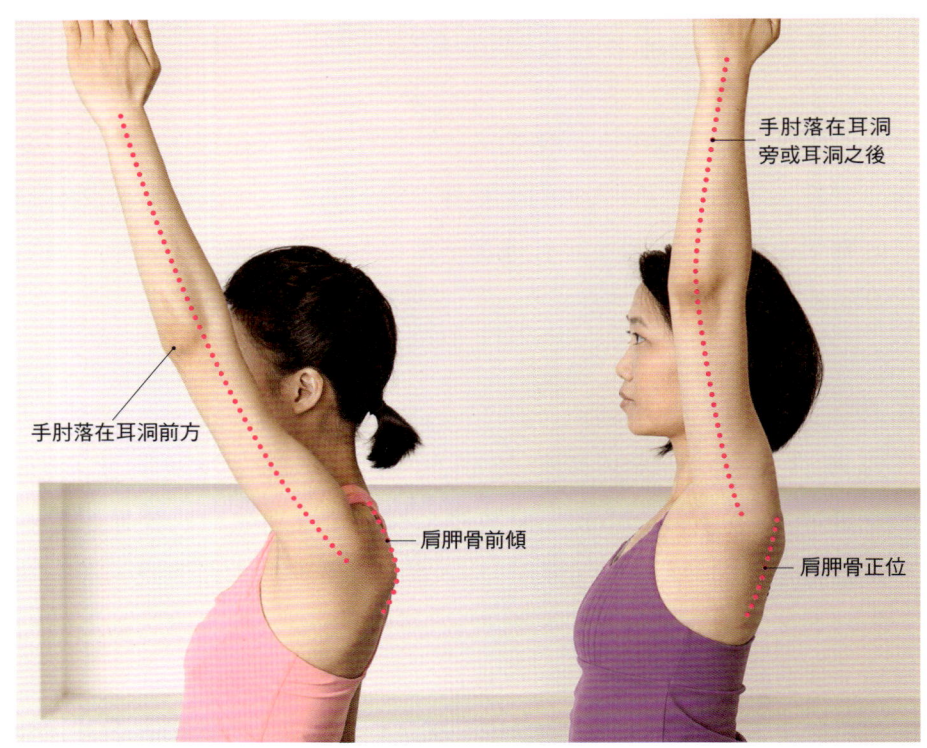

手肘落在耳洞前方

手肘落在耳洞旁或耳洞之後

肩胛骨前傾

肩胛骨正位

胸小肌太緊會導致肩胛骨前傾，使得肩關節不在正位，手臂無法高舉。

小測驗

胸小肌在哪裡？

分析：胸小肌 (Pectoralis minor) 位在胸大肌的裡層，右手放右腋下朝鎖骨方向推進再朝肋骨壁按即可按到。胸小肌起點位在第 3-5 根肋骨，終點位在肩胛骨的喙狀突，其下穿越鎖骨下動脈和靜脈，臂神經叢也伴隨其中穿至手臂，也就是手臂重要的管路都經過胸小肌，一旦變緊容易造成手臂會麻，手指會脹等症狀，吸氣也吸不順的症狀。

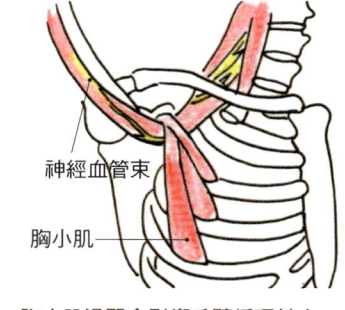

神經血管束

胸小肌

胸小肌過緊會影響手臂循環甚大。

6.4 舞王式練過頭 小心肩關節不穩定

十幾年前瑜伽醫學風氣並不興盛，柔軟即是王道，人們只在乎體位法的完成式，至於體位法的練習過程是否安全很少人重視。我曾看到一位瑜伽前輩，她可以雙手互扣當跳繩，可見她的肩關節有多靈活，她甚至可以做猴王式 (Hanumanasana)，即下半身前後劈腿。

但她下半身是猴王式之後，上半身後彎，雙手抓腳跟變化為舞王式，能做出猴王的下半身再結合舞王上半身的變化式，她簡直是大家心目中的瑜伽之神。在眾人讚嘆聲中，我只看到腋下凸出像魚鰭一樣的東西，「天啊，那是肩胛骨，肩胛骨竟然凸出這麼明顯。這樣安全嗎？」心中很大的問號。後來她才告訴我，欲練神功必先鬆肩胛骨，肩胛骨一開，自然能鬆動所有的肩關節。她熱心分享密技，在場者無不心悅誠服。在當年，只要能做出別人做不出的體位法，自然就成為別人眼中的瑜伽之王。後來，過了幾年，輾轉聽到她的消息，她消失了，聽說現在飽受脊椎滑脫及疾病之苦，不願再和瑜伽界的友人連繫，就此音訊全無。

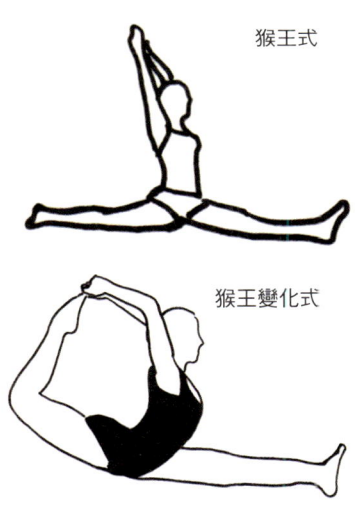

猴王式

猴王變化式

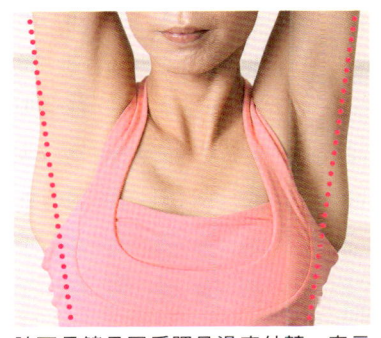

腋下長鰭是因肩胛骨過度外轉，表示令肩胛骨彼此集中的菱形肌無力。

舞者跳過頭 肩膀全廢掉

　　後來，又看到一位舞者因職業傷害轉任瑜伽老師後，也出現同樣的問題，才發現這種體質過軟的人做舞王式，很容易出現肩胛骨過度外轉的窘況。她們兩人的肩膀只要一動就會咔啦作響，起初不以為意，甚至引以為豪。直到醫師向舞者警告，不要再練習舞王式，否則將來手臂會無法上舉，韌帶會愈來愈鬆，將來手會廢掉，全身無法動彈。醫師建議，立即強化肩胛骨集中收縮的強度，每天都要平躺臉朝下，上半身離地，雙手水平張開，如此就可以強化肩胛集中收縮的能力。她在練的，其實就是大小菱形肌。

　　這兩個人的體質都好軟，像麻薯，肩關節囊過鬆可以輕易地做出像半脫位的動作，長期拗來拗去，肩關節的韌帶已經變鬆，醫師警告的目的是，韌帶是固定肱骨頭使其在肩胛盂窩中轉動，否則肩胛骨的關節盂唇會因不當的轉動導致邊緣磨損，肱骨容易脫位，也就是說肱骨頭必須在球窩中心轉動。下回看到別人表演高難度，不用太羨慕，或許他是因為體質異於常人才能如此，異人多半有異於常人的難言之隱，只是我們不知道罷了。

肩盂唇能加深肩關節的穩定性

　　肩膀在動的時候，為何要小心，不要濫用，就是因為肱骨頭本來就很容易掉下來，就像公用電話的電話筒一樣，不小心就掉下來，還好，肩關節有多一個肩盂唇 (Labrum) 的纖維軟骨環構造，可以加深肩胛盂窩 (Glenoid cavity) 50% 的深度。

　　此外，正常狀況下，肩關節腔呈現負壓狀態，可使關節囊增加肱骨固定在肩胛盂窩的能力，就像吸盤一般可以穩穩地吸住肱骨頭，避免

其脫位。

　練習瑜伽時，特別要記得，肩關節穩定的力量，最主要是來自肩關節的旋轉肌群，也就是肩胛骨周邊的肌肉，若自己身體的核心肌群沒有練得很強烈，再加上肩膀周遭的肌肉也無力，就練習用手撐地的動作，如烏鴉式、手倒立式等等，容易因肩關節不穩定而傷及手腕，時間一久，長期超乎肩關節最大活動角度時，就容易造成肩關節的不穩定性，造成肩膀只要一動，就會有聲響。

肩胛盂窩正面觀

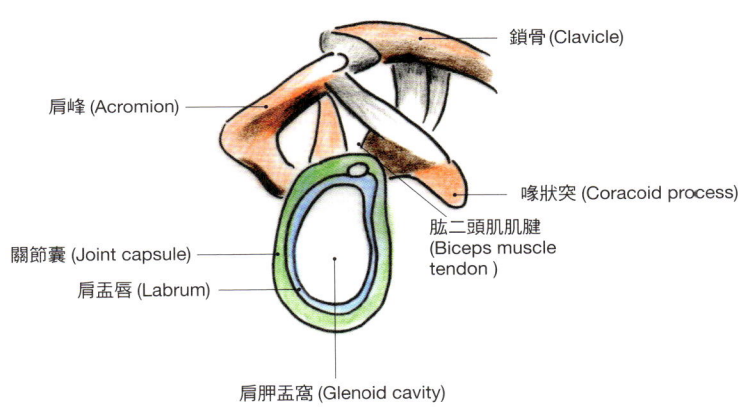

鎖骨 (Clavicle)

肩峰 (Acromion)

喙狀突 (Coracoid process)

肱二頭肌肌腱
(Biceps muscle
tendon)

關節囊 (Joint capsule)

肩盂唇 (Labrum)

肩胛盂窩 (Glenoid cavity)

6.5 為何肩關節最容易前側脫臼

常聽到有人打籃球打一半，肩關節脫臼，沒錯，肩關節很容易脫臼，而且多是**前側脫臼** (Anterior dislocation)，尤其是不當出力使得肩盂窩內肱骨頭向前脫位。

當手臂外展 90 度，再外轉肱骨時，後方來一個撞擊的力量，將迫使肱骨頭向前衝，衝破肩關節前側的韌帶，多半是車禍或是意外事故引起較多。一般日常生活不太容易發生，因為肩前側有**盂肱韌帶** (Glenohumeral ligament) 保護得很好，而且兵分三路，分別是上、中、下盂肱韌帶（見下圖）。

手臂過度後伸也很危險

人的手，往前伸很容易，往後伸就很困難，排隊時，你可以輕易碰到前面的人的肩頭，但手要後伸到碰到後面那個人的肩頭，絕對不可能，除非駝背，手才容易往後搆。這個手臂後伸的動作稱為**肩關節伸展** (Shoulder extension)，一般人頂多 40 度，所以游泳選手入水之前的預備動作，都會先屈膝，再將雙臂後伸，但這個動作須要胸肌和背肌有彈性方能不牽制手臂的後伸角度。

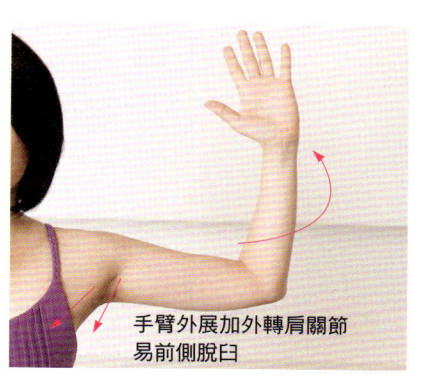

手臂外展加外轉肩關節
易前側脫臼

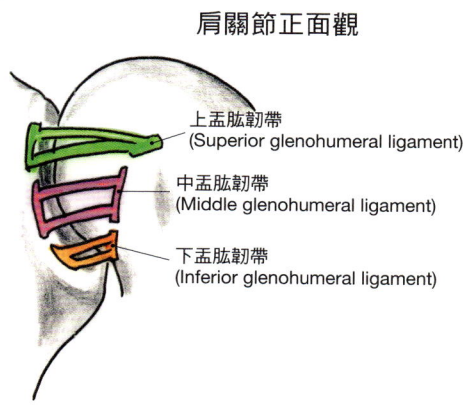

肩關節正面觀

上盂肱韌帶
(Superior glenohumeral ligament)

中盂肱韌帶
(Middle glenohumeral ligament)

下盂肱韌帶
(Inferior glenohumeral ligament)

如何安全練習前彎反手式 Prasarita padottanasana C

分析：瑜伽的手臂後伸動作幾乎已經超越一般肩關節的正常極限，因此有兩種人容易受傷：一是肩關節過度鬆弛者；二是肩關節正常者，在做前彎反手式時，反而容易因過度加壓而受傷；肩關節太緊者因根本下不去，在練習時反而很安全。

站姿前彎反手式 (Prasarita padottanasana C) 體位法之所以容易受傷，多半是因不當的加壓，有些會直接加壓手腕令手臂觸地，會有以下兩大風險：一是肱骨在後伸時，肱骨並沒有隨時處在肩盂窩的圓心，這時容易擠壓肩盂唇邊緣造成軟骨磨損，二是盂肱前側韌帶壓力過大，易造成肩關節前側脫臼，對方會感到肩頭很緊繃。這個動作事前若沒有先放鬆背肌和胸肌，兩條肌肉緊繃會限制肱骨的活動，愈壓反而愈慘。

聰明的調整技巧是：先輕輕地握住對方的手腕後，朝肩頭輕推，讓肱骨頭滑回肩盂窩，再輕輕下壓，這時肱骨在肩盂窩中滑動，阻力自然變小，反而容易做到。多一個小動作，可以減少肩盂唇軟骨的磨損，也避免盂肱韌帶的拉扯。但若能事前放鬆上述所提的肌肉，會更容易進入狀況。

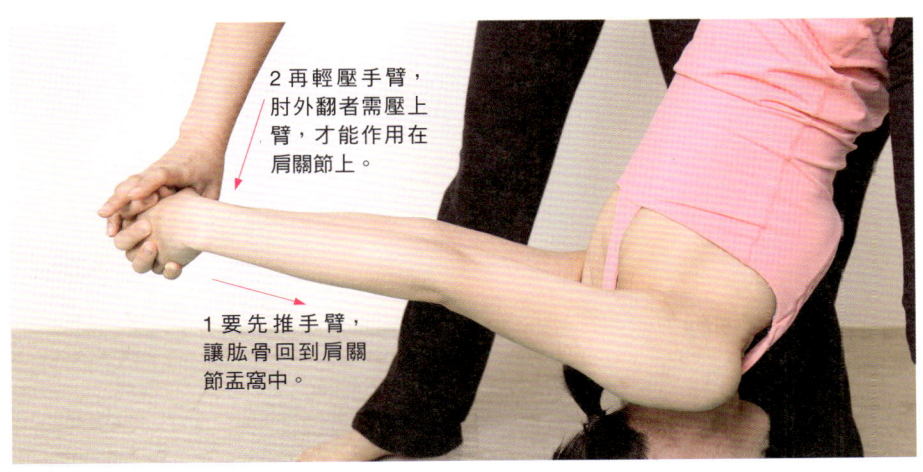

2 再輕壓手臂，肘外翻者需壓上臂，才能作用在肩關節上。

1 要先推手臂，讓肱骨回到肩關節盂窩中。

6.6 肩膀轉動的祕密——旋轉肌群 v.s. 肩內轉和肩外轉

肩膀不是只能舉起來而已，它最重要的功能是轉動。像是拉公車吊環，即是肩外轉的動作；背後抓癢的動作則是肩內轉。

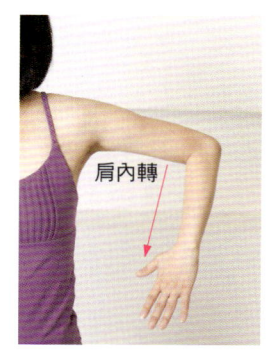

肩部能旋轉，有賴**旋轉肌群**的運轉，其由 4 條肌肉像泡泡袖一樣包覆在肩頭，又稱為**旋轉肌袖**（Rotator cuff）。

它最主要功能在手臂活動時，保持手臂肱骨能穩穩地卡入肩胛骨外側的肩胛盂窩中。當肩關節在活動時，它能將肱骨下拉，保持肱骨在肩盂窩中轉動。這很重要，否則肩關節容易因過度轉動，但若不小心偏離盂窩軸心而受傷，就像洗衣機洗久底盤因受力不均而發出**轟轟**的聲音，洗衣機可買新的，但受傷的肩關節可不行。

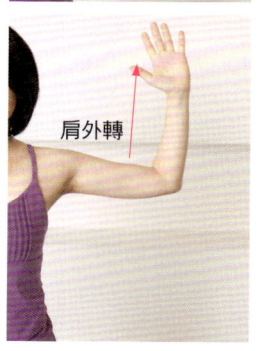

認識旋轉肌群

旋轉肌群是由 SITS 字母組成，像泡泡袖一般從上到下、從前到後，包裹住肱骨，讓肱骨能順利地在肩胛盂窩中活動，就像鋼筆筆尖下的鋼珠一樣。

Supraspinatus **棘上肌** — 由肩胛骨棘上朝下包住肱骨

Infraspinatus **棘下肌** — 由肩胛骨棘下往外包住肱骨

Teres minor **小圓肌** — 與棘下肌一起包住肱骨

Subscapularis **肩胛下肌** — 由肩胛骨腹面包住肱骨

旋轉肌群可保持
肱骨的穩定性

棘下肌 Infraspinatus

外旋上臂，維持肱骨頭在肩胛骨的關節盂窩，是肱骨強力的外轉肌。天宗穴位在其上，是上班族常見痠痛點。

棘上肌 Supraspinatus

起動並協助三角肌外展上臂。當手上舉，肩頭會痛時，棘上肌多半過勞，它也是運動不當時，最容易受傷和痠痛的肌肉。

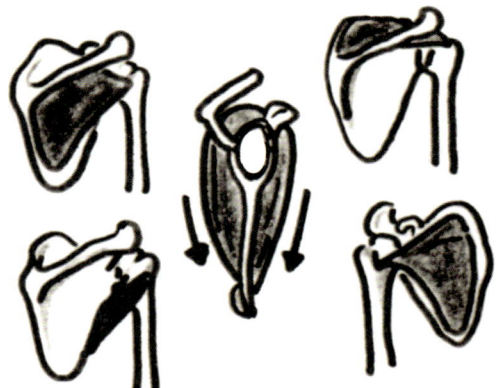

小圓肌 Teres minor

外旋並內收上臂，協助棘下肌維持肱骨頭在肩胛骨的關節盂窩。位在腋下肩胛外側緣，容易痠痛。

肩胛下肌 Subscapularis

內旋及內收肱骨，位在肩胛骨的腹面。按住腋下朝內側按的同時，做肩內轉動作即可觸摸到。若這條肌肉痠痛，會影響手臂上舉能力。

旋轉肌群能避免肱骨磨損肩盂唇

從外側觀察肱骨頭和旋轉肌群之間的關聯，就會明白旋轉肌群的重要性，特別是肩胛骨腹面的肩胛下肌。

仔細研究負責肩外轉有三條肌肉，但負責肩內轉只有一條肩胛下肌，一般人較忽略的肌肉，但它卻很重要，它和肩胛背側面的旋轉肌肉相互合作能讓肱骨頭始終在肩盂窩內轉動，避免肱骨磨損肩盂唇。

小測驗　**如何找出最易受傷的棘上肌和棘下肌？**

肩膀的旋轉肌群中最易受傷的是棘上肌，其次是棘下肌。可將大拇指朝下，手臂從身體前外側 45 度方向舉至水平，此角度僅棘上肌出力，若產生疼痛，表示棘上肌受傷（圖一）。棘下肌為主要的肩關節外轉肌，肌肉呈三角形分布，不同的肩關節外展角度用到不同的纖維收縮。可試著將手肘靠著身體，手臂向外旋轉，若產生疼痛，表示棘下肌受傷（圖二）。

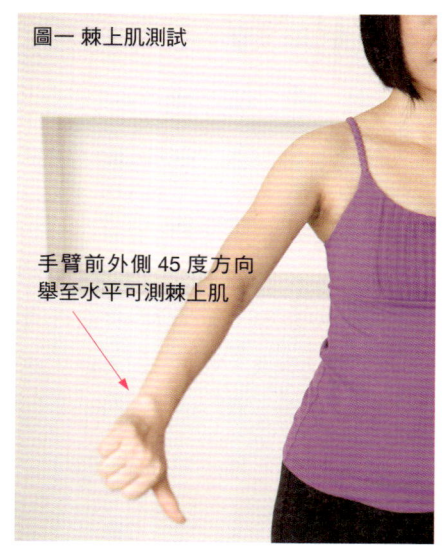

圖一 棘上肌測試

手臂前外側 45 度方向舉至水平可測棘上肌

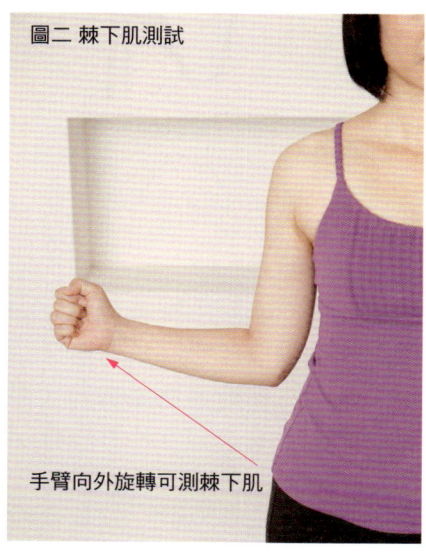

圖二 棘下肌測試

手臂向外旋轉可測棘下肌

能在背後上下互扣雙手嗎？

分析：這個體位法可用來檢查旋轉肌群。一般來說，右手在上會比較好勾住下方的手，特別是右撇子者。因為右手在工作時，右側胸大肌和肩胛下肌比較緊，做肩內轉會吃力，但右手上舉是肩外轉，會比較輕鬆。

若換左手在上，奇怪，就很難抓到下方的手，往往需要毛巾輔助。為何如此？因為左手這時做肩外轉，十分吃力，是因為平時左手都在做肩內轉的動作居多，例如：用右手寫字時，左手在背後抓癢，這些生活中的小動作，無形中強化了左右兩手不同的肩部旋轉功能，因此在測試時，會發現幾乎大家都是同樣的問題，因此大家的肩痛總是痛在膏肓穴或是肩外俞、肩井穴等常見穴位，也就不意外了。

有空多伸展右側胸大肌，同時多按摩右腋下能改善此一狀況。

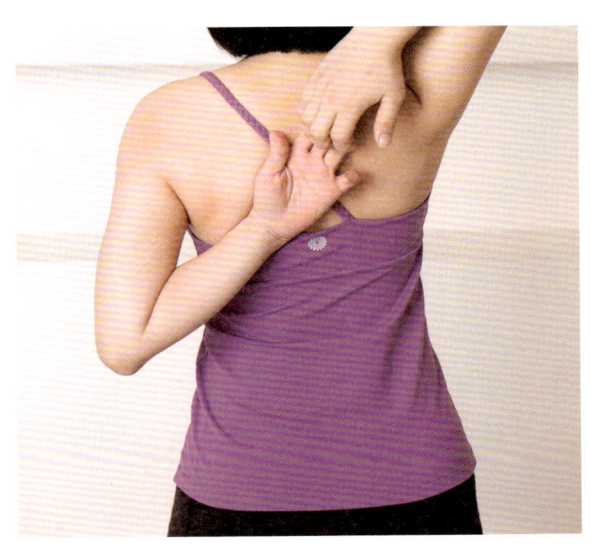

6.7 手是如何舉高？認識肩膀的生物力學

當手沒有問題時，根本不覺得肩膀很重要，一旦手無法舉高，才發現奇怪，肩膀會痛，是的，手舉不起來一定是肩膀有問題，什麼問題？很簡單，過勞。肩膀的肌肉太累以致於一動就痛。

肩膀分為穩定和活動肌群

肩膀的肌肉可分為兩大部分，一是穩定肩胛骨用的，二是吊起手臂用的。現分析如下：

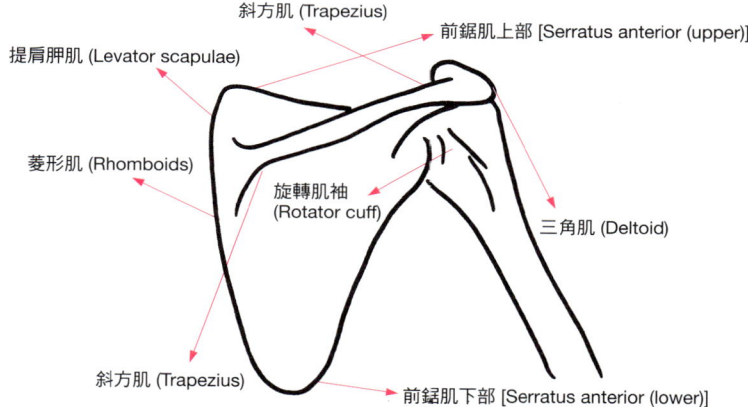

斜方肌 (Trapezius)
前鋸肌上部 [Serratus anterior (upper)]
提肩胛肌 (Levator scapulae)
菱形肌 (Rhomboids)
旋轉肌袖 (Rotator cuff)
三角肌 (Deltoid)
斜方肌 (Trapezius)
前鋸肌下部 [Serratus anterior (lower)]

■ 肩關節穩定肌群

肩胛骨是平行於胸廓，一定要有肌肉去固定並轉動它，因此穩定肩胛骨肌群的起點在脊椎、肋骨、頭部。例如：前鋸肌、斜方肌、菱形肌、提肩胛肌、胸小肌等等。

■ 肩關節活動肌群

手臂要吊起來，一定要有肌肉來出力，活動肌群的起點位在肩胛骨和鎖骨，終點在肱骨。例如：三角肌、肱二頭肌、旋轉肌群、肱三頭肌。

手臂上舉的活動機轉

　　手臂要向上舉高，不是單一關節或是單一肌肉可以完成，必須所有的肩關節以及相關肌肉的共同參與，才能輕鬆地上舉手臂。平時就要確保肩關節的最大活動範圍是正常，才不會年紀輕輕就得了五十肩的毛病。

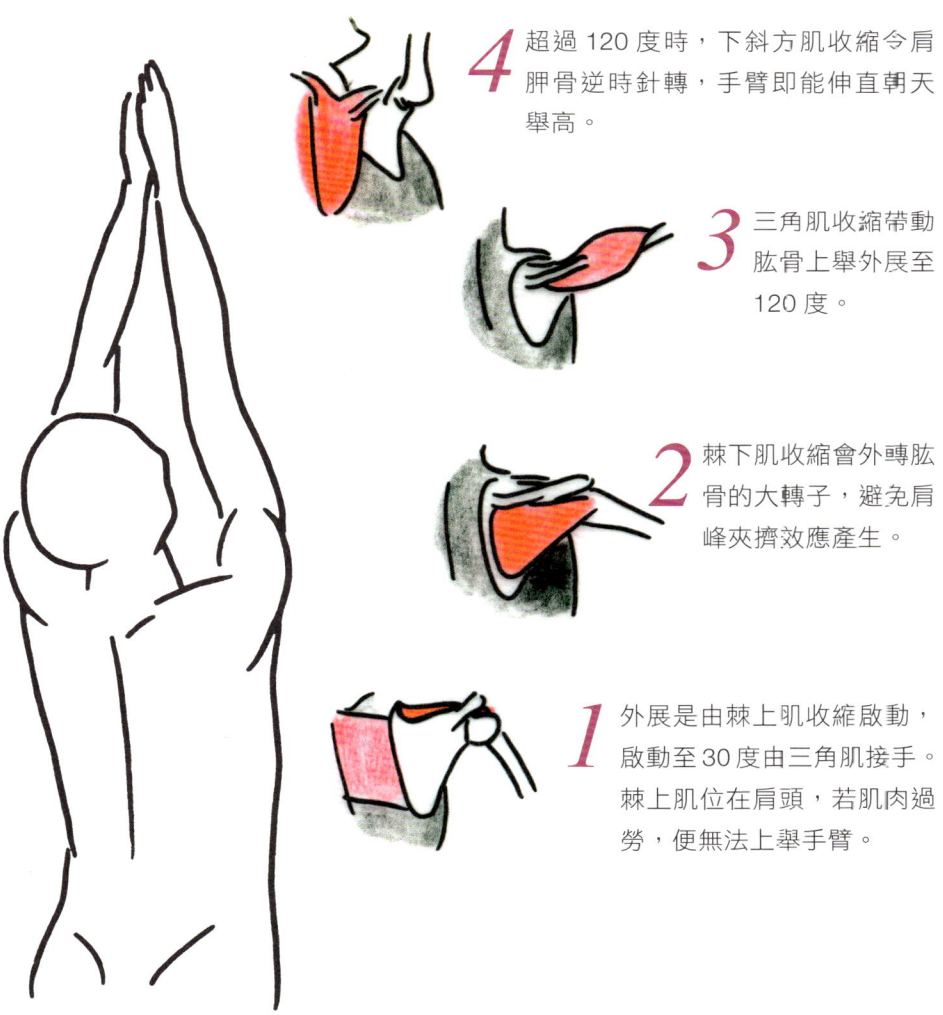

4 超過 120 度時，下斜方肌收縮令肩胛骨逆時針轉，手臂即能伸直朝天舉高。

3 三角肌收縮帶動肱骨上舉外展至 120 度。

2 棘下肌收縮會外轉肱骨的大轉子，避免肩峰夾擠效應產生。

1 外展是由棘上肌收縮啟動，啟動至 30 度由三角肌接手。棘上肌位在肩頭，若肌肉過勞，便無法上舉手臂。

6.8 練習正確舉手──避免肩峰夾擠症

手無法舉高，人生變黑白，真的很悲慘，日常生活的打理使不上力，就好像被人廢了武功一樣，就拿無法自行穿脫衣服這件事來說，想來就可悲。這種極為隱私的事還要旁人來協助，人生不黑白也難。

舉手是有學問的，一般人是舉到快 60 度就會痛，這就是常見的**肩峰夾擠症 (Shoulder impingment)**。角度介於 60-120 度的外展動作會產生疼痛症狀，醫學上稱為**痛弧 (Painful arc)**。原因就在於棘上肌經過肩峰下腔，想像它是小山洞，棘上肌就是小火車，山洞的天花板有個緩衝墊，就是**滑囊 (Bursa)**。

問題就出在肱骨頭有個大結節構造，在手臂上舉時，剛好會夾擠從山洞出來的棘上肌，造成棘上肌和**滑囊 (Bursa)** 受壓迫，久而久之，就會產生**滑囊炎、肌腱炎**，嚴重時會有肌腱鈣化現象，甚至有斷裂的可能。很多釣客長年累月甩釣桿，結果有一天突然肩頭劇痛，手臂無法動彈，才知道自己的棘上肌出問題，但不是發炎，是肌腱鈣化，症狀是肩膀抬舉時會痠痛，尤其是側抬時更明顯，有時抬到一半時，好像被卡住，再往上抬又沒問題。不處理會引發五十肩或滑液囊炎等症狀。

小測驗　**手往上舉時，鎖骨如何轉動？**

分析：手往上舉時，將手指放在鎖骨，會發現鎖骨朝內轉動時可提升手上舉的角度。鎖骨一旦骨折，會影響手臂外展上舉的能力。

認識肩峰夾擠症 (Shoulder impingment)

肩胛骨頂部的「肩峰」下方和肱骨間會形成一個通道，裡面有棘上肌肌腱及滑囊組織，由於通道空間變小，導致肌腱及滑囊組織在活動時會產生碰撞及摩擦夾擠，進而造成軟組織發炎與疼痛。

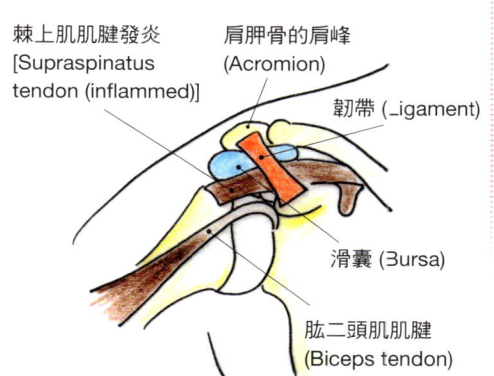

棘上肌肌腱發炎
[Supraspinatus tendon (inflammed)]

肩胛骨的肩峰 (Acromion)

韌帶 (Ligament)

滑囊 (Bursa)

肱二頭肌肌腱 (Biceps tendon)

小測驗　你知道要如何正確舉手嗎？

　　方法很簡單，圖一是掌心朝上，圖二是手臂側舉外展時，須外轉手臂，轉開肱骨的大轉子，棘下肌也會將肱骨向外向下拉，避開肩峰夾擠效應。圖三手臂上舉時，肘關節能置於耳後。

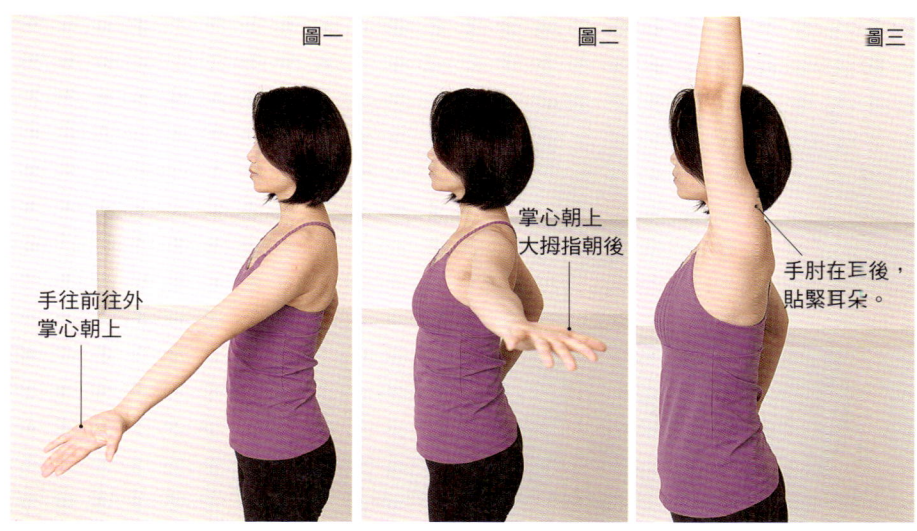

圖一　圖二　圖三

手往前往外
掌心朝上

掌心朝上
大拇指朝後

手肘在耳後，
貼緊耳朵。

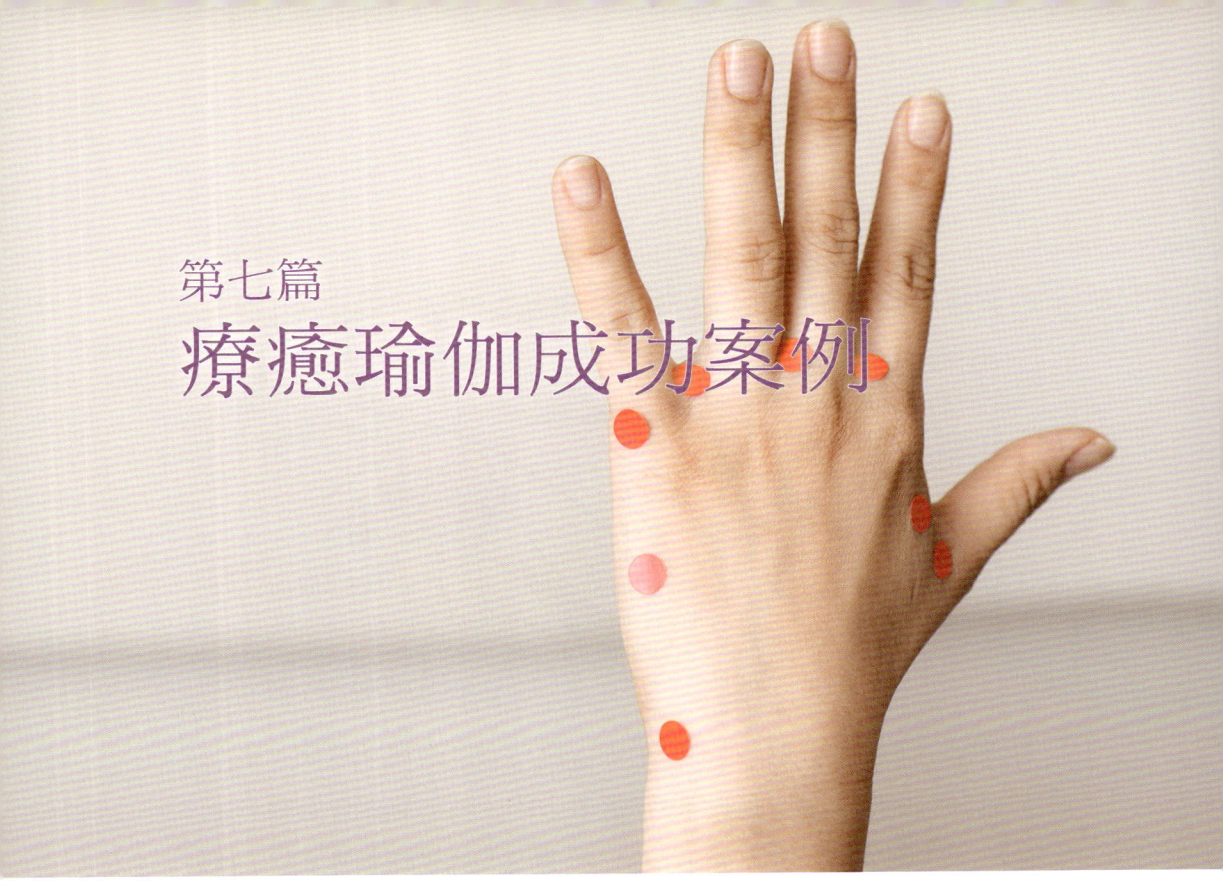

第七篇
療癒瑜伽成功案例

Teacher Judy is truly a talented person who has fixed by neck and my upperback. I've been having serious neck pains that keep me awake all night.

I've tried many different types of chinese doctors but they never had the solution. They would massage my whole body but wouldn't find the root of the problem for my neck.

Teacher Judy specializes in finding the root cause and focuses all her energy in fixing it. She truly is the best I've had and now I can finally sleep well at night!

一封來自學生的信，他的故事就在 7.1 的真實案例，他最有名旳名言就是：睡覺是一件很危險的事，Judy 老師。這句話，我到八十歲都會記得，它提醒我要不斷地在療癒瑜伽這條路上努力。謝謝你，同學。

7.1 打球打過頭──肩頸手臂統統都要放鬆

落枕，是一般人最常見的肩頸問題。肩頸僵硬，轉動到某一個角度，就會痛，甚至無法好好入睡，一睡沈隔天一早便又發作。有位學生長年落枕不說，所有肩頸痠痛相關症狀，他都有。他表示已經很久沒有好好一覺到天亮，原因是：睡覺很危險，常常半夜被痛醒。

這樣的悲慘人生，經過近一年的療癒課程，臉上再次綻放燦爛笑容，「睡得很好，脖子只剩下左邊往後看再有點後仰，有一點點感覺。」不錯，愈來愈好，以前是脖子僵硬，轉那個角度都會痛，老實說，放鬆他的手臂和肩頸，讓我自己的手都因使用過度而肩頸痠痛，這時方能親身體會他的痛。「超難過，脖子卡卡的，轉的時候會有聲音，某個角度一壓到就會有刺痛感，Judy 你知道我在說什麼嗎？」

感謝同學讓我學習很多，重新審視手臂和肩頸肌群重要性，以及彼此的關聯性。他還教會我經絡的重要，由於他本人內觀功力深厚，只要一放鬆，就能感受到氣滯處有氣動現象，例如：手腕若痠痛，他一放鬆後就會不由自主地甩動，仔細檢查，果真有很細微的肌肉緊繃，一揉開放鬆，他再次靜心去觀照，手就不動了，放鬆垂下。面對這樣的現象，現代醫學很難解釋，但經絡學說卻能點出其中的奧秘。

真實案例 **得了籃球癌的帥哥**

「他，唉！真的好可憐，兩年來買了很多個枕頭，但都無法好好睡到天亮。你要幫幫我的寶貝兒子！」這位媽媽是我的學生，她最心疼兒子的肩頸問題，一直勸兒子來學瑜伽。但這個兒子曾學過瑜伽，對瑜伽的印象就是「老師在前面示範，我人在後面，自己做自己的，也看

不太清楚，也不曉得做得對不對，很怕肩頸愈練愈痠。」

有一天，這位帥哥終於來了，但他無法做下犬式，手腕會痛；無法雙手上舉，肩頸會痛，類似伏地挺身的平板式更是不行，隔天手會廢掉。他，根本沒有辦法上瑜伽課，手臂過勞到手腕無法承重，愈練只會愈糟糕，必須先從療癒舊傷開始。

他的肩頸肌肉勞損嚴重，沈痾已久，後來一聊，果然又是一個運動狂，得了籃球癌和網球癌，「沒打球，會死！」他說。我心想，身手雖無 NBA 的水準，但受的傷可是 NBA 級的。從小就是 ABC 的他，什麼療法沒用過，他分析「國外的復健強調要不斷地運動才能好。國內的推拿，按一按，有鬆，但不會變好。」

年輕的他，體能很好，胸大肌結實，二頭肌嚇人，外表很 man。曾經獨自一人環遊世界，「Judy，我想他在外頭餐風露宿，一定是這樣把身體給搞壞的。」他媽媽有感而發。後來才知他是背包客，扛著幾十公斤重行囊浪跡天涯。難怪一回家之後，肩頸痠痛不已。

他的問題，集肩頸痠痛之大成。從手腕轉動有聲音啵會卡住不輪轉，到大拇指無法做數鈔票的動作、手腕無法提重物、開車時肩膀痠；也無法抬頭看照後鏡，因為後頸會痛；洗頭無法超過一分鐘，因為手會痠；脖子向左後轉時，整條手臂會因神經壓到而突然騰空飛舞。肩頸會痛。睡覺時脖子固定一個姿勢太久會被痛醒。早上起來時，必須很小心，肩頸僵硬到無法出力。落枕那可是家常便飯。最大的心願是，好好睡上一覺。

分析：

這個 ABC 同學，講話很直接，從不拖泥帶水，他曾認真地問「為何你的方法會按到手臂，對我很有幫助，可是我的推拿師都不採用呢？他只按

我的背，從來不按手，西醫也只認真看我的肩頸，開藥並要我去復健，熱敷、電療、短波，做了一陣子是有比較好一點，但只能維持那個樣子。為何每個人都只用他那一套？不能融合各家手法來幫我呢？他們都不認為肩頸痛和手臂有關，但只要一放鬆手臂，還真的是有效。」

那一套，叫做自家本領，又稱為專業。術業有專攻者，最怕墨守成規，瑜伽老師也是一樣，很容易犯「專業傲慢」。忘了先觀察學生的整體，包括肌肉彈性及關節活動度，以及腹部內核心的力量，並仔細詢問痠痛的部位以及慣性動作模式，最後再提供替代式的瑜伽動作，以放鬆、伸展、教育、強化四大步驟逐一進行療癒課程。

他的問題是，體態看似強壯但實際上是體質過度柔軟，腹部無力，打球時用到太多手臂力量，沒有善用軀幹轉體力道，長期下來，上斜方肌緊繃壓迫肩頸交界角；不打球時長期低頭玩手機，背駝、下巴縮，再加上左手拿手機、右手滑的小動作，典型的含胸關肩姿勢，長期下來屈頸肌、胸大肌、斜方肌緊繃，一緊脖子就變得不靈活。雞脖子就是因為肉小又細，所以沒人愛啃，人的脖子也是一樣，由很多小肌肉組成，才會如此靈活。

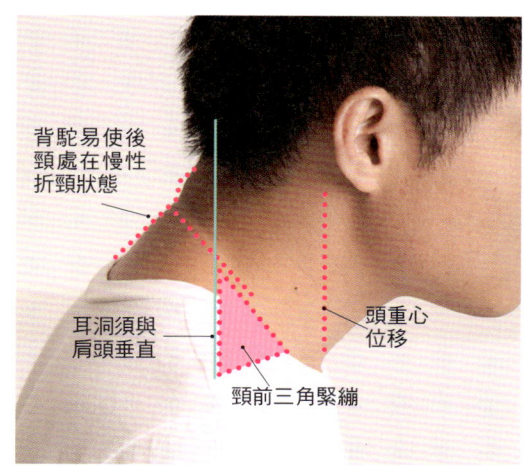

背駝易使後頸處在慢性折頸狀態

耳洞須與肩頭垂直

頭重心位移

頸前三角緊繃

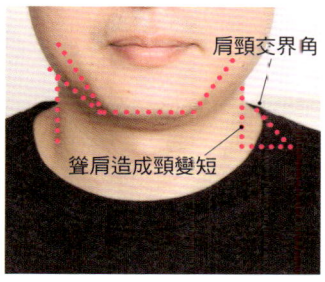

肩頸交界角

聳肩造成頸變短

身材壯碩的男生若長期低頭冠頸，會造成肩頸交界角痠痛，後頸也容易有摺痕，顯示該處頸椎壓力大，日後易長骨刺。

197

解剖學重點

脖子一旦轉得不靈活，就意謂著肌肉的協調性出問題，拖久了，就變成「落枕」。輕者數天內可自行緩解，嚴重者一轉動，疼痛感就會出來，脖子整個卡住。輕輕撥弄這些肌肉，就好像在撥鋼弦一樣，啪啪啪很清楚，這樣的肌肉硬得像鋼弦，只要一壓到就會刺痛，久了就會後頸麻麻的，一吹冷氣整個肩頸就會很不舒服，如芒刺在背，欲除之而後快。

此外，胸大肌、肱二頭肌過度發達，脖子整個都要沒入肩頭裡，他只要一往左轉再後仰脖子，馬上壓迫手臂神經，同時發出慘叫聲，整條粗壯的手臂瞬間在空中飛舞，怪嚇人的。檢查右手肱二頭肌和肘內側，左手則是肱三頭肌和肘外側，一按又失控鬼叫，原來他每天狂練三分射籃，搶球又搶得凶，導致這些手臂肌肉必須做很精細的調控，這才是痠痛的主因。「因為我想贏對方，而且打球時不痛，是下場後才會痛」，心態不改，舊疾加新傷是很難好的。

玩手機也是造成手腕轉動會痛的主因，長時間左手拿手機，右手滑來滑去，造成他兩手的手腕的肌肉都過度緊繃，有時轉動手腕會聽到卡一聲，仔細檢查小手臂的肌肉，才發現其深層的屈指肌群都過勞，一按就痛，他自己也很意外，為何這麼痛。他的問題算是複雜，從手指一路到肩頸的肌肉，都呈現過勞，不從手指開始放鬆，他的肩頸痛是很難好的。

現在，他比較能夠好好睡上一覺，也不容易失眠，脖子卡卡的狀況改善很多，手臂的肌肉已放鬆得差不多，再配合瑜伽適度的伸展和動作，「現在好很多，Jesus」他說。

對他來說，若只按摩肩頸和背部，效果恐怕有限，麻煩的是，習慣長期低頭玩手機，習性不改，肩頸痠痛恐怕是不容易斷根的。

7.2 五十肩的神射手——請先放鬆腋下和胸大肌

很多人都有五十肩的初期症狀，但臨床上未必真是如此。很多狀況看起來很像，但其實只是單純肌肉過勞引起，肩關節囊並沒有粘連或發炎，這種假性的五十肩症狀，若能及時療癒，肩膀很快能恢復正常功能，拖久了就會弄假成真。但問題是，要如何療癒過勞的肌肉，它在哪呢？一般而言，痛會痛在後上背，多數人去按摩或是推拿也僅是針對背部，少有人針對前胸和大手臂肌肉，而解藥就在此。

真實案例 **無法拉公車吊環的飛天小女警**

這位同學的職業令人肅然起敬，她是執法人員，而且還是配槍執勤的特勤人員，超酷！女性，年紀約四十出頭，長期勤練柔道過肩摔，再加上父親中風臥床十年都由她揹上揹下，在父親去年往生之後，才有機會好好喘息。有一回在舉槍射擊時，發現肩膀卡卡的，才驚覺自己的手臂無法上舉，至多只能屈肘舉到頭頂，再往上舉，後背膏肓處就痛。她在上過一堂輪棒瑜伽後表示，「之前連拉公車環都舉不上去，後來上完課後，已經拉得到公車吊環，但射擊需要穩定的肩膀和靈活的手臂，肩痛對我困擾很大。」

分析：

她的問題其實就是西醫口中的「五十肩」，典型肩頸痠痛案例。問題出在肩頸和手臂。她的困擾是手臂無法上舉，手臂往後伸，也很困難。一般復健程序她很明白，原來家裡有人是醫師，「那你還來？」我很好奇地問。「就是因為這樣才會來，想試試看有沒有更好的方法。」和時

間賽跑的她，很為年度的射擊檢定而煩惱。

　　第一堂課的輪棒瑜伽特地找她當示範，輪棒輕輕一輪下去，她這才發現右臂全都廢了，特別是上臂的肱二頭肌和胸大肌以及肩胛骨外側緣的大小圓肌以及肱三頭的起點，「我真的很能忍，但也未免太痛了吧！」肌肉使用過度導致過勞當然會痛，痛表示有救，至少是肌肉的問題，好解決，若是肩關節囊發炎或是相關組織粘連，問題大了。

　　像她抱怨手無法舉高，原因出在腋下肌肉太緊，一緊，手就無法上舉。這時手若不斷往上做爬牆動作，肩頭勢必疼痛，因為要更出力，一出力像棘上肌、上斜方肌、提肩胛肌等提肩肌群就會過勞，他們平常就已經過勞出現痠痛點，現在腋下肌肉又來扯後腿，怎會不痛，最痛的地方是膏肓穴。拚命按摩肩頭和上背是一般正常的手法。但真正的幕後元凶其實是平常最不會痛，但一按下去汗都冒出來的部位。不在背部，就在前胸的胸大肌，上臂的肱二頭肌、喙肱肌，腋窩的闊背肌及前鋸肌以及肩胛骨的外側緣等等。

　　也就是説，要做手爬牆動作之前，若能先放鬆手臂和腋下的肌肉，就可以很輕鬆完成爬牆的復健動作。陸續上完幾堂課後，她的手已經可以高舉過頭，雖然無法打得很直，但她已經有信心可以自我練習。方法正確，再加上勤快練習，是決定五十肩能否好轉的關鍵。

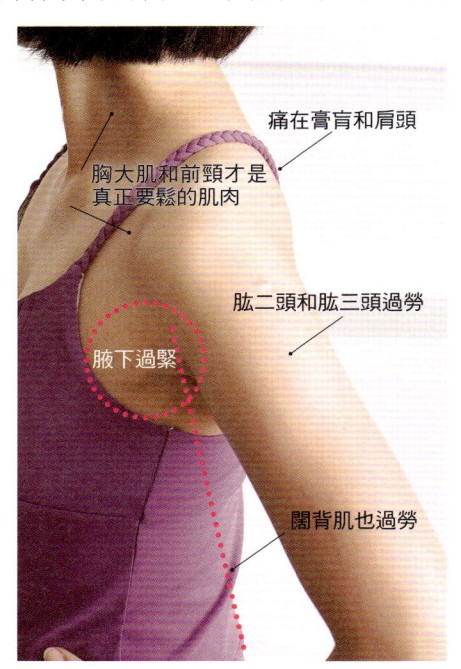

痛在膏肓和肩頭

胸大肌和前頸才是真正要鬆的肌肉

肱二頭和肱三頭過勞

腋下過緊

闊背肌也過勞

解剖學重點

五十肩又名**冷凍肩**，就是肩關節活動困難，除了少部分真的要動刀之外，大部分的原因在於肩關節周圍的肌肉出現僵硬，導致肌肉協調性變差。一般會將重點放在肩胛骨周遭的旋轉肌群，但療癒瑜伽會先放鬆與肩頸相關的肌肉，而且從最遠端的肌肉開始。由手臂開始一路往上放鬆到前胸和腋下，會痛的肩頸和上背反而儘量少出力，用力不當，反而容易發炎。

肩關節的活動機能障礙，多半是因為肌肉協調性出問題，使得肩關節無法順利運轉，特別是肩胛骨，連動了十多條肌肉。大乳肉主關節活動，如：胸大肌和肱二頭肌因長期固定一個姿勢而過勞，大肌肉一變緊，肩胛骨運轉就更不順。

此時肩頸的小肌肉主動作的穩定和持久性，如提肩胛肌、棘上肌等，也因長期聳肩等不良姿勢而過勞，又加上平時可能要做微細的手部動作，如：打字或是操控機械等等，平時已經累得要死，這時卻要它們扮演轉動肩胛骨這個大轉盤的功能，折騰久了又不保養之下，當然會肩膀痠痛。

7.3 以為得腦瘤的頭痛──原因出在肩頸手臂循環不良

　　很多人深受頭痛的困擾，看病也找不出原因，老實說，頭痛的原因百百種，醫師也很難指出確切原因。但很多人忽略頭痛與肩頸的相關性，頸部是輸送血液到頭部的重要管道，一旦肩頸變緊就會造成腦部血流不順，長期下來就容易造成頭痛，就像戴了一頂超小的安全帽，緊到血管陣發性的收縮，那股波動就像在腦內打雷一樣的可怕。這時，放鬆肩頸和手臂的肌肉，同時按摩頭部，再配合上大休息的深呼吸，就能達到腦部減壓的功能。

 **藍色星期一的頭痛症候群？**

　　這位三十出頭的年輕人，深受頭痛困擾，「那種痛和心跳一樣，一陣一陣在腦袋裡頭陣動，很痛，真的很痛，我真懷疑自己的腦袋長東西！」每到周一下午頭痛總會如影隨形，吃藥雖能抑制，但很擔心長腦瘤的他，做了核磁共振（MRI）及高階電腦斷層 (CT)，後來檢查都沒有事，但醫師對他這種血管性收縮所造成的疼痛，束手無策，也坦誠告知「頭痛原因有一百多種，很難告訴你是屬於哪一種原因造成。」他自己回想，一周大概會頭痛個兩三次，左肩頸處也會痛。後來才知道他老兄早已經練習瑜伽兩年多，仍無法解決這個老毛病。

分析：

　　有一部分頭痛的原因，和肩頸、手臂過於緊繃有關。他的肌肉太結實，結實到手臂肌筋膜變緊，尤其是左手比右手更緊。於是先從左手手指開始處理，他的左小指後谿穴很痛，這一點和肩頸痠有密切關係，再來手

臂伸肌群也痛，特別是左肘外髁部位，整個肱三頭肌也痛到受不了，肩胛的天宗穴和肩外俞也是痛到不行。尤其是，後頸部的枕下諸肌以及頭部某些穴點，也是痛。不按不痛，一按就痛，緊繃的頭部就像戴了過緊的安全帽，難怪會引發血管性頭痛，就是指血管收縮或擴張引 發的頭痛，感覺非常不舒服。

在幫他放鬆肌筋膜的過程中，他一路鬼叫：「難道別人都不痛嗎，Judy 老師」。其實，力道很輕，根本沒出什麼力。他的肌肉張力太強，就像氣球被吹脹一樣，這是典型男生練習瑜伽的身體，以肌肉的爆發力來練習瑜伽，反而練出一團肌肉，而不是以呼吸來引領身體。呼吸練習的身體，是將身體充氣成一個皮囊，在吸吐之間張合毛孔，二者練習的意境完全不同。

他的慣性動作就是左手會用力，因此無論是在做下犬式或是平板式，左手都較為吃力，因此左肩頸也變得僵硬，但從外表看來，他完全是陽光男孩，可是細細摸他的頸部，一條一條像鋼弦般的肌束隱隱浮現，他自己都聽得到聲音，感覺像在撥弦一樣。那天僅處理一隻手，後來他出國兩周，頭痛沒有發作，但唯一困擾的是，「右手變得好重」，「沒錯！因為左手變輕了，同學。」

解剖學重點

　　頭痛尤其是血管陣發性的疼痛多半來自肩頸肌肉過緊，特別是位在後腦勺的枕下諸肌，位置在風池和風府，那裡也是**頭半棘肌**的止點。手臂過勞會讓肩頸變緊，導致肩頸小肌群無法扮演肩部穩定肌群的工作，也就是說，手臂像個大磚頭，肩頸肌群必須像轉盤一樣，轉動肩胛骨才能順利吊起手臂。

　　因此切記，長期維持一個姿勢過久對肩頸部的小肌群而言，絕對是「重度」的勞動。

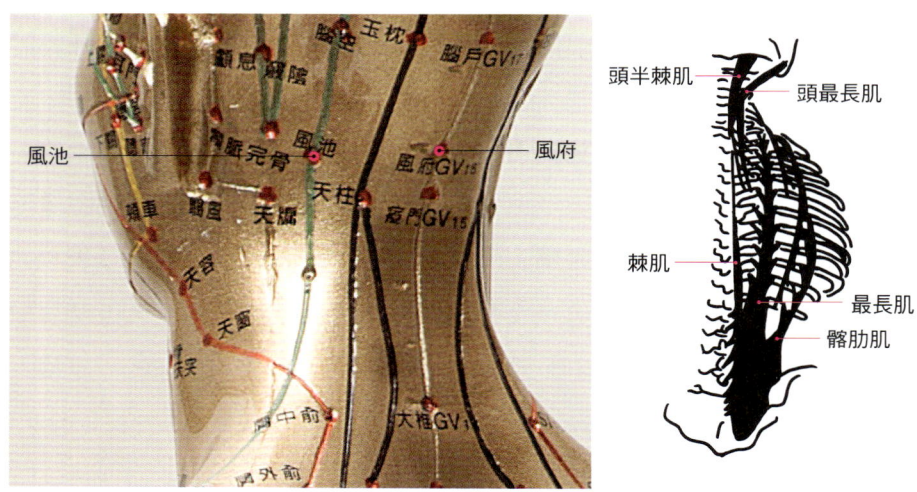

後頸的穴位十分重要，一定要保持血氣暢通。此外，後頸的頭半棘肌及頭最長肌是很重要的伸頸肌，一路往下和背肌形成動作鏈，因此要鬆後頸，最好是放鬆整個背部，效果才會持久。

7.4 練拳練出氣血受阻──鬆開中府雲門氣血通

手的溫度其實是有學問的，長期手腳冰冷可能是動脈出現硬化的先兆，也可能只是肌肉過緊壓迫到血流，造成手臂溫度偏低，因此仔細檢查手臂的每一條肌肉是很重要的一件事，特別是胸大肌和胸小肌以及肱二頭肌，這些肌肉一旦變緊，就會壓迫到手臂的血管，造成手臂溫度偏低。

從以下的案例，可以明白任何武術除了講究出拳的速度和肌力的強度，保持肌肉的彈性更是重要。有彈性的肌肉才能發揮肌肉幫浦的功能，如此全身的循環才能周而復始，生生不息。

真實案例　武術高手打不過自己的右手

這位仁兄是企業家，五十好幾，保養得宜，是空手道高手。當初來上課時，可能嫌療癒瑜伽動作過於簡單，下課還問有沒有更動態的課。我心想，這不會是我們的學生，結果，隔了一個星期之後又來，預約很多團體課和私人課程。

我很好奇問他：「你怎麼有空來？」他才道出，原來上完周一的課，他發現右手溫度回升。他的右手怕冷，晚上要穿袖套睡覺，左手一切正常。周二一早起來，他開始回想，到底上課教了什麼動作，為何手會突然回溫，他開始試著回想我教過的動作，一直到周四他發現右手又開始變冷。

「當下，我決定要好好學習瑜伽，搞清楚我的手臂到底出了什麼問題。」他旅居加拿大，但常跑台灣和中國，右手的問題困擾他幾年了，遍尋中西醫無解。直到他上網看到療癒瑜伽課程，決定一探究竟。

分析：

　　他的外型實在是沒話說，一點都不像中年人，空手道冠軍不是喊假的，他的困擾卻是心事無人知。檢查他的手臂，發現右手臂尤其是肱二頭肌很強壯，但再細按下去，發現下頭的小肌肉緊縮，像是肱肌、肱橈肌、喙肱肌等等，胸大肌也是一按下去就痛到不行，尤是沿著胸大肌的起點從鎖骨下緣一路按到喙狀突，就能明顯感受到胸小肌也變緊，這一緊就會限制手臂血流。當肌肉過緊，其中的血管就像被踩住再點放，循環變差，體表溫度會因散熱而下降。

　　療癒瑜伽的課程有近 1/3 在放鬆，目的放鬆緊繃肌筋膜，他的手臂因長期練拳，導致肌肉緊繃，整個右手肌筋膜變緊，就像是給右手穿件緊身的彈性襪，他後來想想，自己練拳好像只在乎爆發力反而沒有重視練習完後的放鬆伸展動作。在此提醒所有的運動愛好者，事前應重視暖身，事後應放鬆伸展。

解剖學重點

　　手臂要健康，鎖骨下動脈 (Subclavian artery) 一路順暢很重要，一旦阻塞，手臂就量不到血壓，因為手臂的血液是由鎖骨下動脈提供，這條血管很長，在不同的部位有不同名稱，但愈上游的血管愈重要，一旦流速變慢，整個手臂都受影響。那位高手的腋下十分緊繃，長期下來限制了鎖骨下動脈的流速，造成手臂長年低溫現象。

　　這條動脈是穿過鎖骨下方後進入腋下，改稱為腋動脈 (Axillary artery)，再進入上臂稱為肱動脈 (Brachial artery)，穿過手肘部進入前臂就分為尺動脈 (Ulnar artery) 和橈動脈 (Radial artery)，這兩條血管進入手掌，分其分支吻合而形成深層和淺層的掌動脈弓 (Deep and superficial palmar arch)，由此動脈弓分出指動脈 (Digital arteries) 供給手指的循環。

　　療癒瑜伽，關注的是呼吸和心血管循環，在複雜的循環中，我們重視的是最末梢的循環，也就是這條動脈最末梢的指循環，因此，一上課會先檢查手掌和手指的血色是否正常。見微知著，從小地方就可以看出大問題，不可不慎。

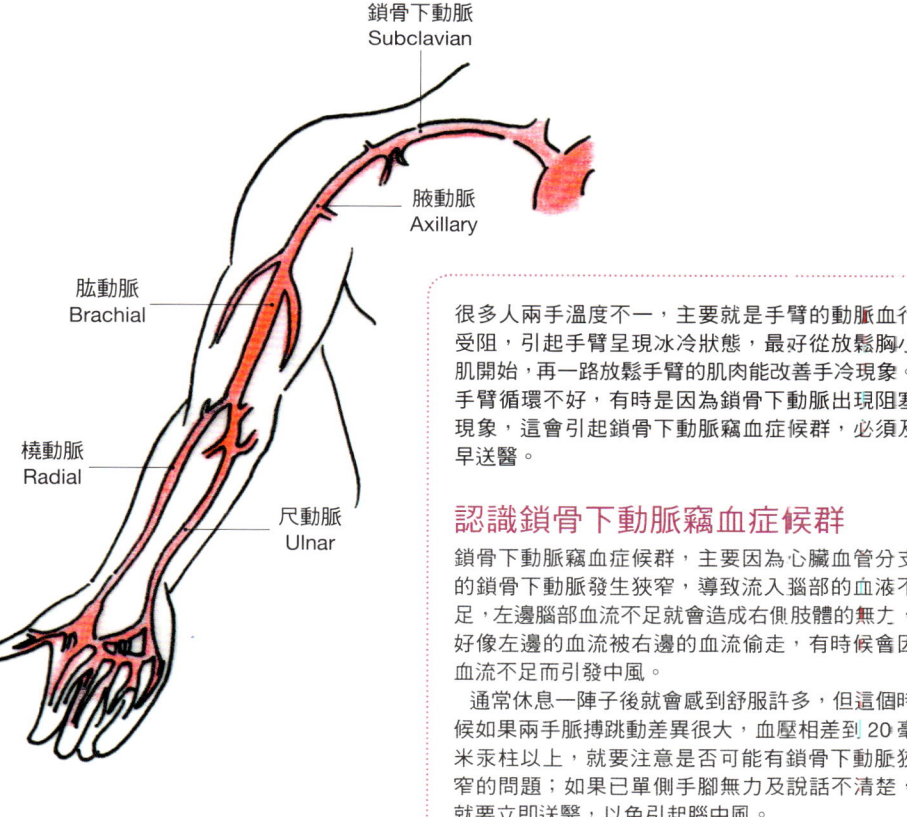

鎖骨下動脈
Subclavian

腋動脈
Axillary

肱動脈
Brachial

橈動脈
Radial

尺動脈
Ulnar

很多人兩手溫度不一，主要就是手臂的動脈血行受阻，引起手臂呈現冰冷狀態，最好從放鬆胸小肌開始，再一路放鬆手臂的肌肉能改善手冷現象。手臂循環不好，有時是因為鎖骨下動脈出現阻塞現象，這會引起鎖骨下動脈竊血症候群，必須及早送醫。

認識鎖骨下動脈竊血症候群

鎖骨下動脈竊血症候群，主要因為心臟血管分支的鎖骨下動脈發生狹窄，導致流入腦部的血液不足，左邊腦部血流不足就會造成右側肢體的無力，好像左邊的血流被右邊的血流偷走，有時候會因血流不足而引發中風。

　　通常休息一陣子後就會感到舒服許多，但這個時候如果兩手脈搏跳動差異很大，血壓相差到 20 毫米汞柱以上，就要注意是否可能有鎖骨下動脈狹窄的問題；如果已單側手腳無力及說話不清楚，就要立即送醫，以免引起腦中風。

　　例如：很多男生做伏地挺身，手部用力需要更大的血循環，次數一多，血液不夠輸送，於是透過椎動脈，把腦部的血液「竊取」過來到上肢，腦部的血液因為被偷走了，血流不足就會引發中風。

7.5 失眠頭痛加腦鳴──壓力加脊椎側彎引起

現代人多有頭痛和失眠的問題，但有些人還伴有耳鳴和腦鳴等現象，去看醫師拿了藥，自己也吃得很心虛，怕萬一吃出腎臟問題該怎麼辦。曾聽聞一家大型公關公司的總監每天都要下午才進公司，就是因為失眠問題嚴重，要到早上八九點睡意才會來襲，這樣的生活型態自然會把身體給搞壞。以下就是活生生的實例。

 真實案例

可憐的資管人　從頭到腳全身壞了了

　　這位同學是典型的資管人，整天辛勤工作，直到有一天，身體壞了了。「難過，也沒有辦法，找不出原因。」她那天說了一堆問題如下：

- 頭痛多年，月經來時特別明顯。淺眠，睡眠品質差。腦鳴，有機器運轉的低頻聲，只要一睡覺就聽得到。
- 脖子左邊老是緊緊的，左鼻長年不通，左邊舌根麻很久，看中醫治療半年，懷疑三叉神經痛，吃藥半年舌根麻，還是老樣子。西醫檢查說沒有異狀。
- 肩膀是右邊膏肓穴痠痛好幾年，隔一段時間會大發作，手會麻，麻到上臂。
- 腸胃不好，醫師說是：腸胃機能障礙，有開藥吃。有時吃中藥，有時吃西藥，但效果仍無法改善。
- 腳會痛，右膝痛，但左邊是腳根痛⋯⋯還有爬山時⋯⋯（同學別再說了，再不打斷她，恐怕是沒完沒了）

分析：

她，就是典型的過勞資管人，整天在資訊室工作，長年接受電器用品發出來的輻射波，工作時數過長，又必須長期專注在工作上，因此全身問題百出，一點也不意外。只是很為她擔心。特別是舌麻，很像三叉神經痛的症狀，雖然檢查一切正常，但她自己心裡有數，身體愈來愈糟。可悲的是，她不是沒有去求診，「有呵，可是找不出原因，吃了一堆藥」。她的問題是身體整個出狀況。例如：肩頸姿勢不對、肌肉僵硬，連前頸都很緊，包括舌骨肌群等等，又加上脊椎側彎和長短腳等等問題複雜。

她來的時候是從手指一路放鬆到肩頸，再到頭部，再加強前頸即最容易雙下巴的位置，問她舌根麻有改善了嗎，「有，有擴散，沒有集中在一點，那個痛變弱了。」她的進步，是因為一不缺課，二從頭練起，三能用心體會我所講的細節，四是回家也會用輪棒放鬆全身。現在，她看自己的老公也是憂心忡忡，成天唸他姿勢不良……呵～這不就是我看她的心情寫照嗎！

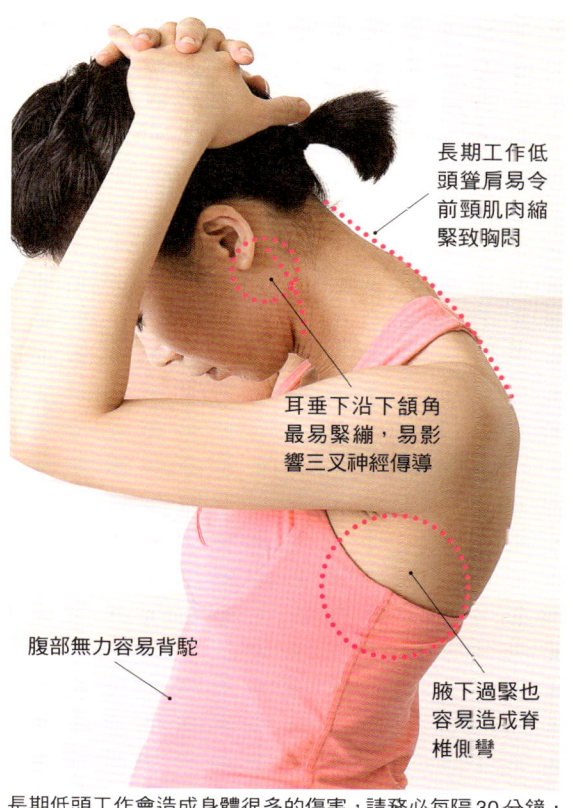

長期工作低頭聳肩易令前頸肌肉縮緊致胸悶

耳垂下沿下頜角最易緊繃，易影響三叉神經傳導

腹部無力容易背駝

腋下過緊也容易造成脊椎側彎

長期低頭工作會造成身體很多的傷害，請務必每隔30分鐘，起身運動一下。

解剖學分析

醫學嚴謹，講求科學，人體的精密度事實上比科學更複雜，儀器有時無法檢查出身體形而上的細微變化，無法看出氣血受阻，就無法提前預防，正是現代醫學的盲點。這位同學在練習瑜伽後能有改善，是因為她放鬆肩頸，矯正全身體態，特別是胸大肌和胸鎖乳突肌，以及舌下肌群等等，還有臉頰以及頭側和耳垂下方等處。再配合簡單的療癒動作，讓身體發熱，一發熱，氣血就能周行全身。

古人曾說，想要百病不侵，就讓身體每天大熱 3 回，不是讓汗水直流的熱，而是透過吐納的功夫讓身體氣血周行全身經絡 3 回，就能遠離病痛，長命百歲。因此，東方的武術多著重在氣機的運行，而不是比看誰的肌肉爆發的力量較強。

「氣是血之帥，血為氣之母」，血氣充盈才能滋養全身，特別是末梢的血管、神經。年過半百，白髮變多，乃因氣血虛，無多餘血氣去滋養毛髮，故古人說「髮為血之餘」。

放鬆肌肉讓氣血能透過肌肉的縮放到達全身細微之處，長期下來，就能改善手麻和舌麻的現象。中醫的氣血理論，是老祖宗留下的珍貴資產，氣血要動，人要先起來活動，活動活動，活著就是要動，就是這層道理。建議大家，工作時設鬧鐘，每隔 30 分鐘起身關鬧鐘一次，強迫自己起來活動活動，可避免自己肩頸過痠，也可以順便去上廁所解放一下。

7.6 濕疹紅腫又化膿──請先改善體質濕冷氣血虛

濕疹是惹人厭的毛病，很多人是過了三十幾歲之後，體質改變，身體開始這裡癢，那裡癢，最後才明白自己得了濕疹。有人一發作起來，癢到受不了，容易抓到皮膚紅腫破皮，引起細菌感染，使得皮膚變得粗糙難看。看皮膚科吃西藥，只能暫時治標，但若是醫藥都無法壓住症狀時，不妨試試療癒瑜伽，從改變身體的體質開始著手，才能真正治本。

真實案例　濕疹差點毀了她的脖子

她，五官清秀，一來上課就看到脖子紅腫，一問之下才知是濕疹大發作。她表示這個狀況好久，全身只剩下臉可以見人，身體很多地方都因為癢到受不了而紅腫。看了多年西醫，吃藥壓症狀，但今年壓不下來，改看中醫，聽從建議，乾脆讓濕疹發出來，再順勢處理。她的脖子是全身濕疹最嚴重的部位，紅腫結痂又有點化膿，「你知道，你的脖子這樣很容易細菌感染嗎？」「我知道，我已經有在吃中藥了，但傷口就是一直在慢性發炎，我也沒法子。」

分析：

很少有學生會讓我感到心疼與不捨，她是其中一位，看了眼淚差點掉下來。還好，那天上輪棒瑜伽，為了她，上課主題改成手部經絡放鬆，親自找她當示範，那天上課我用蓖麻油滋潤她又腫又緊繃的脖子，發炎的地方，絕不碰觸。她的手臂按起來很緊，一用輪棒手部經絡阻塞嚴重，特別是手三陽的經絡。

手三陽氣血旺，預防濕疹再犯

　　她雖然一路哎哎叫，但也完成手三陽和手三陰的放鬆，「沒想到我的手會這麼嚴重的阻塞」，「你的氣卡在肩頸，特別是頸部很僵硬，手部的六條經絡再加上頭皮的按摩有助於氣血循環，循環好身體發炎狀況會減輕。」沒想到下回見時，她說上完課隔天脖子好很多，自己仍常用蓖麻油滋潤脖子，油太稠，她會用熱毛巾再熱敷一下頸和肩，幫助皮膚能順利吸收，結果，效果很好。幫她看病的中醫師也大為驚嘆，原來還有這種具療癒效果的瑜伽課程。

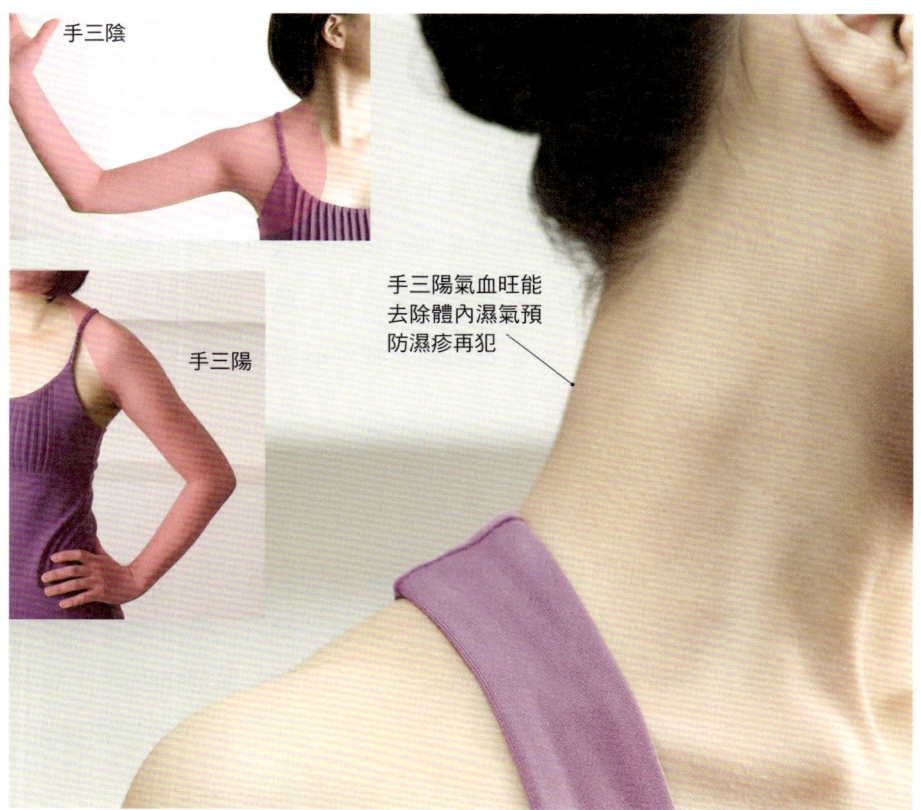

手三陰

手三陽

手三陽氣血旺能
去除體內濕氣預
防濕疹再犯

她，並不是唯一的濕疹案例，另一位同學比她更嚴重。

真實案例

告別濕疹 重新蛻變的醜小鴨

全身除了臉蛋沒有紅疹，其他部位的皮膚都呈現一種爛爛的狀態，看了很嚇人。曾在科學園區工作的她，成天日夜顛倒的值班，造成體內的免疫系統失調，全身都長滿濕疹。為了重新改變生活，她辭去工作找了正常上下班的工作，並勤練療癒瑜伽，上課一段時間後，她每天回家重複上課內容自行練習至身體發熱，一旦身體開始會發熱流汗時，身體的毛孔就開始呼吸，神奇的是，她黯沈的皮膚開始蛻變，現在的她擁有一身光滑柔嫩的皮膚。她說她最大的改變就是學會呼吸和放鬆。

分析：

濕疹就是中醫所言的體內失調引起，嚴重時出現膿皰、糜爛或痂反、落屑等皮疹狀，局部皮膚還會因搔抓變厚而硬。以第一個同學來說，她整個脖子看起像上了一層硬蠟，僵硬不靈活。西醫長年用藥物治療包括使用類固醇，已無法壓制病情，她也怕長年吃藥會有副作用。中醫則是用中藥讓疹子發出來，但一發不可收拾，很難收尾。

療癒瑜伽的目的是幫助疏通經絡，渠道一通，再加上中藥的作用，就能加速血氣的運行，氣血運行之處才能起修補的作用，特別是深呼吸最能加速皮膚毛孔清理代謝廢物，但不是每個人都會深呼吸，必須能將氣吸入兩側的肋骨，徹底打開胸腔，吐氣時，收縮腹部，按摩腹腔內部的大血管，一吸一吐再加上療癒瑜伽的簡單動作，常練習就能徹底活動到脊椎，身體一熱，免疫力自然提升，此時再配合醫囑，才能真正改變體質。療癒不難，難在方法要對，要持久。日久即可見其效。

7.7 腸胃脹氣肝不好——須學會呼吸和放鬆生活步調

腸胃好，人就年輕；腸胃不好，人生就變黑白。

以前看經絡，一知半解，強記死背，無法體會其恢宏功效，直至今日練習瑜伽多年，方能感受氣血在指間奔騰，確有其事。但真正令我心領神會莫過於學生的反應。手三陽主肩頸痠痛，手三陰主心肺，但殊不知常按手臂經絡可促進腸胃消化，例如：大腸經和小腸經，腸氣一動，脹氣的肚子就會開始出現打嗝和放屁。

特別是手術後的病患必須等到放屁之後才能進食，放屁就是醫療人員口中的「排氣」，表示腸胃麻藥已退，腸胃可以蠕動，當然就可以進食。

 **一按手三陽　打嗝放屁通通來**

他是個成功又認真的企業家，自我要求過高，以致身體一堆問題，像是：腸、胃、肝、脾都不好，平日易淺眠肩頸痠痛。教瑜伽，最怕他求好心切，凡事都要到位，做不到，也要咬牙切齒去完成。這樣的練習態度，不好。瑜伽是減法，要減去一切的念頭，順勢而為，無為而無不為。什麼都有的他，他最怕自己老了會生病，因此很重視養生，並身體力行。他的瑜伽課以放鬆和呼吸為主，特別是針對腸胃的按摩和丹田的訓練。他的手臂只要一用輪棒一滾，肚子就會有反應，他自己也很好奇，為何每次都這麼神準。

分析：

療癒瑜伽重視放鬆，全身都要放鬆，經絡的氣才能跑，他只要一放鬆

手臂，腸胃就會有反應，腸胃蠕動後開始打嗝，有時，還會放屁。過程雖然有點難過，但排氣完後，肚子反而舒服多了。手臂的經絡其實和腸胃有關，像是手三陽的小腸經和大腸經，以及三焦經等等，刺激這些穴位，就等於按摩腸胃的反射點，「排了氣，舒服多了，感覺腸子有在動了」，他表示。

除了按摩手三陽之外，手三陰也很重要，他若有時間，會認真地把整個療癒瑜伽的放鬆步驟全部做一遍，無論是出國在外或是在家，常常一兩個小時過去之後，全身都流汗發熱，「當天就會睡得十分香甜，」他特別強調。

解剖學分析

西方解剖學重實證，無法理解手臂和腸胃的關聯性，特別是氣血能量等形而上的現象。他長期在看西醫治療肝脾問題，也看中醫調理體質。無論是中西醫，總得透過循環傳達藥效，要有效，仍須靠自己先疏通經絡，就像水道要先清垃圾清出一條路，氣才過得去·否則長期依賴藥物，終究事倍功半，而且還會有副作用。

療癒瑜伽重視氣血，更重視疏通經絡。放鬆肌肉，再配合呼吸做伸展，動作要慢，但要確實，用正確的肌肉做正確的動作，否則姿勢再好，但沒有配合呼吸，只會讓身體愈來愈緊，一緊繃，身體就會處在戰鬥狀態，就像貓咪在生氣會弓起身子一樣，交感神經加速，抑制副交感神經，消化當然不會好。

古人說，吃飯皇帝大，就是指吃飯時，再大的事都先擱一邊，放鬆心情，肚子才會柔軟有彈性，有利於消化系統的蠕動。他的肚子硬綁綁，愛上健身房，呼吸時肚子不會起伏，沒有彈性的肚子，消化當然

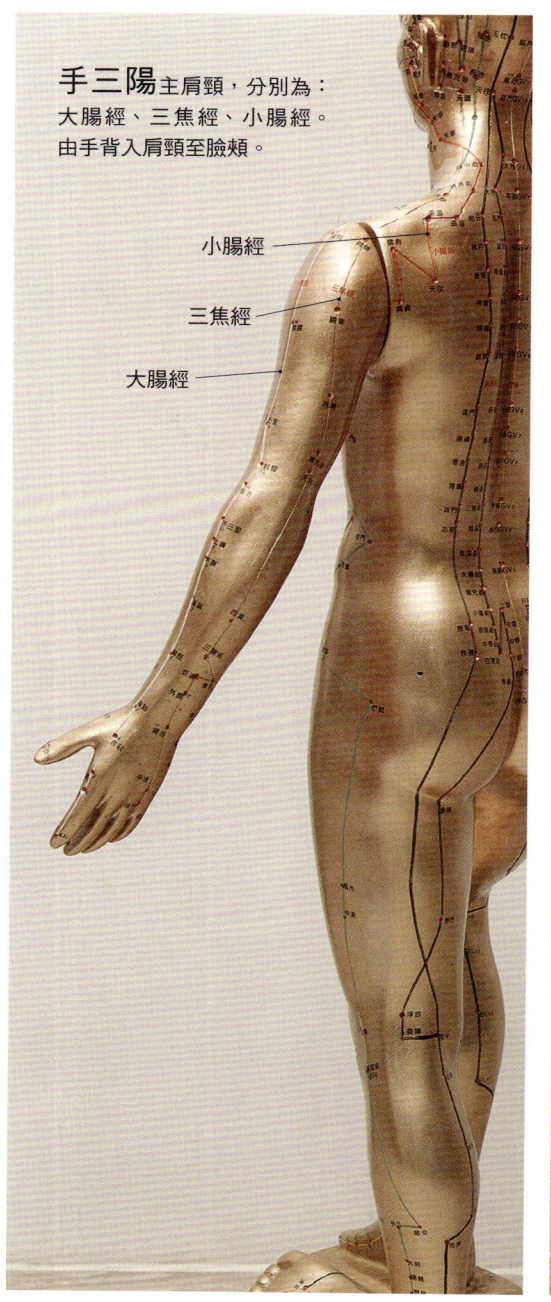

手三陽主肩頸，分別為：
大腸經、三焦經、小腸經。
由手背入肩頸至臉頰。

小腸經
三焦經
大腸經

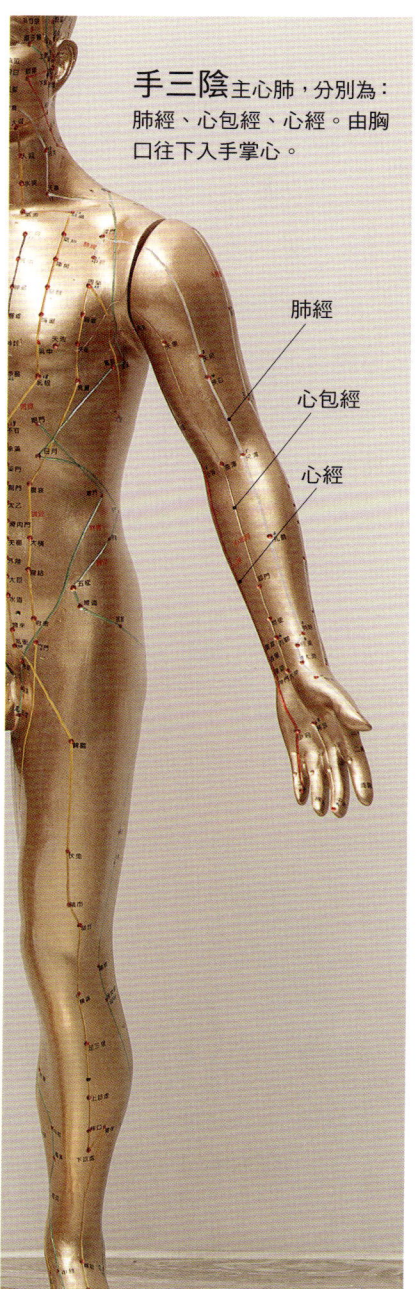

手三陰主心肺，分別為：
肺經、心包經、心經。由胸
口往下入手掌心。

肺經
心包經
心經

不會好。

　　睡眠不好的原因，很簡單，他的腦袋不會關機，也不會進入休眠程式，腦袋一直在跑程式，想到什麼就馬上記下來，這樣的腦袋怎麼可能會休息，此外，他不會用肚子呼吸，睡覺時的肚子就像小孩子一樣，呼吸是由大腦自動控制，吸氣主要是能吸入肚子，吐氣時也是肚子要能收縮。他的六塊肌硬綁綁的，不會起伏，也就是說，強壯的腹肌限制了收縮的幅度，無法深層按摩到腹腔的內臟和大血管，造成內臟型冰冷，臟腑機能不良，手腳容易冰冷，往往睡到半夜就會醒來，也容易因頻尿而打斷睡意，惡性循環下，身體自然不會好。

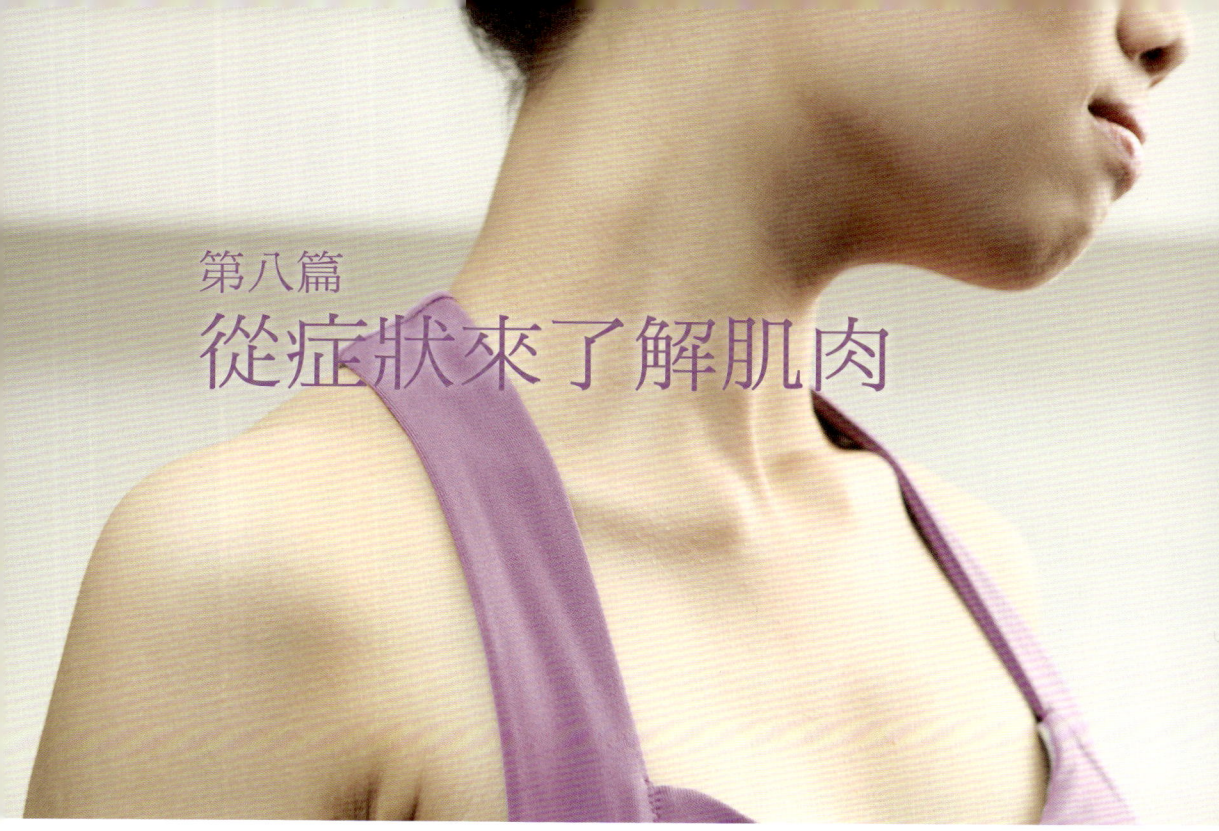

老師好……記得我嗎？

　我是消失好久的「飛天小女警」，原來……無論是內勤的長官或外勤的小員警，肩頸都會因自己的姿勢不良與「錯誤的認知」而痛到叫人想離開這個行業，但經過老師嚴厲的告誡與指導，每天放鬆腋下的肌肉，手臂沒有再痛過……。

　當然射擊訓練時便再也沒「突鎚」過。

　所以啦……，大長官，要聽話，雖然不能常去上課，但每天的回家作業要按時做完，多想老師說的話，你會愛上那種「痛」被你「幹掉」的感覺。

　這位學生是我崇拜的女性外勤執法警察，有配槍喲！她口中的大長官是另一位警政署的同學，深受肩頸痛的困擾達 10 年之久，兩人互相鼓勵，令人感動。各位深受肩頸痠痛之苦的大長官，加油吧。讓我們一起消滅肩頸痠痛，幹掉它吧！飛天小女警的故事請看第七篇 7.2「五十肩的神射手」的真實案例。

肩頸痠痛的答案 就在這裡

　　想要成為自己的肩頸痠痛的療癒大師，就必須有耐心地看完這一篇，因為很多的解答就在這裡，找出真正導致痠痛的肌肉，必須從症狀開始一路溯源，才能回到問題的根源。第一篇的 1.1 節列出許多常見的肩頸痠痛的症狀，但也明白指出，痠痛一旦拖愈久，肌力失衡的狀況就會愈嚴重，最後演變成很多肌肉都必須費心療癒一番。

先找症狀 再看重點

　　例如：五十肩者可以先看 8.1 節，療癒瑜伽強調上病下治，下病上治，因此若有時間，建議也要把手臂和手指的章節也看一下，才能真正從治本開始療癒肩頸。現在，各位不妨先從感興趣的症狀來看每一章節的重點提示吧。

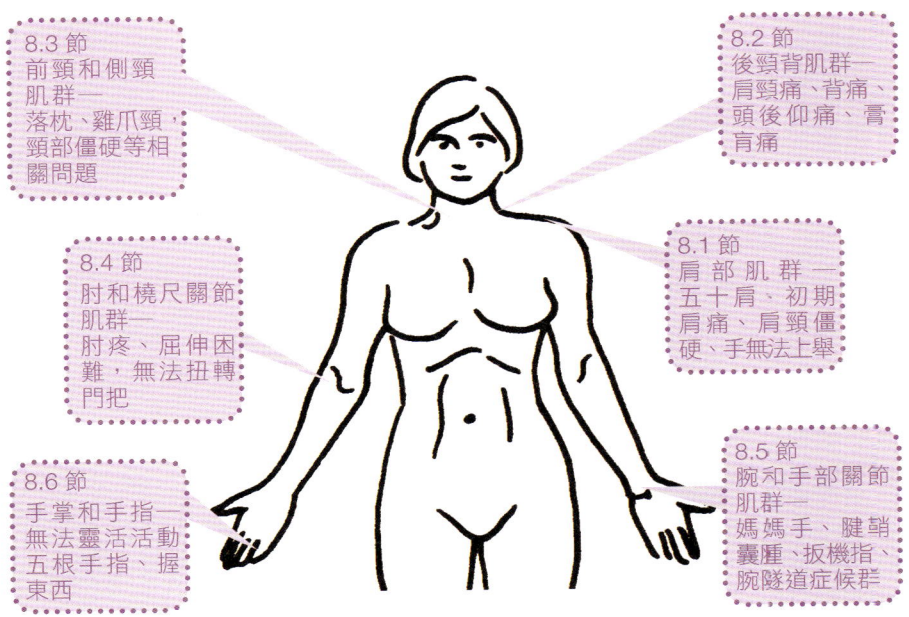

8.3 節
前頸和側頸肌群—
落枕、雞爪頸，頸部僵硬等相關問題

8.2 節
後頸背肌群—
肩頸痛、背痛、頭後仰痛、膏肓痛

8.4 節
肘和橈尺關節肌群—
肘疼、屈伸困難，無法扭轉門把

8.1 節
肩部肌群—
五十肩、初期肩痛、肩頸僵硬、手無法上舉

8.6 節
手掌和手指—
無法靈活活動五根手指、握東西

8.5 節
腕和手部關節肌群—
媽媽手、腱鞘囊腫、扳機指、腕隧道症候群

五十肩 **初期肩痛** **肩頸僵硬** **手無法上舉**	**8.1 肩部肌群** 肩頸痠痛表示肩胛骨周圍肌群過勞，導致肩胛骨無法做到 6 大運動模式。肩胛骨無法正常轉動，肩頸就會肌力失衡而過勞，也就是説，維持肩胛骨的穩定肌群和活動肌群的彈性，十分重要。 肩關節的旋轉肌群良好，才能穿脱衣服自如！但切記，療癒肩膀是治標，治本必須從手臂開始放鬆。
肩頸痛 **背痛** **頭後仰痛** **膏肓痛**	**8.2 後頸背肌群** 打電腦一久，抬頭便感到吃力，感覺脖子好像快要掉下去的，這表示後頸背肌群，如：枕下諸肌和後背豎脊肌群已經過勞，甚至痠麻，血行不良之下，遇冷就上背不適，放鬆後頸背肌群能改善此狀況。
落枕 **雞爪頸** **頸部僵硬等** **相關問題**	**8.3 前頸和側頸肌群** 低頭族最大的致命傷在於，低頭令屈頸肌過度收縮，肩頭變厚，脖子變短，轉動困難，落枕機率大增。頸部肌肉出現雞爪頸和雙下巴等現象，不想老態畢露，請務必放鬆前頸肌群，特別是胸鎖乳突肌。
肘疼 **屈伸困難** **無法扭轉** **門把**	**8.4 肘和橈尺關節肌群** 很多人不明白自己的手肘是屬於關節過度柔軟，這種手肘特別容易受傷。在練習瑜伽之前，請先檢查自己是否是肘外翻／肘超伸一族。手肘關節若過度柔軟，容易傷及韌帶等軟組織，只要一受傷，整條手臂都會受影響。
媽媽手 **腱鞘囊腫** **扳機指** **腕隧道症候群**	**8.5 腕和手部關節肌群** 手腕靈活，但也很容易受傷，特別是韌帶和滑囊等軟組織，會受傷多半是重複使用或過度重壓腕部所造成的傷害，一旦受傷會因無法好好休息而難以痊癒。最好養成每天放鬆小手臂的習慣。
無法靈活活 **動五根手** **指、握東西**	**8.6 手掌和手指** 古人重視手療，主因是手指靈沼意謂著大腦也靈活。手指想要靈活屈伸，就必須從前臂和手掌到手指一起保養，因為手指肌肉的起點，不在手掌心，而在前臂。扳機指療癒成功就是最佳實例。

8.1 肩部肌群——五十肩、初期肩痛、肩頸僵硬、手無法上舉

8.1.1 肩胛骨穩定肌群 (Muscles of scapular stabilization)

肩胛骨是懸空且平行滑動於背部肋骨，懸空還不會掉下云，是因為有**肩胛骨穩定肌群**。起點位在：脊椎、肋骨、頭部，終點統一都在肩胛骨，像蜘蛛網一樣從四面八方固定肩胛骨。如此，肩胛骨才能發揮最重要的轉盤功能，眾志成城之下，肩關節就可以借力使力地吊起手臂。但前提是：手臂不能過勞，一過勞就痠痛，一痠痛手臂猶如千金重，**肩胛骨穩定肌群**會不堪負荷，最後造成這些小肌肉一一痠痛，就是人們口中的「肩頸痠痛」。

肩胛骨穩定肌群分析如下：

■ 斜方肌 (Trapezius)

上背最大的肌肉，可細分為上、中、下三部分。長期聳肩造成上斜方肌過勞緊繃，按摩「肩井穴」就可以放鬆上斜方肌。但孕婦不宜，在中醫觀點裡有**四大穴位孕婦不宜：肩井穴、 合谷穴、三陰交穴、至陰穴**。肩井穴位在自耳朵以下至肩膀的交界點，因此穴位可刺激子宮收縮、有助於催生，古時是被用來治療難產，因此不隨便拍孕婦的肩膀是為避免刺激該穴位。但，要看孕婦體質而定，也非絕對。但切記！斜方肌一旦緊繃，會限制頸部肌群的活動，造成脖子轉動不利，引起日後落枕和肩頸痛。

■ 菱形大、小肌 (Rhomboid major, minor)

負責在背後讓肩胛骨集中，很多人本來肩關節就過鬆，又長期練習舞蹈或瑜伽等高難度動作，如：單腳獨立後，雙手高舉再抓後

腳背的舞王式，類似手臂高舉過頭的強烈肩外轉動作，易導致菱形肌過度伸展，進而影響肩胛骨的穩定度，影響肩關節的活動。

■ 提肩胛肌 (Levator scapulae)

聳肩會造成提肩胛肌縮短，一旦縮短就會影響頸椎的轉動，常常轉到某一角度就卡住，有時低頭往側邊伸展時，也會感到後頸痠痛，多半是提肩胛肌出問題，這也是按摩師最常按的位置。

■ 前鋸肌 (Serratus anterior)

雙手推東西出力時，腋下前鋸肌要工作，否則肩胛骨內側緣會凸出。另外，肩胛骨要轉動前提是，必須平貼在胸廓，前鋸肌正扮演著穩定肩胛骨的角色。

■ 胸小肌 (Pectoralis minor)

胸小肌位在胸大肌的下方，肌肉很小感覺不起眼，但很多重要的神經、血管穿過胸小肌到達手臂。若長期聳肩或駝背會造成胸小

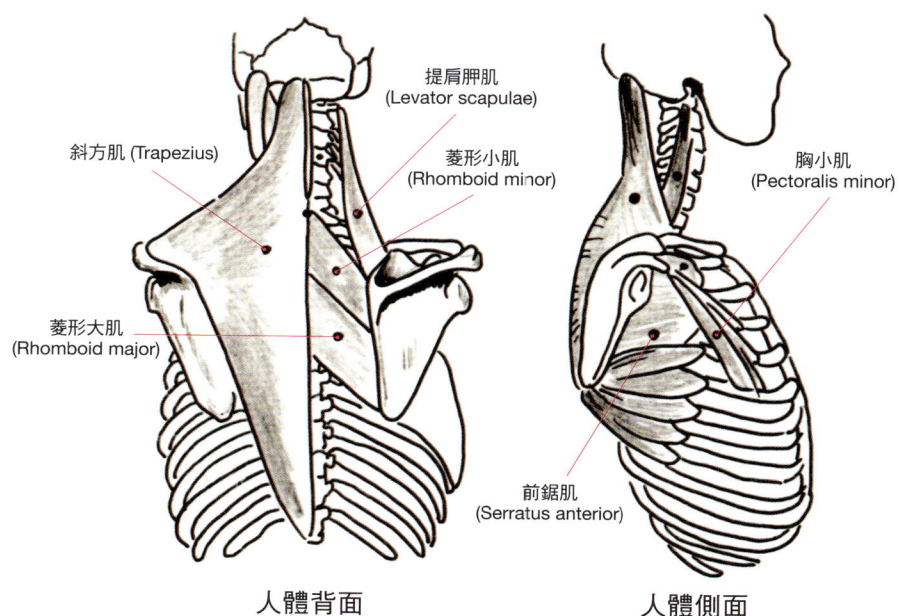

斜方肌 (Trapezius)

提肩胛肌 (Levator scapulae)

菱形小肌 (Rhomboid minor)

胸小肌 (Pectoralis minor)

菱形大肌 (Rhomboid major)

前鋸肌 (Serratus anterior)

人體背面　　　　人體側面

肌變緊，胸小肌是連在肩胛骨的喙狀突，一緊肩胛骨就前傾，破壞整個肩胛骨穩定肌群的工作，也是造成肩頸痠痛的主因之一。

什麼是肩胛骨 6 大運動模式？

分析：靈活的肩胛骨能做出 6 種運動模式，讓上半身可以靈活地和手臂溝通。

1 聳肩和壓肩

例如長期工作會不自覺聳肩，壓肩則是雙手撐著坐椅把手站起來，這一撐就是壓肩的動作。

2 收肩和開肩

收肩，就是讓肩胛骨彼此靠近，一收肩胛骨，胸就挺；但背只要一駝，肩胛骨一定是分開。也就是說，一般低頭含胸駝背者，他們的肩胛骨都不在正位上，處在開肩的狀態之下去活動肩關節，就會磨傷肩關節的韌帶和軟骨，時間一久就會感覺活動不良，進而發現手臂無法做大繞圈的動作，再拖久一點，就變成手臂無法上抬的五十肩初期症狀。因此，抬頭挺胸的動作太重要了，就是因為這個動作可以讓肩胛骨處在正位上。有空要多做擴胸動作，胸一開，肩胛骨就容易彼此靠攏，這也是矯正肩頸痠痛最重要的動作。

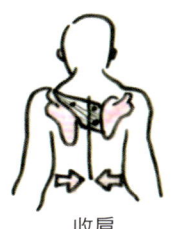 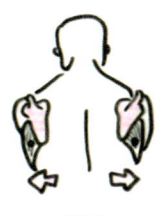 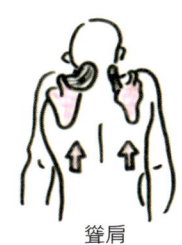 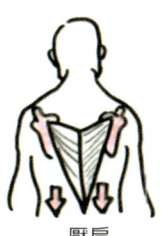 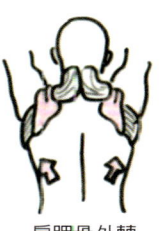

收肩	開肩	聳肩	壓肩	肩胛骨外轉
中斜方肌＋菱形肌	前鋸肌	上斜方肌＋提肩胛肌	下斜方肌	上斜方肌＋前鋸肌

3 肩胛骨外轉和內轉

將手舉高，另一隻手放在腋下去感受肩胛骨凸出來，此時方向是逆時針旋轉即肩外轉，放下手臂的過程，就是肩內轉，由提肩胛肌、大小菱形肌、胸小肌、胸大肌（下部纖維）、闊背肌共同參與。肩胛骨能夠內、外轉，實際上是由很多肩胛骨穩定肌群在背後同心協力。多練習肩胛骨 6 大動作，才能保持肩關節功能。

8.1.2 肩關節活動肌群

肩關節的活動肌群，主要產生活動，起點位在：肩胛骨和鎖骨，終點位在手臂肱骨，例如：三角肌和肱二頭肌。產生活動的，都是大肌肉，因此活動肌群都比較有力，但也經不起一天數小時的固定姿勢，像是現代人長期窩在沙發打電腦，固定姿勢一久就會造成肘二頭肌、手臂屈肌群過勞，其他肌群反而無力，勞逸不均，就是痠痛主因。

肩關節活動肌群（Movers of shoulder joint）

■ 三角肌 (Deltoid)

分為前、中、後三束。前束可前伸手臂，中束可外展手臂，後束可後伸手臂。三角肌是重要的外展手臂肌肉，同棘上肌一起工作。

■ 胸大肌 (Pectoralis major)

胸大肌的起點延著鎖骨到胸骨柄至第 1 到第 6 根肋軟骨前表面，向外延伸至手臂肱骨，功能是：內收、屈曲和內旋手臂。頭部只要一前移，胸大肌肌筋膜就變緊，內收手臂猛打電腦，更加深其嚴重性，胸大肌一緊，肩頸痠痛和胸口悶的症狀就不會好。

■ 闊背肌 (Latissimus dorsi)

闊背肌覆蓋背部下方，斜方肌則在上方，它的起點在臀部薦骨和骨盆上緣，朝腋下和背部外側伸展，與大圓肌形成肌束，構成腋

窩的後緣。功能是內收手臂，使其內旋及手臂向後伸展。闊背肌一緊，手就無法高舉過頭，多按摩腋下及臀部即可放鬆闊背肌。脊椎側彎普遍單側腰痛，多半是因為闊背肌一側縮短，下背痛者長期背痛不好，也是因為闊背肌的胸腰筋膜拉傷，導致後彎也痛前彎也不行下去。

■ **大圓肌** (Teres major)

闊背肌小幫手，可協助手臂內收、內旋、手臂朝後伸展等功能。

■ **喙肱肌** (Coracobrachialis)

協助上臂內收和屈曲即手臂往前伸。它和肱二頭及胸小肌附著在肩胛骨喙狀突，以此連接手臂、肩胛骨、胸廓。多按摩喙狀突，即中府、雲門穴，對改善胸痛和肩頸痠痛效果佳。

■ **肱二頭肌** (Biceps brachii)

主要的屈肘肌，也是前臂旋後最有力的肌肉。長期屈肘掌心朝下打電腦會造成其勞損，一按就痛。在練習伏地挺身的瑜伽串連動作時，這塊肌肉必須很強壯，否則會傷及手腕關節。

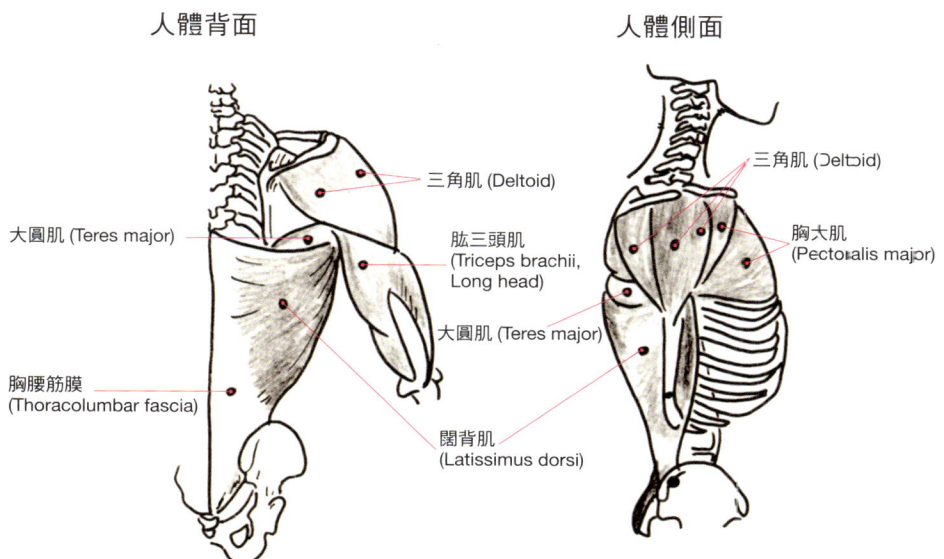

人體背面　　　　　　　　　　人體側面

三角肌 (Deltoid)
大圓肌 (Teres major)
肱三頭肌 (Triceps brachii, Long head)
三角肌 (Deltoid)
胸大肌 (Pectoralis major)
大圓肌 (Teres major)
胸腰筋膜 (Thoracolumbar fascia)
闊背肌 (Latissimus dorsi)

■ **肱三頭肌 (Triceps brachii, Long head)**

長期屈肘，肱三頭肌處在離心收縮容易過勞，甚至緊成硬塊，若不揉散，肩頸痛不會好，特別是用手工作者，這也是很多重度電腦使用者都有肩頸痛的原因，它只要一緊，就會引起肩頸的痠痛。

快速檢測肩關節 6 大活動模式？

肩 關 節（Shoulder joint）

靈不靈活，是專業人士的說法，一般人是以手臂是否靈活來判斷自己的膀子到底有沒有問題，現在可以仔細看下圖就能明白，手臂能不能動，是要看拉動手臂的肌肉有沒有問題。

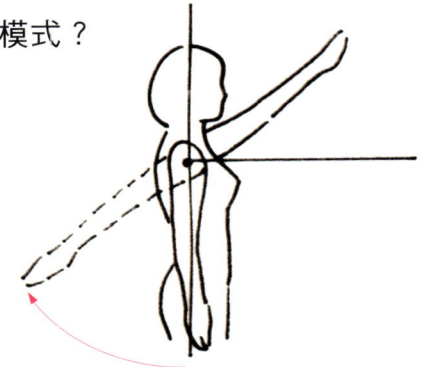

手臂伸展即後伸的最大角度約為 50 度

1 **手臂前伸和後伸：**

手臂前伸就是肩關節屈曲之意，英文是用肩關節屈曲 Shoulder flexion 表示，手臂由朝下往前伸至朝天，最大活動角度是 180 度。手臂後伸，英文是用肩關節伸展 Shoulder Extension 表示，一般人最大活動角度是 40-50 度。

2 **手臂外展和內收：**

手臂外展很重要，提重物，手臂一定要外展。到高級餐廳用餐時，侍者為你穿脫大衣，也一定要手臂外展。想想看，五十肩的慢動作，第一步就是無法做手臂外展，也就無法順利做上舉動作。因此多按摩手臂外展的肌群如棘上肌和三角肌，實在是太重要了，最重要的還是手臂不要使用過度，否則會痠痛在肩頭手臂，也就是手臂外展肌群。手臂內收，就是夾手臂的動作，多數人打電腦的姿

勢就是手臂內收的動作。

3 手臂內轉和外轉：

一般人工作都是前臂內轉，手臂內收，也因此緊在胸大肌，長期下來會胸悶氣虛，就是因為胸大肌和闊背肌以及大圓肌這 3 條肌肉在工作，肌肉長期處在收縮的狀態下，就像是戴了很小的戒指，手指會出現脹紅。同理，這種人胸口和臉也會出現脹紅現象，乍見覺得唇紅齒白煞是好看，但其實暗藏著極大的心血管疾病的風險。因為胸大肌是前胸最大的肌肉，闊背肌則是後背最寬闊的肌肉，外層大肌肉只要一過勞，裡層的小肌肉就更容易繃緊，種下日後肩頸痠痛的病根。因此，沒事要多按摩胸口和手臂內轉的肌肉，多做手臂外轉的動作，維持手臂內外轉的肌力平衡最重要。

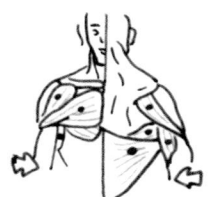

手臂內收
三角肌	三角肌
胸大肌	闊背肌
喙肱肌	大圓肌
	肱三頭長頭

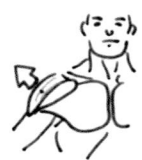

手臂外展
三角肌中束

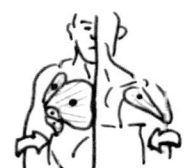

手臂內轉	**手臂外轉**
三角肌	三角肌後束
胸大肌	
闊背肌	
大圓肌	

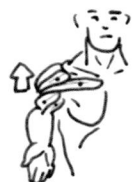

手臂前伸
三角肌前束
胸大肌鎖骨部
肱二頭肌
喙肱肌

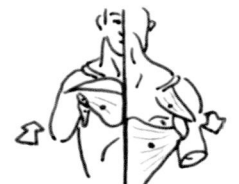

手臂後伸
胸大肌胸骨部	三角肌前束
闊背肌	闊背肌
大圓肌	大圓肌
	肱三頭長頭

8.1.3 肩關節旋轉肌群

　　手臂卡在肩膀，不會掉下來，是因為盂肱關節處有旋轉肌群像個爪子一樣抓住肱骨頭，否則二者很容易脫位。由於抓的形狀很像是公主穿的泡泡袖，因此旋轉肌群又名旋轉肌袖。這群旋轉肌群可分為兩大功能：肩內轉和肩外轉。取其第一個字母，在英文可簡稱為 SITS。

旋轉肌群（Muscles of musculotendinous cuff）分析如下：

■ **棘上肌** (Supraspinatus)

手臂只要側舉，棘上肌就在工作，它位在肩胛骨上棘窩，剛好穿過肩峰下的小空間，很容易因為手臂在外展時，沒有先做好外轉動作，導致肱骨最上端的大轉子擠壓空間，令穿越其中的棘上肌受傷也就是肩峰夾擠症，造成具緩衝墊功能的滑液囊發炎。平日多按摩肩頭上的巨骨穴，就能放鬆棘上肌和上斜方肌。

■ **棘下肌** (Infraspinatus)

強力的肩外轉肌，位在肩胛棘的下緣，是旋轉肌群中最大的成員，一般人常痛的天宗穴就位在棘下肌。可拿高爾夫球或網球按摩肩胛骨，若痛就用毛巾包住，輕輕揉按。

■ **小圓肌** (Teres minor)

棘下肌的輔助肌，做肩外轉和肱骨內收的動作。平日可將手臂擱在椅背上多按摩腋下肩胛骨外側緣。

■ **肩胛下肌** (Subscapularis)

肩內轉肌肉，做內旋手臂動作。可在舉重物時，穩定盂肱關節。舉手時容易發生肩膀有聲響，而且手也無法舉太直，多半是肩胛下肌過緊。多按摩腋下的肌肉，就可按摩到它。

肩胛骨背面

棘上肌 (Supraspinatus)

棘下肌 (Infraspinatus)

小圓肌 (Teres minor)

肩外轉

肩胛骨腹面

肩胛下肌 (Subscapularis)

肩內轉

8.1.4 肩關節居家療癒動作

利用門把和彈力繩就可做肩關節療癒動作，但前提是，要先把要伸展的肌肉給放鬆，例如做肩外展前，先鬆棘上肌和三角肌，效果會更好。會痛就停下來，再按摩一下，以退為進，效果更好。分析如下：

■ **肩外轉和肩內轉**

重點是上臂要緊貼身體，只動前臂。

■ **肩外展和肩內收**

重點是大手臂即上臂要移動，遠離即外展，反之則內收。

■ **肩伸展和肩屈曲**

重點在上臂要貼緊身體，做前後移動。 上臂往後則肩伸展，反之則肩屈曲。一般人都是肩伸展有問題，宜多練習。

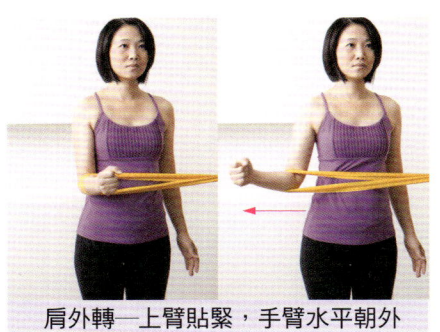

肩外轉—上臂貼緊，手臂水平朝外

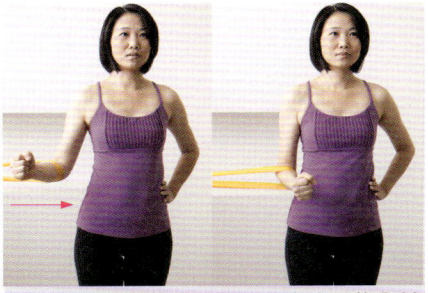

肩內轉—上臂儘量貼緊再用力水平往內轉

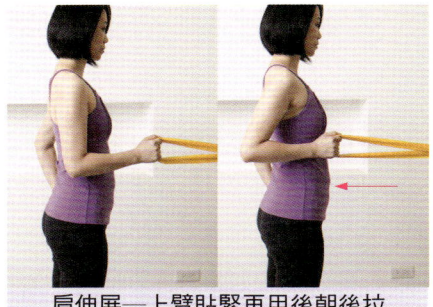

肩伸展—上臂貼緊再用後朝後拉

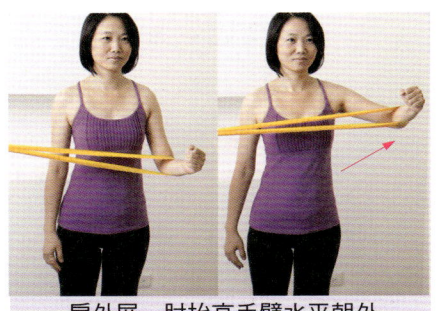

肩外展—肘抬高手臂水平朝外

8.2 後頸背肌群——肩頸痛、背痛、頭後仰痛、膏肓痛

很多人一後仰，後頸就會痠痛，按按風池、天柱和風府穴，感覺就會輕鬆許多，實際上這些穴位分布在枕下諸肌周圍。諸就是多，枕下就是後腦勺的位置，**枕下諸肌**意指有八條小肌肉位在其處。後腦勺也是豎脊肌和斜方肌的附著點。**豎脊肌**，就是負責把脊椎豎起來的肌肉，**斜方肌**是上背最大片的肌肉。想要減輕背痛，就要從眼眶上緣一路往後按到後腦勺，一路按到臀部通過大腿後側膕膀肌直到小腿肚，終點在足底的筋膜，這條路線就是**背部筋膜線 (Back line)**。

 **小測驗**

腳底一鬆　前彎變容易

　　腳底踩高爾夫球，或是踩在門框上，徹底按摩腳底，同時按摩腎經起點湧泉穴，乃長壽大穴，腳底需常保溫暖，人才會健康。腳底計四層小肌肉，按一按之後，跳一跳，讓小腿肚縮放一下，再大力用肚子喝幾聲。這時吸氣用力將手往上舉，吐氣再前彎下去，會發現，手指比先前更容易碰地。

小測驗

背會痛　其實根源在臀肌

　　現在拿高爾夫球或是輪棒置於臀下，或是滾大腿外側的膽經，會發現這裡竟然比下背痛還要痛，這正表示背痛真正的根源不僅在背，更在臀部及大腿後側和外側。建議多按摩膽經和臀部八髎穴，能有效地改善下背痛。

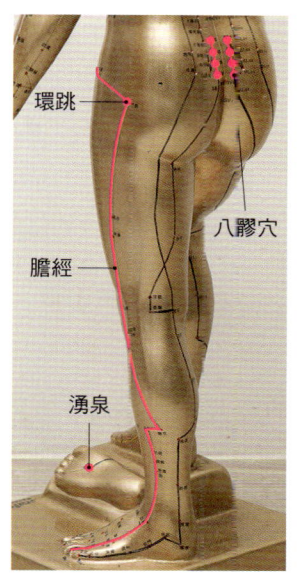

常敲膽經可減緩下背痛　最好連臀部一起按摩，效果更佳。

背部深層肌肉和後頸

現在就來分析背部深層肌肉和後頸 (Deep muscles of back and posterior neck) 肌群，長期低頭是導致頸部深層肌肉過勞，以致後頸長年痠痛的主因，最可怕是，影響頭部血液循環，萬一將來血管阻塞或破裂，容易引發頭痛、暈眩，或是中風的可能性。

後頸背深層肌群

8.2.1 枕下諸肌 預防中風和頭痛

你可能不相信眼球動，頭不動，手放在後腦勺枕下諸肌的位置，靜下心來觀察，會發現枕下諸肌（Suboccipital muscles）會跟著眼球的動作連動。有位顱底小中風的同學表示，醫師教他沒事就做眼球的運動，頭不動，眼球做順時針及和逆時針的畫圈動作，要盡量畫大一點，去感受哪一條肌肉太緊繃，揉按一下頭部和後腦勺，再做一次。建議大家也可以多練習此方法。

枕下諸肌是由以下肌肉組成，左右各 4 條，計 8 條，如下：

■ 後頭直大肌（Rectus capitus posterior major）

■ 後頭直小肌（Rectus capitus posterior minor）

■ 頭斜下肌（Oblique capitus inferior）

■ 頭斜上肌（Oblique capitus superior）

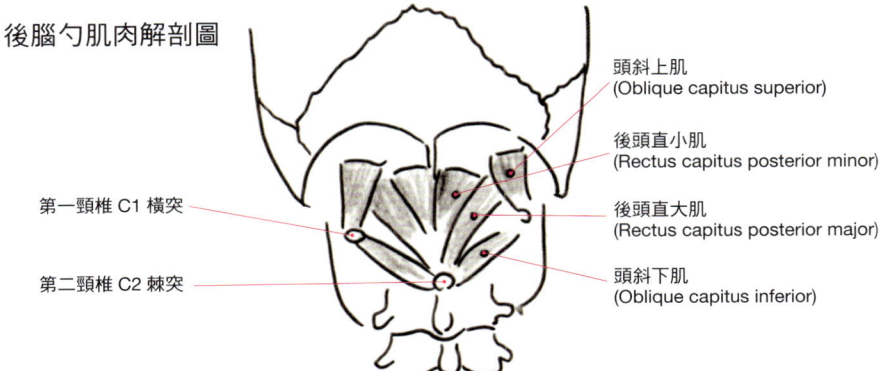

後腦勺肌肉解剖圖

頭斜上肌
(Oblique capitus superior)

後頭直小肌
(Rectus capitus posterior minor)

後頭直大肌
(Rectus capitus posterior major)

頭斜下肌
(Oblique capitus inferior)

第一頸椎 C1 橫突

第二頸椎 C2 棘突

8.2.2 豎脊肌 預防背痛和後頸痛

肩頸緊的人，脖子轉動會感覺到這股痛會延伸到背部。背肌和後頸的肌群是同一套背部筋膜系統。背肌主要由豎脊肌組成，起點在薦骨和臀大肌彼此透過筋膜相連，終點則在脊椎骨和肋骨。**豎脊肌 (Erector spinae)** 分為左、右兩側，共 3 束，由外而內分為：外側**髂肋肌**、中間**最長肌**與內側**棘肌**。

每一段肌肉由下而上，可再細分成三個部分，注意，最外側的髂肋肌分布在腰、背、頸，另兩束則分布背、頸、頭，只要想像豎脊肌像噴泉形狀就不難理解，為何外側的髂肋肌只延伸到頸部，實際上很多人在低頭側向一側時，除了後上背有一點會痛，有時會扯到後下背外側，這就是因為髂肋肌是很長的一條肌肉，從腰部出發到頸部。

背部豎脊肌群圖

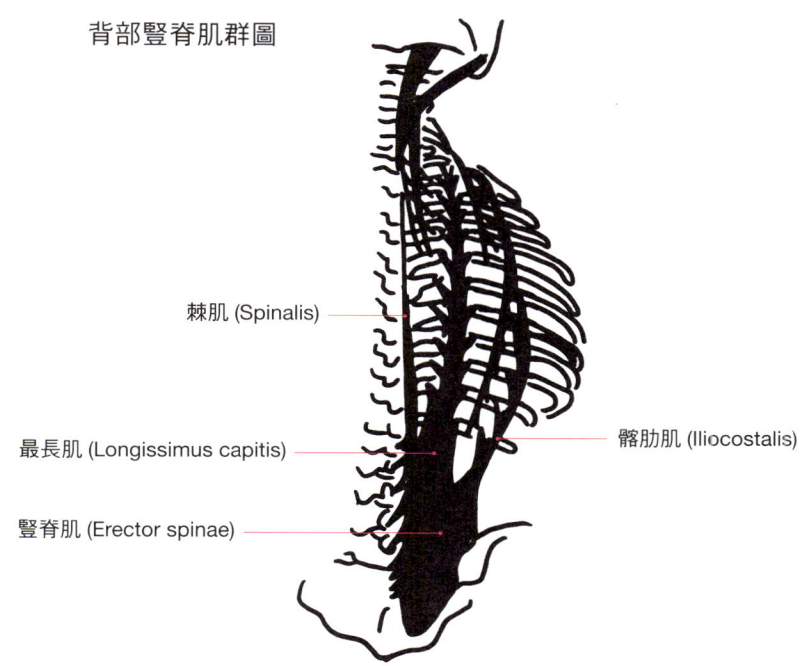

棘肌 (Spinalis)

最長肌 (Longissimus capitis)

髂肋肌 (Iliocostalis)

豎脊肌 (Erector spinae)

8.3 前頸和側頸肌群——落枕、雞爪頸，頸部僵硬等相關問題

　　一般人以為肩頸只有落枕而已，實際上肩頸太緊也會引起頭痛、打呼、嘴巴開合僵硬等問題。胖的人，常會胖到沒有下巴，容易有心血管問題，有人全身瘦就只肥下巴，從側面看，下巴的肌肉鬆垮，除了難看之外，睡覺也容易引起打呼。

　　瘦的人，特別是女生，最困擾的肩頸問題是：脖子的青筋、肩頸結構不正，脖子看起來特別是氣管會變得很明顯，感覺好像長了個大喉結。很多人肩頸緊不去調整姿勢，反而喜歡甩脖子，聽到骨頭打骨頭發出卡拉的聲音，會有快感，久了會造成頸椎椎間盤磨損，導致頸椎骨的邊緣長出像開罐器上頭的刺，那就是骨刺，因為長期的磨損和刺激長出來的贅生物。

　　頸部，真的是太重要了，不僅外型很重要，最重要的是，頸部有重要的血管和神經以及甲狀腺體，頸部沒有保持良好的姿勢會造成該處血管容易硬化，久了，就會引發心血管疾病，不可不慎。

常見的頸部問題分析

8.3.1 落枕（Acute fibrositis）

　　稱為「急性斜頸」或「頸部肌肉扭傷」，西醫稱「**急性頸椎關節周圍炎**」，這些頸部肌肉痙攣或發炎時，中醫稱為「**頸項強硬，轉動不利**」。如：前頸的胸鎖乳突肌、側頸的斜角肌、後頸的提肩胛肌、頭長肌、頸長肌等等。長期低頭側頸夾電話等不良姿勢就是落枕的元凶。

　　實際上，落枕只是症狀，過度使用肩頸和手臂，再加上睡眠不足等等因素，落枕會再次發生。若要根除落枕，必須從手臂開始放鬆，特

別是手三陰經絡。也就是說，過度地使用手臂屈肌群以及屈頸肌群，才會造成肩頸肌力的失衡。不放鬆肌肉，僅依賴含藥效的貼布，長期下來只會貼出一身毛病，不傷胃，但傷不傷肝或腎，只有藥廠心知肚明，消費者總是後知後覺。

頸部後三角肌群分析如下 (Posterior triangle)：

■ **頭半棘肌** (Semispinalis capitis)

單側收縮，使頭轉向對側，兩側收縮，使頭後仰。

■ **頭夾肌** (Splenius capitis)

單側收縮，使頭轉向同側，兩側收縮，使頭後仰。

■ **提肩胛肌** (Levator scapulae)

收縮時上提肩胛骨；當肩胛骨被固定時，一側收縮則使頸部側屈，雙側收縮則頭後仰，頸部後伸。

■ **斜角肌** (Scalenus: ant. med. post.)

分為前、中、後，可做頸側屈、側旋、前屈，上提 1、2 肋骨動作。

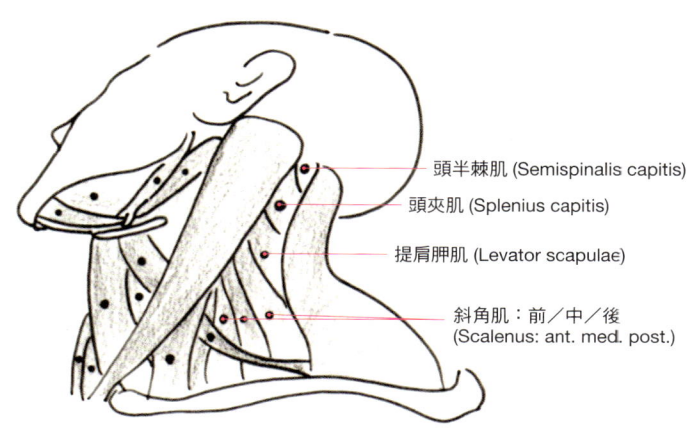

頭半棘肌 (Semispinalis capitis)

頭夾肌 (Splenius capitis)

提肩胛肌 (Levator scapulae)

斜角肌：前／中／後
(Scalenus: ant. med. post.)

8.3.2 雞爪頸

　　長期低頭，縮下巴，容易造成頸部肌肉緊縮呈雞爪狀，最可怕的是，一開口還會有小肌肉在頸部兩側呈八字形牽扯，這是因為舌骨肌群過緊導致的現象。

　　舌頭連在舌骨上，而舌骨是懸空在下巴與前頸交會處，它不會掉下來，因為舌骨被**舌骨上、下肌群**給固定住，如此，舌頭才能靈活地吐伸，放鬆以下這些肌群，對於長期靠嘴吃飯的人來說很重要，特別是需要用到舌頭來發音、咬字的人，例如：歌手或是主播。也就是說，保持舌骨肌群的彈性，就能發出優美的嗓音。

　　若能每天用熱毛巾按摩下巴和前頸的小肌肉，有空就做吐舌頭的嚇人動作，就不用擔心會有雙下巴和雞爪頸現象，長期下來也能避免舌根往後掉造成呼吸中止症或是下巴突然無法合起來，甚至也能改善下頷咬合機能障礙所產生的問題，例如牙齒老是咬到口腔內部的肌肉。這些症狀其實都和舌骨肌群有關，主因仍是平時工作或是想事情時，習慣抿嘴，或是咬牙關，導致舌骨的相關肌肉過緊。

舌骨肌群分為上、下肌群，現分析如下：
舌骨上肌群 (Suprahyoid muscle)

　　位在舌骨以上的肌群，起點有舌頭、下頷骨 (mylo-, genio-, anterior digastric) 和頭部 (stylo-, posterior)，終點在舌骨。功能是將舌骨向上拉，同時構成口腔內舌頭下方的底層，就是口底肌 (Mouth floor)。例如：歌唱的緊繃感來自頦舌骨肌，即雙下巴的位置。

■ 莖骨舌肌 (Stylohyoid) 拉舌骨向後上

■ 二腹肌 (Digastric) 拉下頷骨向下，上提舌骨

- 下頜骨舌肌 (Mylohyoid) 拉舌骨向前上
- 舌骨舌肌 (Hyoglossus) 將舌下壓和提升舌骨
- 頦舌骨肌 (Geniohyoid) 拉舌骨向前上

舌骨肌群正面觀（前頸）

下頜骨舌肌 (Mylohyoid)
二腹肌 (Digastric) 前腹
莖骨舌肌 (Stylohyoid)
二腹肌 (Digastric) 後腹
肩胛舌骨肌 (Omohyoid)
胸骨甲狀舌骨肌 (Sternothyroid)
胸骨舌骨肌 (Sternohyoid)
莖骨舌肌 (Stylohyoid)
二腹肌 (Digastric)
肩胛舌骨肌 (Omohyoid)
胸骨舌骨肌 (Sternohyoid)

下頜骨舌肌 (Mylohyoid)
二腹肌 (Digastric)
頦舌骨肌 (Geniohyoid)
舌骨舌肌 (Hyoglossus)
舌骨 (Hyoid bone)
胸骨舌骨肌 (Sternohyoid)
甲狀舌骨肌 (Thyrohyoic)
胸骨甲狀舌骨肌 (Sternothyroid)

舌骨上肌群 (Suprahyoid muscle)
舌骨
舌骨下肌群 (Infrahyoid muscle)

舌骨下肌群（Infrahyoid muscle）

位在舌骨以下的肌群，起點有胸骨 (Sternum)、甲狀軟骨 (Thyroid cartilage)、肩胛骨 (Scapular, omo-)，終點在舌骨。功能是下拉舌骨。一說話，頸部出現八字形肌肉在動，就是肩胛舌骨肌過緊。想要唱高音，多按摩甲狀舌骨肌，低音部分則是多按摩胸骨舌骨肌。

- 舌骨下肌 (Infrahyoid muscles)—將舌骨向下拉
- 胸骨舌骨肌 (Sternohyoid) 下拉舌骨
- 肩胛舌骨肌 (Omohyoid) 下拉舌骨
- 甲狀舌骨肌 (Thyrohyoid) 下拉舌骨
- 胸骨甲狀舌骨肌 (Sternothyroid) 下拉甲狀軟骨

8.4 肘和橈尺關節肌群—肘疼、屈伸困難，無法扭轉門把

手肘無法屈曲就無法上廁所擦屁股、無法刷牙、無法手就口吃飯、無法提重物，也就是說肘不好，手臂就廢了一樣。手臂不能動，對肩關節來說就是負擔，很多人肩膀有問題，連要好好睡一都很辛苦。手肘一旦有問題，最好好好按摩上臂和前臂的肌肉，放鬆才是最重要的。另外，要改善自己過度使用手肘的力量，運動時要多用軀幹轉體的力量來帶動手臂，如此才不會讓肘部負荷過重。

8.4.1 肘關節和橈尺關節肌群 (Movers of elbow and radioulnar joints)

屈肘肌群

■ **肱二頭肌 (Biceps brachii)**

練出結實膨出的二頭肌腹是男人最愛突顯的魅力，此外，一般人也容易在揮桿打高爾夫球，或是練舉重不慎時拉傷肱二頭肌腱，傷到肩頭。主要是，肱二頭長頭肌腱就位肱骨的結節間溝，一按就很好找到；短頭肌肌腱位在肩胛骨的喙狀突。此肌過勞易導致肩頸痠痛，要多按摩。

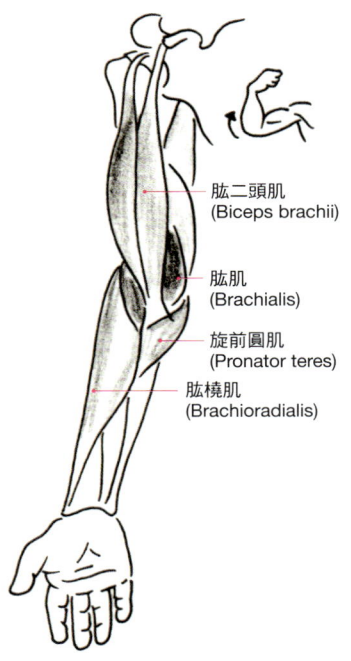

肱二頭肌
(Biceps brachii)

肱肌
(Brachialis)

旋前圓肌
(Pronator teres)

肱橈肌
(Brachioradialis)

■ **肱肌 (Brachialis)**

長年喜歡屈肘掛小包包的女性，肱肌易過勞，它可在任何姿勢下

做屈肘。但是肱二頭肌則必須在手臂旋後狀態下做屈肘，才會最有力。

■ **肱橈肌** (Brachioradialis)

這條長形肌肉在屈肘狀態下轉動螺絲或門把時，特別容易出力，是非常有用也有效率的肌肉，也是最容易痠痛的肌肉，症狀會是抓握時無力，而且會痛在近手肘處。

■ **旋前圓肌** (Pronator teres)

協助肘屈曲。

伸肘肌群

■ **肱三頭肌** (Triceps brachii)

此肌之長頭橫跨肩和肘兩個關節，另二個頭只跨過肘關節。它是肱二頭和肱肌的拮抗肌。主要的伸肘肌。日常生活中太少運動到肱三頭肌，例如：砍材，或是從肩頭往背後拿箭的動作，一般人多是屈肘打電腦，運動到肘二頭肌多於肘三頭肌。

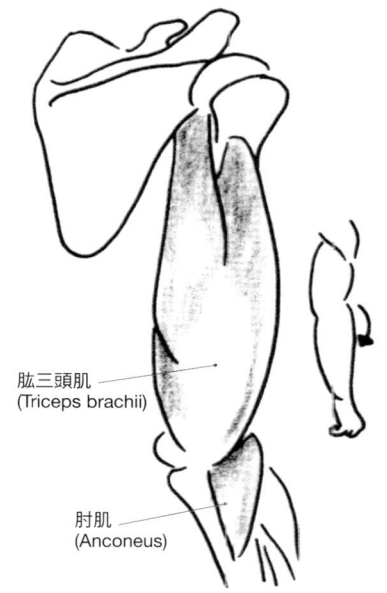

肱三頭肌
(Triceps brachii)

肘肌
(Anconeus)

■ **肘肌** (Anconeus)

協助肱三頭做肘伸直動作。

前臂的旋前／旋後肌群

前臂的旋前和旋後動作很重要，例如手放在桌上打電腦的動作就是前臂旋前的動作；前臂旋後的動作，就像看報紙雙手攤開，掌心朝上的動作，也是扭轉門把的動作。多按摩前臂，可以放鬆這些負責旋轉前臂的小肌肉，特別是長期拿螺絲起子的裝修工人。

旋前肌群

上臂貼近身體，做內旋前臂，掌心由上朝下，日常生活有 7 成動作都是旋前動作。例如：握滑鼠、打鍵盤。

- ■ 旋前圓肌 (Pronator teres)
- ■ 旋前方肌 (Pronator quadratus)

旋後肌群

上臂貼近身體，做外旋前臂，掌心由下朝上，例如：
雙手張開看報的動作

- ■ 肱二頭肌 (Biceps brachii)—前臂旋後的有力肌肉。
- ■ 旋後肌 (Supinator)—協助二頭做旋後動作。

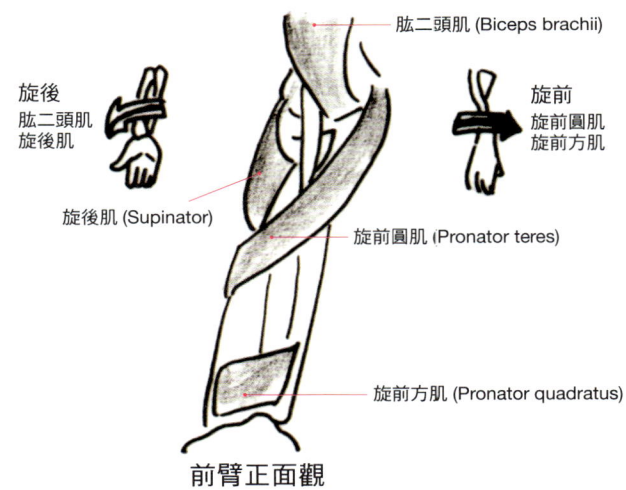

前臂正面觀

8.4.2 肘部常見症狀

網球肘（Tennis elbow）

學名是「肱骨外上髁炎」，俗稱為「網球肘」「家庭主婦肘」、「投手肘」。主要痛在肘關節外側，也就是肱骨上髁附近。前臂腕關節伸肌群由數條深淺肌肉組成，藉一條共同的肌腱附著在肱骨末端一個向外的骨突，即肱骨上髁。如果手腕關節使用不當或過度使用，便會使有關肌肉負荷的力量超過可承受的程度，引起手肘外側的肌腱勞損、疼痛，尤其是用力緊握、扭動東西如毛巾，痛楚會加劇。

高爾夫球肘（Golfer's elbow）

學名是「肱骨內上髁炎」，主要是手腕屈肌、旋前肌的過度使月，導致肌腱源頭的微細撕裂受傷，長期下來造成肱骨內上髁與肌腱接合處發炎。例如：不正確的揮桿動作，加速過猛導致內側手肘承受強大的外翻力量，易造成此運動傷害，其他運動員如棒球投球、網球、保齡球、橄欖球皆等，臨床症狀與網球肘相似，但痛點出現在肘內側，且症狀在手腕用力屈曲、旋前動作或握拳時會加劇。

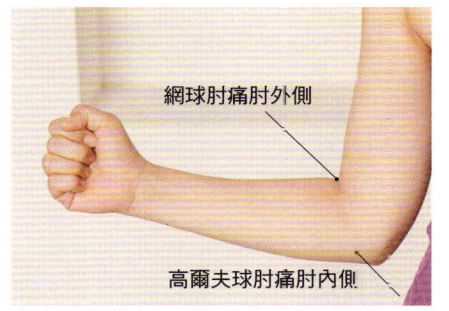

網球肘痛肘外側

高爾夫球肘痛肘內側

8.4.3 肘外翻 / 肘超伸 vs 瑜伽動作

很多人練習瑜伽，練出一身問題，主要是：一不懂得自己的身體，二不懂得事前保護，三過度相信某一個教條，相信人定勝天，只要多練習一切會好。

或許可能會好，但或許不會，要拿自己的身體做實驗品嗎？現在來認識手肘，有些人天生就有肘外翻和肘超伸。看下圖平板式，肘關節有超伸現象，建議應事前戴上護肘，等手臂的肌力以及腹部內核心力量建立之後才能取下。若感覺力量都落在手腕上，那就是上半身的力量沒有分散到軀幹，手腕的韌帶容易受傷。

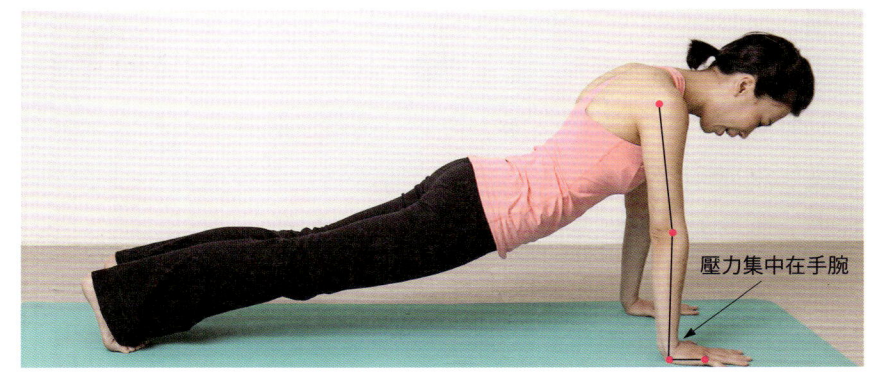

壓力集中在手腕

認識肘外翻和肘過度伸直

■ 肘外翻 (Cubitus valgus)

正常肘關節完全伸直時有一輕度外翻，男性約 10°，女性約 15°，這個外翻角又稱為攜帶角（Carry angle）。若這個角度增大，即前臂過於外展，稱為肘外翻畸形。

■ 肘過度伸直（Elbow hyperextension）

肘伸直時，手臂應呈一直線，如右圖的 1 和 2，若是過度超伸則是圖中的 4，一般人多位在圖中的 3。超伸的肘關節，力量將落在手腕並且

會過度磨損肘關節軟骨，長期下來會造成肩頸和上臂疼痛，撐地時手腕也會很吃力，容易傷及腕部韌帶。

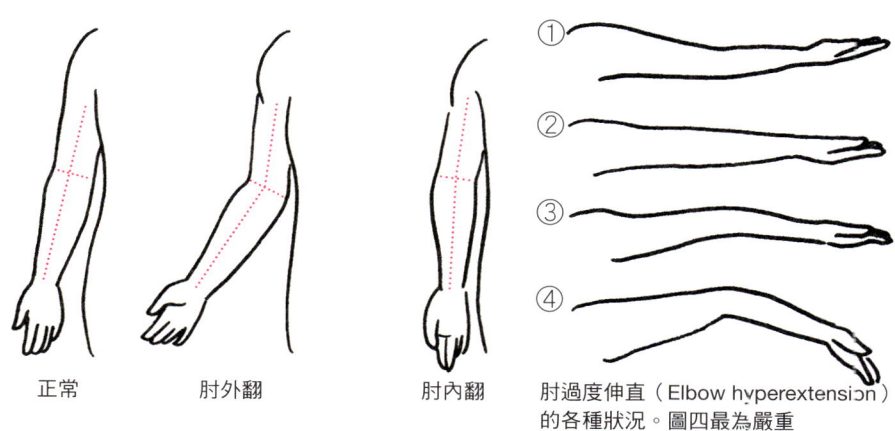

正常　　　　　　肘外翻　　　　　　肘內翻　　　　肘過度伸直（Elbow hyperextension）的各種狀況。圖四最為嚴重

 **小測驗**　快速檢查是否屬於關節過度柔軟性

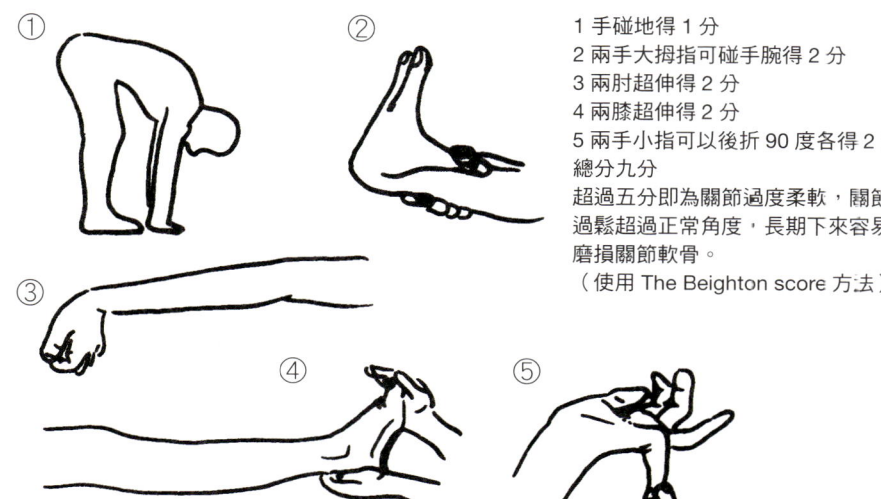

1 手碰地得 1 分
2 兩手大拇指可碰手腕得 2 分
3 兩肘超伸得 2 分
4 兩膝超伸得 2 分
5 兩手小指可以後折 90 度各得 2 分
總分九分
超過五分即為關節過度柔軟，關節過鬆超過正常角度，長期下來容易磨損關節軟骨。
（使用 The Beighton score 方法）

243

8.5 腕和手部關節肌群——媽媽手、腱鞘囊腫、扳機指、腕隧道症候群

手腕動作可分為伸腕和屈腕，也可以做左右的水平移動，因此手腕是非常靈活，再配合上手部的關節，手和腕可以做很多日常生活的瑣事，但現代人多半使用過度，造成腕部的肌腱出現問題。

現在看著自己的前臂，就是小手臂，仔細研究手腕處摸起來感覺像是很多條烏龍麵，但近手肘處的肌肉則是充滿肌肉，手臂肌肉是細長形，延伸至手腕才變成細長的肌腱，目的是擠進小小的腕口。手部肌腱細長才能發揮靈活的運作，肌腱若發炎不易好，主因是血液循環少，一旦受傷不會好之外，還容易重複發作。

想要好，很簡單，一不要過度使用，二多按摩手三陰，三多做手三陰的動作，例如伸肘、伸腕、張指等和慣性的動作相反，就能達到伸展的效果。

8.5.1 肘部常見症狀分析

媽媽手 (Stenosing tenosynovitis)

主要是過度使用手腕，造成拇長外展肌、指短伸肌的肌腱和腱鞘彼此磨擦而發炎，學名是**狹窄性肌腱滑膜囊炎**，症狀包括手腕橈側上方疼痛，有時這種疼痛還可能輻射到近端的前臂或者大拇指，特別是在大拇指做主動或是有阻力的伸直與伸展動作。

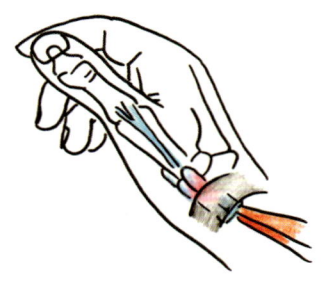

拇長外展肌、指短伸肌的肌腱和腱鞘彼此磨擦而發炎。

腱鞘囊腫 (Ganglion)

很多人練習瑜伽太急，基礎功沒扎穩，就開始練習很多手撐地的下犬式、平板式、手倒立式等，不久之後就有此一症狀。主要是，加諸太多壓力在腕部，造成腱鞘內膜襯裡破裂，使得腱鞘內之潤滑液體溢出形成囊狀鼓起。囊腫不斷產生，只要壓力不消除，就會造成疼痛，手部感覺異常等症狀。改善的方法，很簡單，加強腹部內核心的訓練，減少手腕部的壓力。

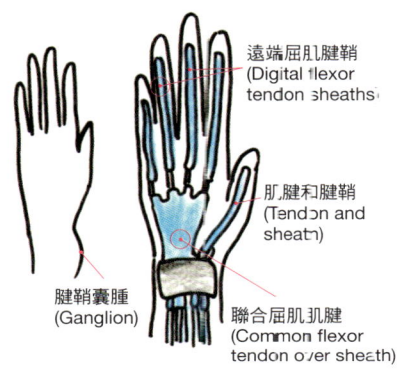

遠端屈肌腱鞘
(Digital flexor
tendon sheaths)

肌腱和腱鞘
(Tendon and
sheath)

腱鞘囊腫
(Ganglion)

聯合屈肌肌腱
(Common flexor
tendon over sheath)

扳機指 (Locked finger)

手指常常會卡在屈曲的位置無法自行伸直，當用手去扳動時，又會像扣扳機的情況突然彈起故而得名。症狀是強力伸直手指，會感到一陣疼痛。掌心會有壓痛點，且半夜常常會痛醒，手指常會不自主地彎曲起來，這就是扳機指的症狀。學名是**手指屈肌腱的狹窄性肌腱鞘炎 (Stenosing tenosynovitis of the flexor tendons, locked finger)**。可以多按摩手掌心和前臂手三陰，即屈腕肌群和屈指肌群，就是因為它們屈曲動作太多，使得肌腱變緊無法順利伸直指頭。（延伸閱讀第 249 頁 8.6 扳機指半年 現在完全不痛了）

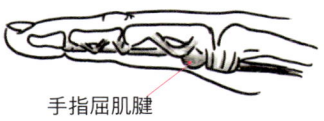

手指屈肌腱

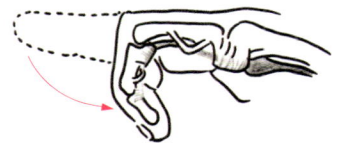

手指屈肌腱在伸屈手指時扮演重要滑輪功能。

腕隧道症候群 (Carpal tunnel syndrome)

俗稱滑鼠手、鋼琴家手。主因是手腕姿勢不當、腕隧道直接壓迫和長期使用手持震動工具如木工的鑽孔機等，上班族則是過度使用電腦造成。初期會感覺拇指、食指、中指麻木、灼熱或刺痛，感覺好像要中風。症狀惡化可能會延伸至所有手指和前臂，導致連拿筷子、寫字、使用鑰匙開門都有問題。

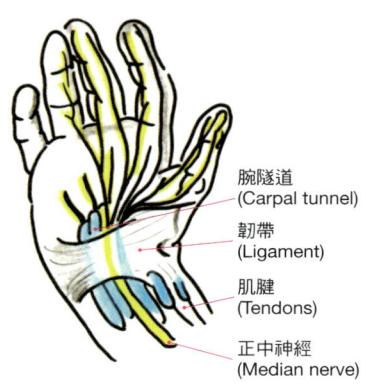

腕隧道
(Carpal tunnel)

韌帶
(Ligament)

肌腱
(Tendons)

正中神經
(Median nerve)

腕關節和手關節肌群 (Movers of wrist & hand joints) 分析如下：
8.5.2 腕部肌肉分析

腕部屈肌群—屈腕肌群分為：深、中、淺三層，由肘內側的起點向前分布到手腕，再透過細小的肌腱到手掌和指頭，注意，他們的止點是不同的，深層止於手指最遠端，中層止於第二指骨，淺層止於掌骨基部。

所以按摩手指要徹底，就要按整個手指頭到手肘的肘橫線。對日常生活來說，屈腕肌是非常重要的肌群，很多人打高爾夫球不會運用軀幹轉體的力量，只會猛用手臂力道，反而容易過度屈腕和屈肘，導致肘內側受傷，因此又稱為**高爾夫球肘**。上班族則是長期屈指打電腦，屈腕肌群變緊，特別是尺側即小指側，也就是心經和小腸經的位置，那裡的肌肉一按就痛，有人嚴重到早晨睡醒拳頭仍然緊握不放。

由於屈腕有 3 層肌肉，一定要用木頭輪棒去放鬆，才能深入每一層的肌肉。

深層

■ 屈指深肌 (Flex. digitorum profundus)

屈指肌中，食指最容易過勞，特別是長時間按滑鼠。

■ 屈拇長肌 (Flex. pollicis longus)

握滑鼠時，就是屈拇長肌在工作。

中層

■ 屈指淺肌 (Flex. digitorum superficialis)

只要屈指打電腦就動到它。

淺層—以下 3 條肌肉在張開手掌心抓取東西時就會運動到，像是揉
麵團成條狀的動作，平日要多按摩手三陰的肌肉。

■ 尺側腕屈肌 (Flex. carpi ulnaris)

■ 掌長肌 (Palmaris longus)

■ 橈側腕屈肌 (Flex. carpi radialis)

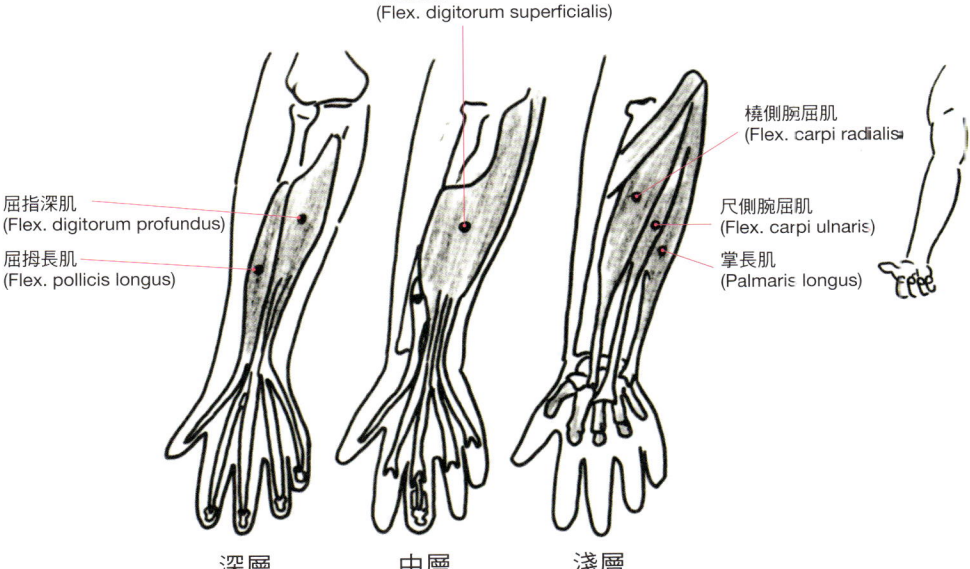

屈指淺肌
(Flex. digitorum superficialis)

橈側腕屈肌
(Flex. carpi radialis)

屈指深肌
(Flex. digitorum profundus)

尺側腕屈肌
(Flex. carpi ulnaris)

屈拇長肌
(Flex. pollicis longus)

掌長肌
(Palmaris longus)

深層　　　中層　　　淺層

伸腕肌群—像是擦窗戶或是幫人化妝，以及騎機車催油門或開車握方向盤，就會用到伸腕肌群。一般人會痛在肘外側，那裡是共同伸腕肌肌腱的起點。很多人打網球時，反手拍擊球不當，常會有肘外側疼痛的症狀，因此又名為網球肘。

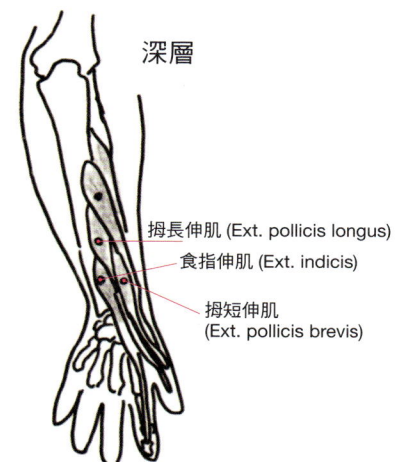

深層

- 食指伸肌 (Ext. indicis)

- 拇長伸肌 (Ext. pollicis longus)

- 拇短伸肌（Ext. pollicis brevis)

淺層

- 尺側腕伸肌 (Ext. carpi ulnaris)

- 小指伸肌 (Ext. digiti minimi)

- 指伸肌 (Ext. digitorum)

- 橈側腕長伸肌

  (Ext. carpi radialis longus)

- 橈側腕短伸肌

  (Ext. carpi radialis brevis)

- 拇長外展肌

  (Abductor pollicis longus)

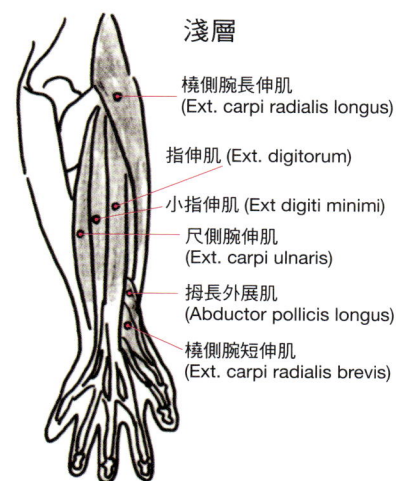

8.6 手掌和手指——無法靈活活動五根手指、握東西

手掌心，能看出人體真實的健康狀況，根據生物全息定律，任何一個特定的小部位都有整體的縮影，因此，觀察手掌心的變化包括：溫度、顏色、肌肉質地，就能推測身體內在的狀況。

《黃帝內經》曾云：「夫四末陰陽之會者，此氣之大絡也。」手足，正是陰陽經脈氣血會聯絡之處，人體生命力的盛衰從手足就能看出。特別是手。古人云：「掌中熱者，腹中熱；掌中寒者，腹中寒」，言簡意賅地指出手與腹部臟腑的關連性。換句話說，若能勤於按摩手掌，就能達到手療的目的。

8.6.1 手部常見症狀分析

手指無法屈曲或是用力伸直時，痛點會在指關節或是手掌心，這些部位揉按之後會有改善，但不會全好，要真正好，必須按前臂，無法屈指，有可能是手指屈肌過緊，請按手三陰這一面，伸直會痛，伸指肌在手三陽這一面，仔細按會有痠痛點，平時一早起來，多將受傷的手指泡熱水之後，再拉直指關節，要有耐心就會好。

 **真實案例** ### 扳機指半年　現在完全不痛了

有位同學扳機指快半年，以下是當時我們的對話：

「你的手有沒有好一點，有按我教你的方法去做嗎？」

「老師我跟你說厚，真的……真的是，我感覺到差很多耶……」

「什麼啦，你說的是差什麼？」

「就是好很多，以前動到大拇指感覺它好像要被折斷一樣，現在動起

來，鬆很多。我每天都有按你教的手法來療癒，就是一早起來，先泡手指頭，再一路從大手臂小手臂一路按到手掌心，接著按摩大魚際肌，再按摩大拇指環狀的肌肉，接著只動掌指關節，最後才動拇指，一步一步來，感覺每天都有鬆一些。真的是厚……早知道，就不要拖這麼久，我浪費了兩三個月到處跑醫院。」

分析：

她的手指是因為過度使用，造成拇短屈肌變緊，手臂上游的肌肉也變緊，原來早年有腕隧道症候群，再加上先天肌肉較軟，手臂容易受傷比較容易有關節問題。上課不斷提醒同學做基礎功的重要，就是怕這種同學練出問題，手腕就是，腕不行，手就廢了。後來她說她沒去給某名醫開刀，自己來上課，結果耐心練習一兩個月後，有天醒來，奇蹟地發現，扳機指的大拇指竟然好了，這是最令她感到開心的事。

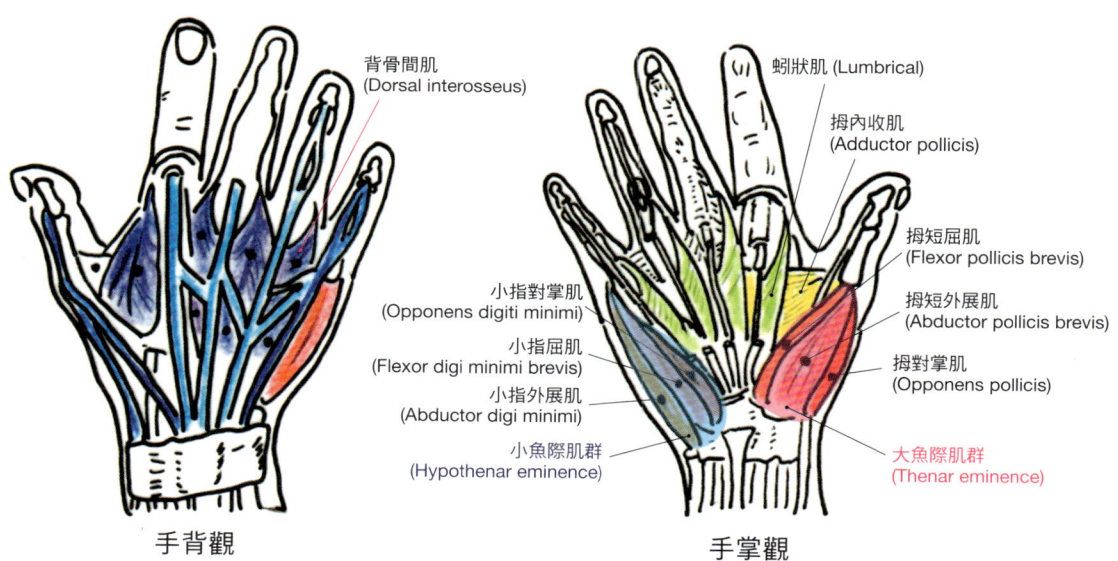

背骨間肌 (Dorsal interosseus)

蚓狀肌 (Lumbrical)

拇內收肌 (Adductor pollicis)

拇短屈肌 (Flexor pollicis brevis)

拇短外展肌 (Abductor pollicis brevis)

拇對掌肌 (Opponens pollicis)

小指對掌肌 (Opponens digiti minimi)

小指屈肌 (Flexor digi minimi brevis)

小指外展肌 (Abductor digi minimi)

小魚際肌群 (Hypothenar eminence)

大魚際肌群 (Thenar eminence)

手背觀

手掌觀

8.6.2 手關節內部肌群 (Movers of hand joints ,intrinsics)

大魚際肌群（Thenar eminence）

　　3 條小肌肉組成在手掌外側，負責拇指對掌，對掌（Opposition）就是拇指指尖和小指或其他指頭接觸，握的動作就是對掌，如握杯子或是滑鼠等等。

- **拇對掌肌** (Opponens pollicis) ── 令拇指對掌朝向手心，向內旋轉
- **拇短外展肌** (Abductor pollicis brevis) ── 外展拇指和協助對掌
- **拇短屈肌** (Flexor pollicis brevis) ── 屈曲拇指

小魚際肌群（Hypothenar eminence）

　　由 3 條小肌肉組成，在手掌心內側形成隆起，負責小指的運動。

- **小指對掌肌** (Opponens digiti minimi) ── 令第 5 指和拇指相對
- **小指外展肌** (Abductor digi minimi) ── 外展第 5 指
- **小指屈肌** (Flexor digi minimi brevis) ── 屈曲第 5 指近端指關節

手掌背深層肌群（Deep muscle）

- **拇內收肌** (Adductor pollicis) ── 內收拇指朝向中指
- **掌骨間肌** (Palmar interosseus) ── 3 條掌骨間肌內收手指
- **背骨間肌** (Dorsal interosseus) ── 4 條背骨間肌外展手指
- **蚓狀肌** (Lumbrical) ── 掌指關節屈曲手指和伸展指骨間關節

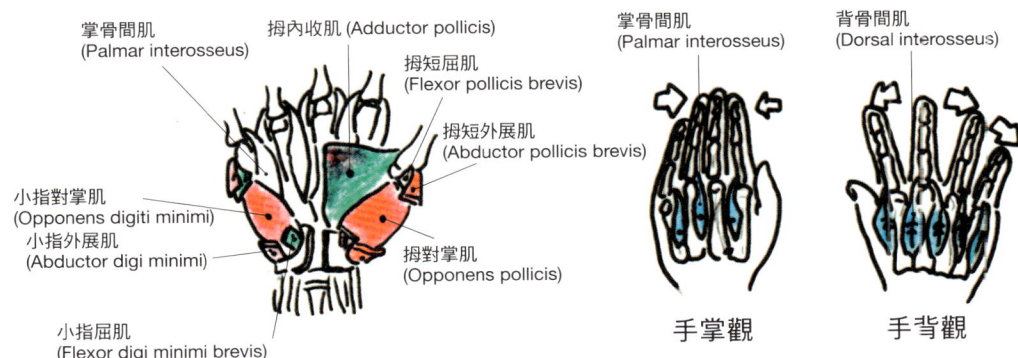

掌骨間肌 (Palmar interosseus)
拇內收肌 (Adductor pollicis)
拇短屈肌 (Flexor pollicis brevis)
拇短外展肌 (Abductor pollicis brevis)
小指對掌肌 (Opponens digiti minimi)
小指外展肌 (Abductor digi minimi)
拇對掌肌 (Opponens pollicis)
小指屈肌 (Flexor digi minimi brevis)
掌骨間肌 (Palmar interosseus)
背骨間肌 (Dorsal interosseus)
手掌觀　　手背觀

8.6.3 強化手指靈活度的 5 大技巧

　　5 根手指頭中以大拇指最重要，要保持大拇指的靈活度就必須常練習 5 大活動模式。如下：

大拇指 5 大活動模式

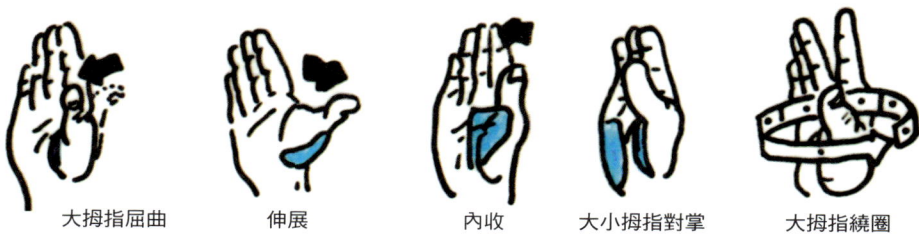

| 大拇指屈曲 | 伸展 | 內收 | 大小拇指對掌 | 大拇指繞圈 |

以下小技巧可以改善手指的靈活度：

1 功夫球測試掌心力道

　　手指頭是腦部反射區，手中常握有顆粒的塑膠軟球，可練習手指靈活度。

2 打麻將堆牌測試對掌能力

　　多練習在打麻將時，洗牌堆牌之間，能培養出手指的靈活度。

3 米桶測試屈指能力

　　利用米桶裡的米，將雙手打直戳入米堆，慢慢有力的屈指將米握在手心，感覺好像要粉碎它，米粒還可以按摩手部的穴位，對於疏通經絡，效果良好。

4 展翅動作測試手指靈活度

　　練習手指像白鷺鷥在展翅高飛的動作，首先五指全開，先是第五指屈指，四指不動，再來是第四指屈指，三指不動，依序屈指至握拳狀，

再慢慢伸指回來。

5 中指變長測血氣

兩手手腕腕橫線相對合掌，看中指何者為長。短的那手，握緊，用力，再出力打開，多做幾次，用想像力，想像中指變長，接著再打開手指，兩手再次合掌相對，此時，短的手指會變長，若沒有，表示手指的肌腱沒有彈性，微循環也欠佳。手就像雞爪布滿很多纖維鞘、手掌筋膜等組織，當血氣好，手指筋膜具延展性。生病者的手指易攣縮，就是因這些組織是「用進廢退」，多練習多用，彈性就好。

小測驗

手指張開時哪裡會最痛？

很多瑜伽練習者由於腹部核心力量不足，做很多手撐地的動作，手指全張開再加上負重狀態下，小指外展肌會外勞，彈琴者和打電腦者也有同樣的困擾。特別是小指外側的後谿穴，以及拇指內側的合谷穴，一按就痛。

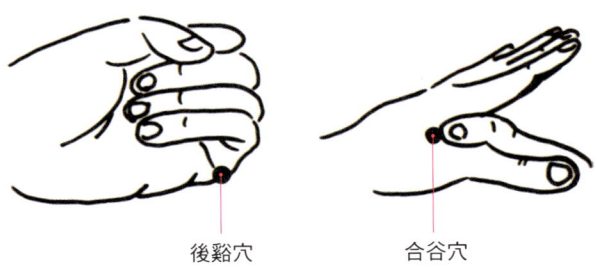

後谿穴　　合谷穴

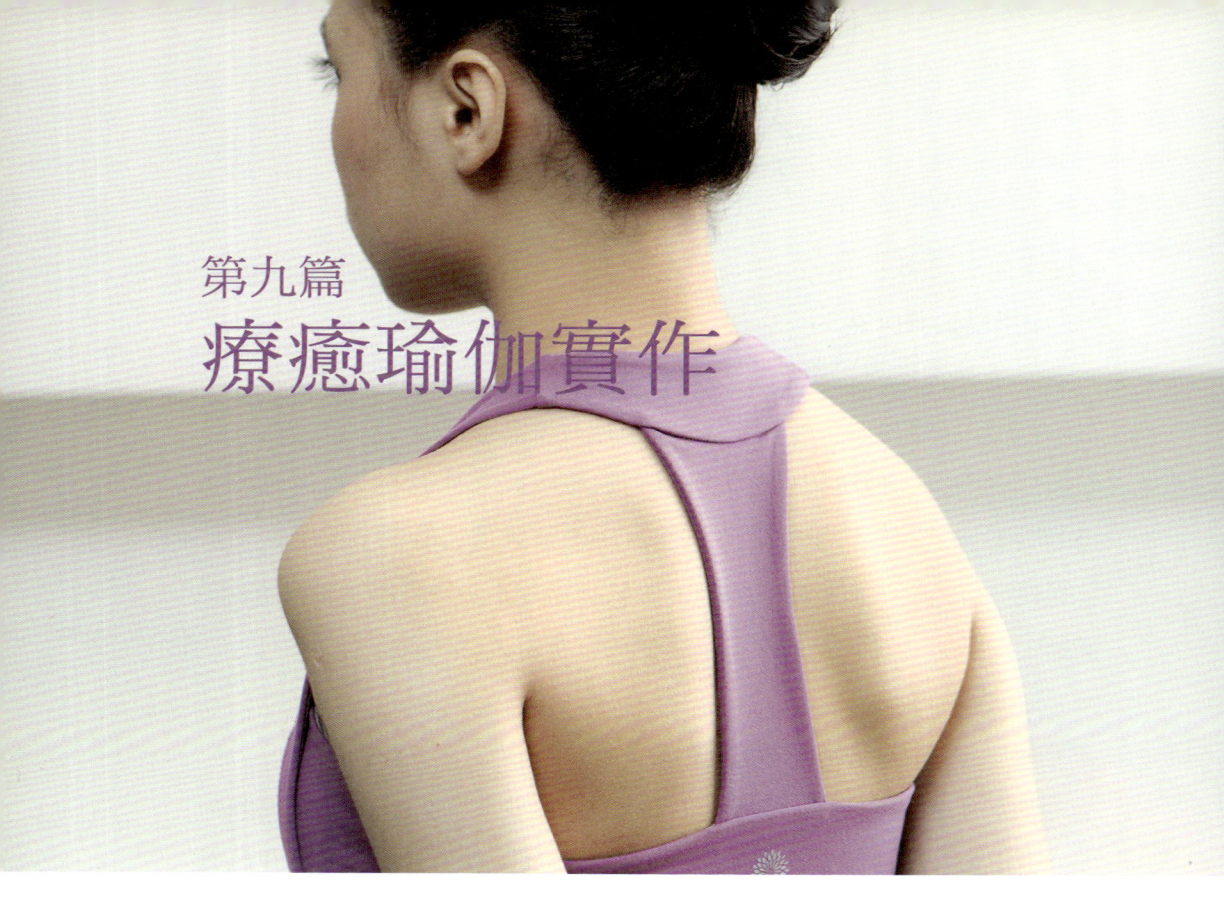

當初想上瑜伽，是因為失眠，但總覺得身子柔軟才行，擔心無法應付。剛上療癒瑜伽，眼睛和身體很不協調，才明白身體竟然無法 100% 執行大腦指令。同時，也上體位法瑜伽課，對於肌力發達但沒彈力的我來說，簡直如魚得水，天天巴不得去上課，可是上了段時間，失眠依舊，手也廢了，後來才明白「用錯的肌肉去完成動作，結果還是錯的」。

一向「只重結果不重過程」，要接受療癒這種慢吞吞的課真的非常掙扎，上課用輪棒暖身的時間很長，又不強調動作精準度，簡直欲哭無淚，上課不開心東質疑西抱怨，不過日子一久，身體開始有回應。奇怪，以前沒仔細感受身體的感覺，現在反而會發現有很多隱藏版的痠痛。

每天睡前，就從頭到腳按摩一次上課教的動作，很簡單，在家 DIY 也行，神奇的是，失眠改善很多。「同學，哪裡有感覺？」這句話，令我避免身體慣性地反應。真的謝謝老師，不媚俗的人云亦云，希望更多人能學會自我療癒，對我而言，這就是瑜伽吧！

Shirley

療癒瑜伽練習四大步驟

來上療癒瑜伽的學生，基本上分為兩種：

一種是身體已經出現不舒服的症狀，像是失眠或是痠痛等等，這種學生有部分的人會很認真地上課，回去也能身體力行，在他們身上常看到神奇的療癒效果。但也有一部分的人上課一段時間就消失，原因很多：怕痛、懶惰，或是工作很忙碌，要不就是心裡對療癒瑜伽期待過大，以為上完課，痠痛就會馬上不見。不管如何，這種學生的痠痛是很難根除的，因為自己才是真正的療癒大師，沒有人會比自己更了解自己。

另一種學生，則是好奇來上課，對自己的體能或是體位法都有信心，但仔細檢查才發現他們的健康是一種表相。從腳背和手背以及側頸都可看到青筋浮現，尤其是腳底更是一門大學問，像是高弓足沒有矯正，就拚命練習樹式等單腳獨立的動作，會造成大腿內側的肌肉繃緊；肩平足的人，內側足弓塌陷，大腿外側肌肉本來就會緊繃，這時又做前弓後箭的戰士式，容易將壓力集中在外側的髂脛束，練習久了，膝蓋會有問題。

療癒瑜伽重視體位法，但更重視每個人的身體差異性，幫助學生瞭解自己的身體，協助學生成為自己的療癒大師，才是上課真正的目的。也就是說，療癒瑜伽重視觀察一個人的整體，以肩頸痠痛為例，上課的目標是：如何恢復肩頸的正位。上課的方法集中在以下幾大重點：

- **放鬆手臂**—讓手三陽和手三陰的氣血順暢，手臂自然變輕盈。
- **放鬆胸大肌和腋下**—前胸和側胸一鬆，胸椎自然容易回正位。
- **強化腹部核心肌群力量**—核心有力，脊椎就能挺立。

■ **強化上背力量**—上背有力，肩頸才不容易含胸關肩。

放鬆手臂、前胸和腋下，明白指出，放鬆才是療癒的重點，不會放鬆，瑜伽做愈多，手腳愈冰冷，放鬆之後，才能重新伸展肌肉的彈性，矯正回正位，再透過單一關節強化的觀念，強化肩頸和手臂的靈活度。

因此，透過肩頸療癒瑜伽四大步驟：**放鬆、伸展、教育、強化**，可以逐步找回靈活的肩頸，很多療癒成功的同學，因為耐得住其中的過程，耐心地每天練習基礎功，最後才能找回靈活的肩頸，他們齊聲表示最大的收穫是：睡覺不再痛醒，而且練習完就開始全身放鬆，一躺在床上就進入夢鄉，早上起來，全身感到十分輕盈。

肩頸療癒瑜伽四大步驟

■ **第一步　放鬆**

放鬆手臂、肩頸、頭、背、腰

從手指、手腕、前臂到上臂、肩和頸、頭部筋膜到上背部，上背筋膜到臀部。放鬆肌肉就像是打開水門，讓血氣能重新流入經絡，經絡一通，肌肉才會不痠痛。

分析：

瑜伽想要練到能滋養氣血，第一步最重要的就是放鬆，很多人根本不明白放鬆的重要性，人不鬆，血是無法運行到四肢百骸。放鬆，有時是一種破壞，很多人輪棒一輪，隔天就瘀青，一周不消，表示血液循環出現大問題，正常的狀況是三天就會消，四天轉淡，一周即恢復原狀。至於，要不要冰敷或是熱敷，要看該部位是否疼痛，一般來說，身體痠痛嚴重者，頭兩天要冰敷，目的是消炎止痛，第三天即可熱敷，活血化瘀。

瘀青，聽起來很可怕，不，置之不理才可怕，痠痛的地方會像河道淤積，但暴雨一來河道就會潰堤，傷於河岸周圍的人畜。同理，不處理，不放鬆，怕痛，怕瘀青，過分愛惜自己只會讓自己陷入血管硬化的危機。哪天天一冷，或是情緒突然高亢，就容易引發血管栓塞，發生在腦，稱腦中風；發生在心臟，就稱為心肌梗塞。幸運的人，可以吃抗凝血藥物去消融血塊；嚴重的人要緊急進行重大醫療手術；有少數的人就此撒手人寰，徒留親人哀痛逾恆。

以上這些都是無常的真實寫照，只是人們多半活在自己建構的假象中，忽略健康也是人生的一項重要資產，不投資，絕對是血本無歸。

■ 第二步 伸展

伸展僵硬的肌肉，恢復正常的彈性

肌肉沒彈性，就失去肌肉幫浦的功能，保持彈性與強壯同等重要，彈性的肌肉透過伸展能徹底消除痠痛。

分析：

人的肩頸會變形，是因為肌肉變短限制關節活動，就像穿了一件小的緊身衣無法施展開來。因此，一定要先放鬆肌肉之後，血路能暢通再做伸展，效果才會好。伸展，是伸展肌肉到正常的長度，但務必配合呼吸。吸氣，肌肉用力拉長脊椎或是四肢，吐氣，放鬆肌肉，但收縮腹部穩定核心。吸，是用力伸展；吐，是放鬆伸展。一陽一陰，一縮一放，血液才能推動，意念專注於伸展的部位，意到，氣到，血自然就到。**氣為血之帥，血為氣之母**。心血俱足的肌肉，自然有彈性。換言之，健康的肌肉正是血液循環最大的推進力。

■ 第三步　教育

單點練習，回到正位

透過輔具，讓身體回到正位，在正位上，讓對的肌肉做對的事。

分析：

　　教育，最難的是，教會自己覺知。教會自己能隨時保持優雅的身形。為何瑜伽要天天自我練習。天天，才能養成習慣，化為本能，孔子曾説自己：「七十而從心所欲不踰矩」，就是這層道理。

　　慎獨，心靜，才能覺察身體。瑜伽，若無法獨自安靜練習，那練習瑜伽只是在課堂上 copy 老師的動作，那是體位法的課程，身和心，必須在安靜的狀態下，才能產生對話。

　　以肩頸療癒來説，最重要的是：

- **練習腹部核心的力量**

　　地基不穩，土石流勢不可擋。地基就是骨盆，骨盆決定脊椎的曲線，脊椎又決定肩頸和頭部的位置。當然，肩頸頭也會反向影響脊椎和骨盆的位置。彼此是環環相扣。治肩頸痠痛，必須從多方著手才能盡收成效。

- **放鬆手三陰經絡**

　　手三陰就是由胸入手，胸大肌到手臂的陰面，陰，就是陽光曬不到的白面，也是負責屈肘、屈腕、屈指的屈肌群。長時間打電腦，手三陰氣血就會受阻，手三陽的經絡就會勞損，因此痛會痛在背部肩胛的膏肓。因此教育的動作，會特別重視脊椎保持正位，頭、脊椎、骨盆必須與地面垂直，如此胸和背的肌力才能維持平衡。

■ 第四步 強化

強化肌耐力　保護肩頸不受傷

透過自我練習的瑜伽體位法，強化肌肉和關節，同時以呼吸引領動作，在呼吸當中，讓身體融入心靈，讓心覺察身體每一個細微的變化。

分析：

很多人會受傷，是因為肌力不足，關節過鬆，又重複做很多細小的動作，突然有一天肩頸就卡位，自己也感到莫明奇妙。其實，道理很簡單，日日的勞損已經大於肌肉的極限，肌肉過勞無法再執行日常的機能，肌肉不工作，關節就無法自由活動。

肩頸的每一個強化動作，都必須拆成許多分解動作，因此，練習時務必注意細節，才能在正位上強化正確要使力的肌肉。否則，即使完成體位法的動作，但用錯肌肉反而容易受傷。很多人練習瑜伽多年，體位法精湛，但肩頸也變緊，那就是使用過多肩頸的肌肉，永遠記得，肩頸的肌肉小而多，目的是維持靈活，讓手臂和頭部能和軀幹做連結，以保持彼此血管、神經等重要管路的暢通。這才是強化肩頸真正的目的。

療癒瑜伽輔具介紹

工欲善其事，必先利其器。療癒瑜伽採用各種輔具來協助身體放鬆，如：輪棒，分為木頭輪棒和塑膠製的五輪棒，目的是用外力去找出身體痠痛點，達到放鬆的目的，但重點是，不能過度刺激該處，以免引起發炎反應。痛就要跳過去，從旁先鬆，再鬆痛點，要有耐心。

輪棒—初學者建議先用塑膠五輪棒，再進階到木頭輪棒，木頭無情，一按下去有痛的地方完全現形，但對於痠痛纏身的人來說，太刺激，

建議可以包上毛巾再滾，效果以個人可接受為佳。

　　敲敲樂——建議隨身攜帶，哪裡痠痛敲哪裡，彈性佳的設計，敲一下抵三下，只要手腕輕輕出力就可以敲出深層痠痛點，平時可利用黑色顆粒的握把按摩頭部穴位，效果良好。

　　Y 型輪——按摩肩頸和臉部的小工具，效果很好，這些部位的肌肉小而筋膜多，用兩個小輪子剛好可以夾住肌肉，按起來的效果會讓人嚇一跳。

　　瑜伽磚——市面上有很多的瑜伽磚，建議買硬度 50 度有品牌保證並符合環保要求的瑜伽磚，雖然貴一點，但用久磚頭仍不會變形，療癒的效果才好。否則同樣是 50 度的硬度但按起來就是沒感覺，原因出在「磚頭不夠硬，太軟，而且邊邊角角已經變形」。

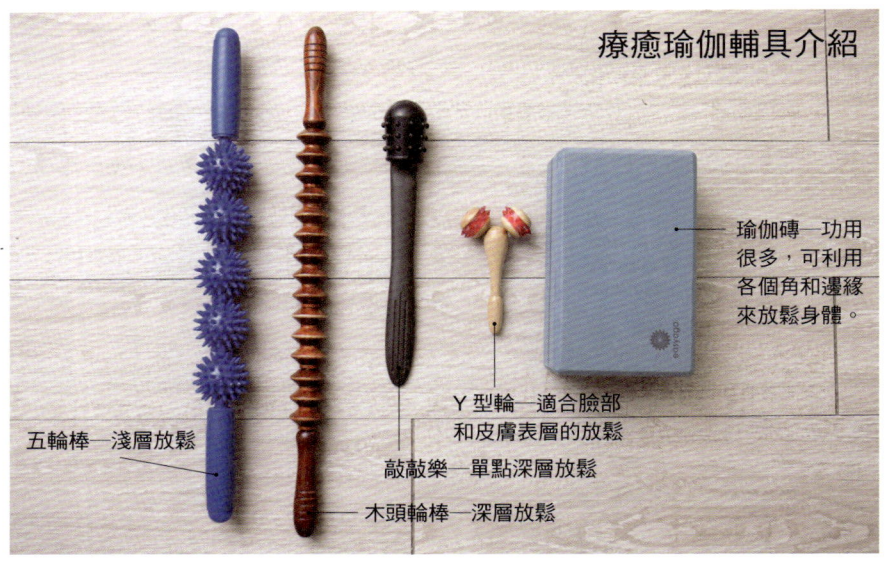

療癒瑜伽輔具介紹

瑜伽磚——功用很多，可利用各個角和邊緣來放鬆身體。

Y 型輪——適合臉部和皮膚表層的放鬆

敲敲樂——單點深層放鬆

木頭輪棒——深層放鬆

五輪棒——淺層放鬆

註：使用方法請見本書附贈的 DVD。

9.1 放鬆──肩頸療癒第 1 步

放鬆有兩種，一種是用輪棒先放鬆肩頸，再來利用瑜伽磚來按摩肩頸，放鬆的部位從手指、手腕、前臂、上臂，肩和頸，頭部筋膜到上背部，上背筋膜到臀部。你可以挑任何一個部位來放鬆，時間允許，最好全部做一次，頭、肩頸、手臂是同一條動力鏈，放鬆肌肉就像是打開水門，讓血氣能重新流入經絡，經絡一通，肌肉才會不痠痛。氣血運行和肌肉的聯合運動都仰賴肌筋膜互相串聯。因此不要輕忽放鬆的重要。

肩頸頭的肌肉細小而複雜，每一條肌肉都扮演重要的角色，特別是頸部的肌肉務必保持彈性，以確保頭部血行通暢。否則很容易引起頭部毛細血管循環不良，造成不明原因的暈眩或是眼中風，顏面神經麻痺等諸多問題。

療癒重點提示

■ 放鬆最重要：四大步驟以第一步放鬆最重要，要先鬆，才能伸展。

■ 下病上治：古人說：**上病下治，下病上治，左病右治，右病左治。**一言以蔽之，就是指不要一直按壓痠痛點，容易引起發炎，要循著慣性的動作，去找出真正受傷緊繃的肌肉。

■ 滾的技巧：建議放鬆時，可以先看一下解剖圖，明白肌肉的走向，順著肌肉紋理滾，就像順著梳頭髮，可以鬆開肌肉的紋理，橫著滾，就像撥古箏的弦，可以撥開粘連的肌筋膜。

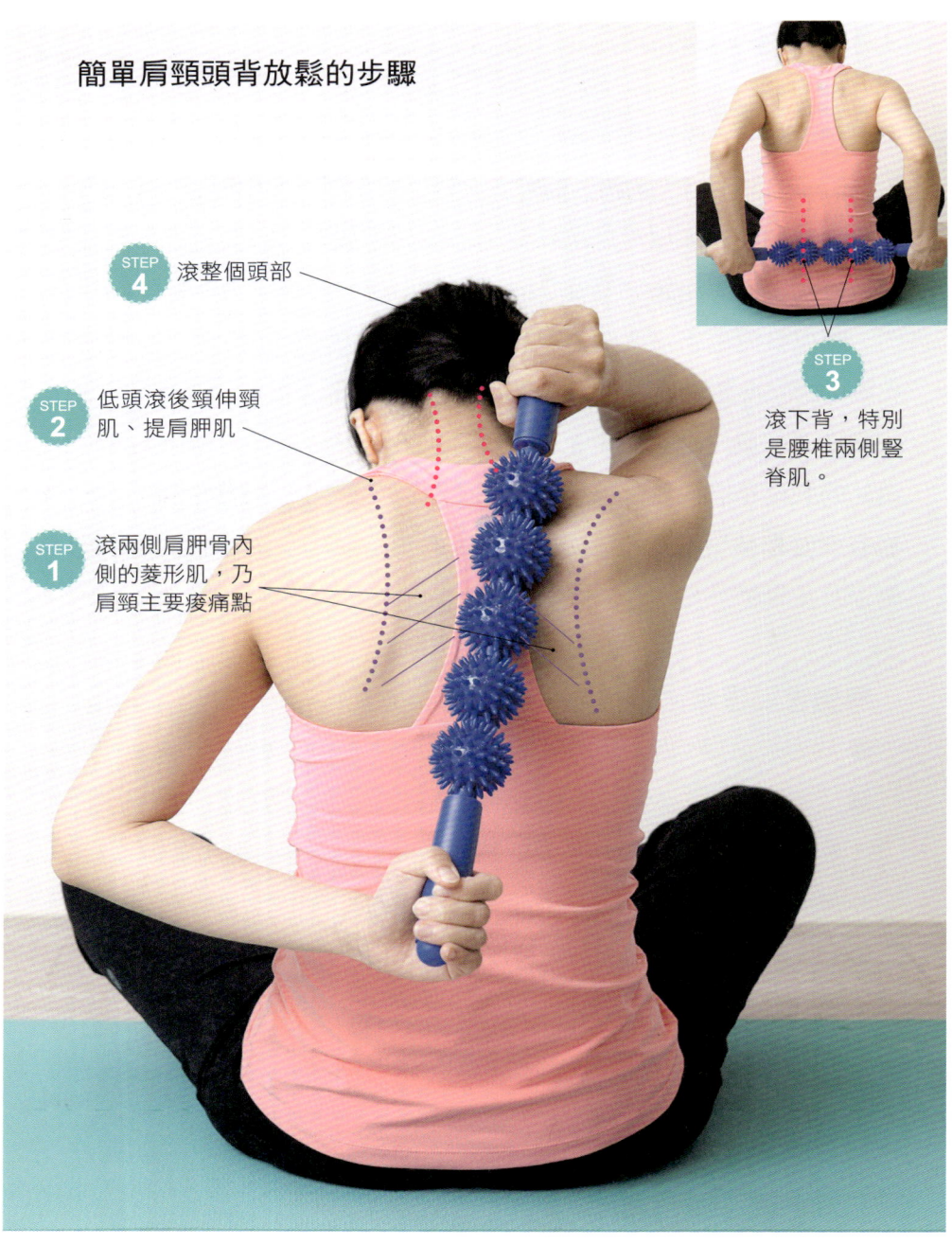

簡單肩頸頭背放鬆的步驟

STEP 4 滾整個頭部

STEP 2 低頭滾後頸伸頸肌、提肩胛肌

STEP 1 滾兩側肩胛骨內側的菱形肌，乃肩頸主要痠痛點

STEP 3 滾下背，特別是腰椎兩側豎脊肌。

9.1.1 後頸＋上背

　　低頭族的人長期下來會讓後頸肌肉過勞，最後壓力會集中在頸椎上下部分，而不是受力在所有的頸椎上。於是有些頸部和上背的肌肉容易過勞，久了就會感到麻感，或是頸椎卡卡的，此時勿用力扭轉頭，容易造成癱瘓的風險，這也是醫師希望大家不要隨意扭轉頸椎的原因。

（延伸閱讀第 26 頁－肩頸痠亂整骨 全身癱無法動）

療癒重點提示

　　先認識後腦勺，手摸到最凸的一點是後腦勺凸點，再往下有一凹陷處，乃八條小肌肉稱為枕下諸肌所在。第一頸椎 C1 是摸不到，卡在顱底就像瓦斯爐上的爐架上，穩穩地架住頭顱，可以摸到是第二頸椎，約髮根處位置。磚頭上緣置耳洞即後腦勺凸點，下緣置肩胛骨上緣，雙肘環抱，注意是利用下半身擺動帶動肩膀的擺動，肩膀不可自行出力。此時，磚上緣可按摩後腦勺的風池和風府穴，磚下緣可按摩膏肓穴。

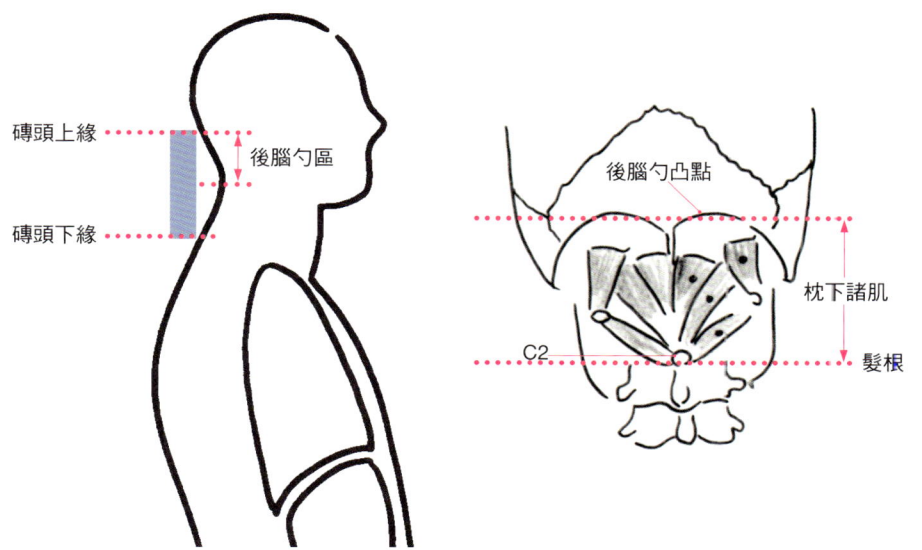

療癒圖解／後頸＋上背

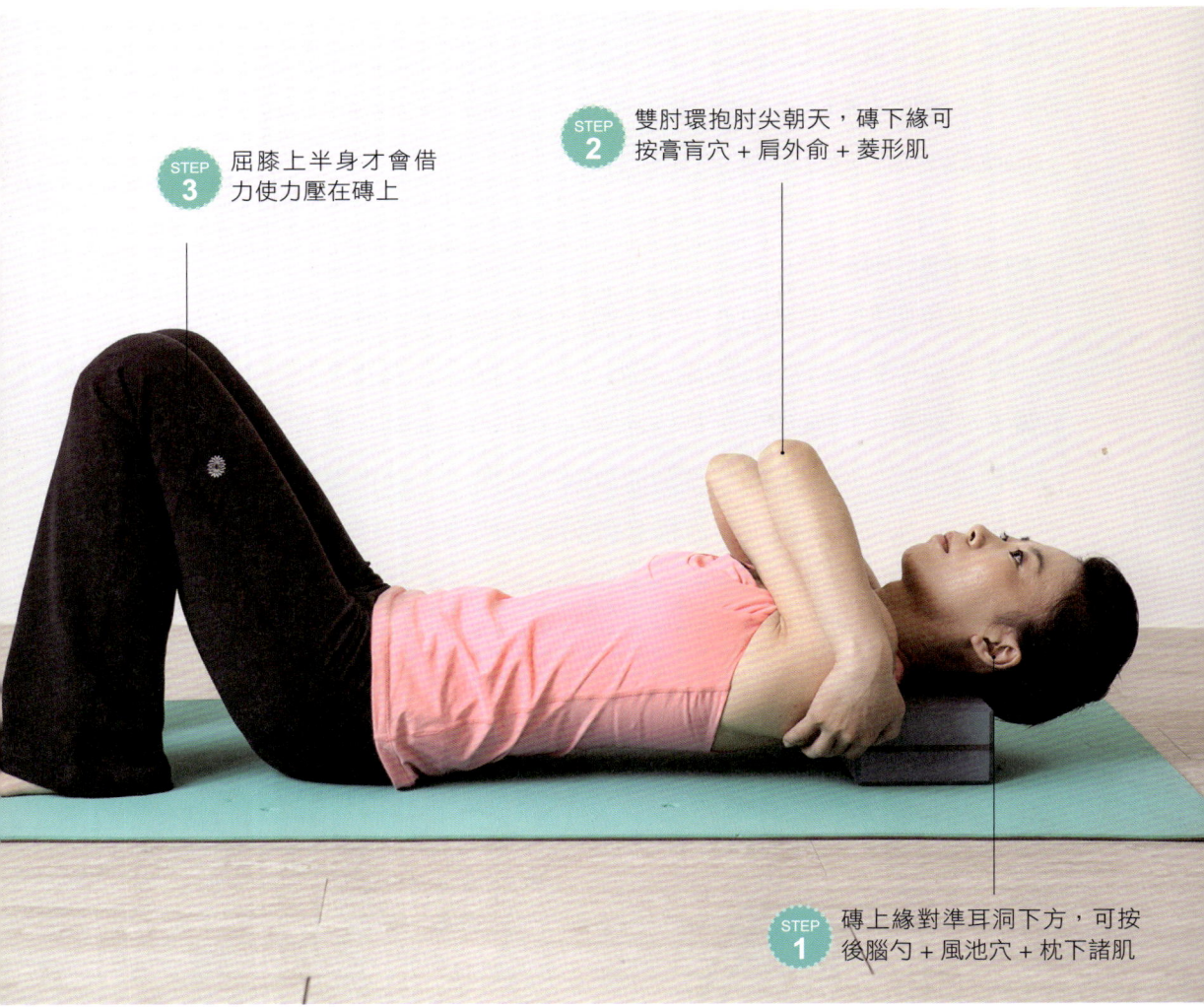

STEP
3
屈膝上半身才會借力使力壓在磚上

STEP
2
雙肘環抱肘尖朝天，磚下緣可按膏肓穴＋肩外俞＋菱形肌

STEP
1
磚上緣對準耳洞下方，可按後腦勺＋風池穴＋枕下諸肌

9.1.2 肩胛骨

肩胛骨很重要，因為它和身體平行，像是轉盤一樣，上頭有十多條肌肉的起止點，能帶動肩膀和頸部的活動以及脊椎的活動。肩胛骨一旦不能動，四周就容易累積脂肪，上半身看起來就會虎背熊腰。

療癒重點提示

按摩肩胛骨之前，先認識上背的區塊：

■**膏肓區**—脊椎至肩胛骨內側緣，是一般人最常痠痛的區塊

■**肩胛區**—即肩胛骨本身，肩胛骨上有一凸出的棘，棘上為棘上肌；棘下是棘下肌、小圓肌、大圓肌。天宗穴即位於棘下肌。

■**手三陽區**—上臂的手三陽主要是肱三頭肌，三角肌附著在上頭，因此，一般人按到臑穴或肩貞穴都會特別痠痛。

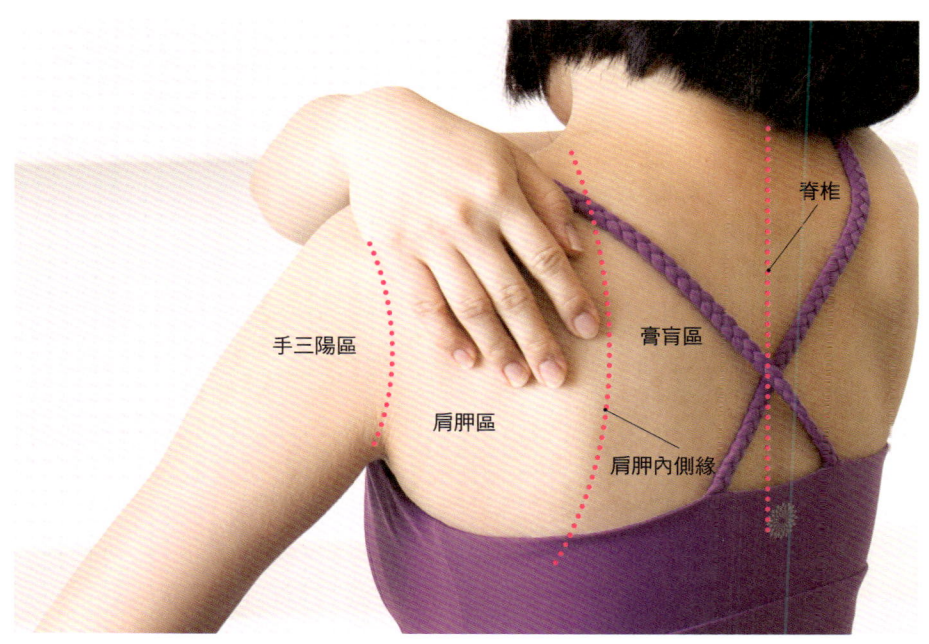

脊椎

手三陽區

膏肓區

肩胛區

肩胛內側緣

療癒圖解／肩胛骨

平躺臉朝上，輪棒橫置於肩頭下兩指。假設要按摩左邊肩胛骨，那麼身體先移右側邊一點，讓左邊的肩胛骨置於輪棒上。右肩緩緩離地，朝左肩轉動，此時：

■ 從 0 度到 30 度，可從脊椎一路向外側按摩到膏肓區。

■ 30 度到 45 度會按摩到肩胛骨凸出的內側緣，幾乎是每個肩頸痠痛的致痛點。

■ 45 度到 90 度，身體愈來愈朝左側躺，會按摩到肩胛區。

■ 90 度時，把左手臂整個壓在輪棒上，按摩手臂的三角肌以及大腸經，幾乎所有的人都感到十分吃驚，原來手臂也會痛，他們稱這種利用輪棒和瑜伽磚放鬆的課為痛爽課。

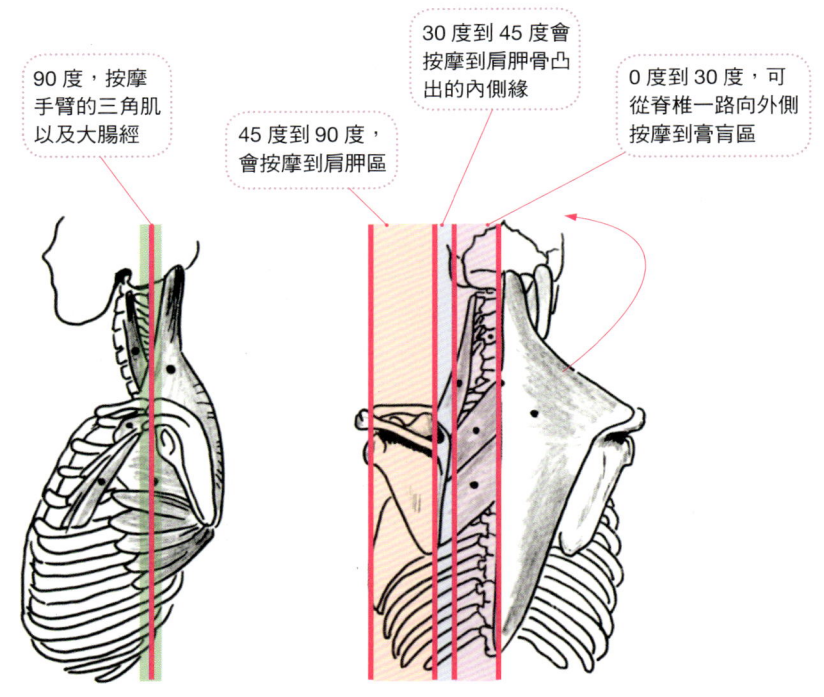

90 度，按摩手臂的三角肌以及大腸經

45 度到 90 度，會按摩到肩胛區

30 度到 45 度會按摩到肩胛骨凸出的內側緣

0 度到 30 度，可從脊椎一路向外側按摩到膏肓區

9.1.3 背肌

背肌，又名豎脊肌，顧名思義即是豎起脊椎之意。很多人長期背痛就是因為挺背工作太久或是駝背太久，只要一個姿勢維持太久對肌肉都是一種慢性折磨。在森林裡，有經驗的獵人會看樹幹上熊用背所摩擦出來的痕跡，推斷熊的年紀和體型。古人以前也有撞背的養生之道。對男性而言，背肌的強壯與否，也是性能力的另一種象徵。

療癒重點提示

背肌，又名豎脊肌，以右半邊來看，有兩條膀胱經經過，是人體最大的經絡，也是陽氣最旺盛的經絡。以解剖學來看，豎脊肌可分為三大條：

- **棘肌**—最接近脊椎，肌肉小但串連脊椎骨。
- **最長肌**—位在中間，肌肉粗壯，從臀部延伸到頭部，是豎起脊椎最重要的力量，工作時間一久容易過勞。
- **髂肋肌**—位在最外側，有人側彎向後一點就會痛，多半是髂肋肌過緊，特別是脊椎側彎者，有一側會特別痠痛。

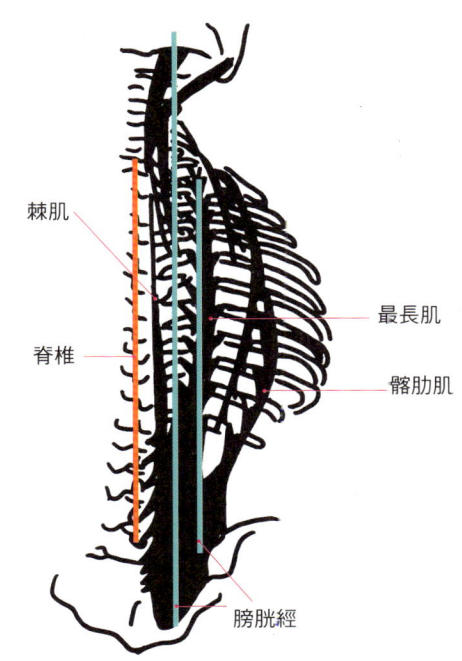

棘肌

脊椎

最長肌

髂肋肌

膀胱經

療癒圖解／背肌

　　平躺再慢慢捲背朝肚臍方向，此時脊椎凸出，左右搖擺像是用背在走路，磚頭千萬不可以動，只能動背部，可按摩脊椎兩側膀胱經，也就是豎脊肌群。

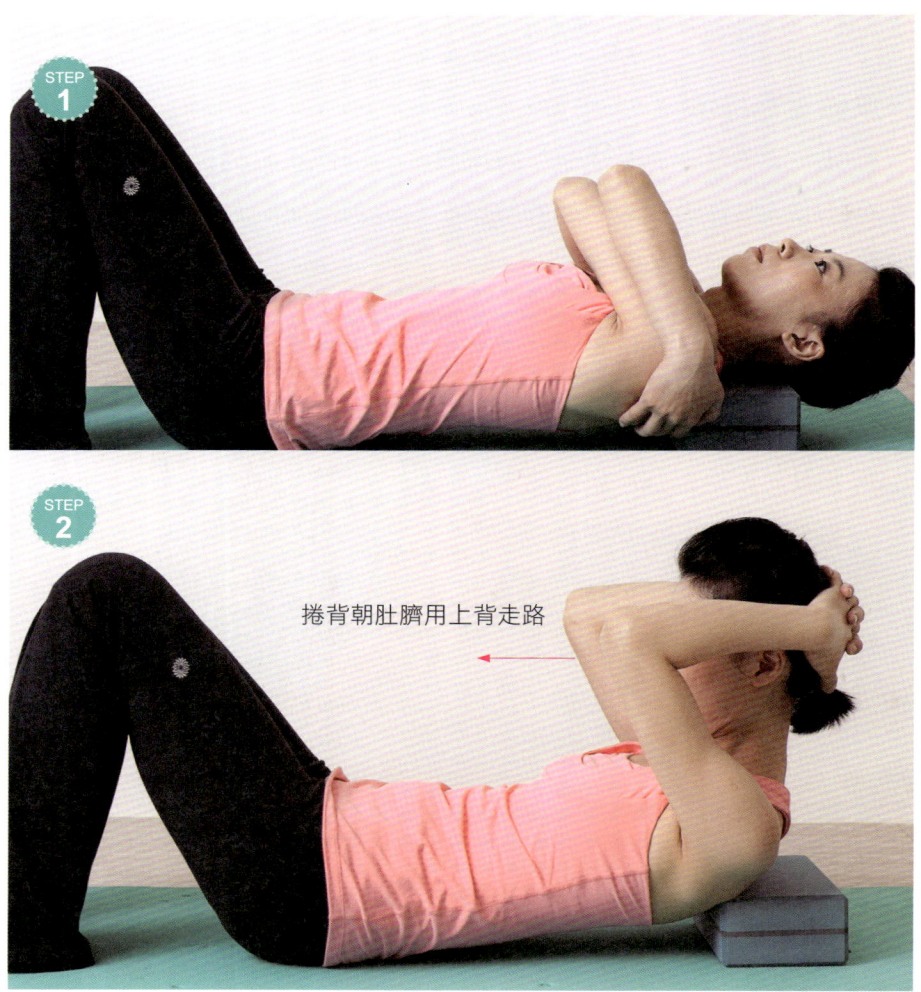

STEP 1

STEP 2

捲背朝肚臍用上背走路

9.1.4 上臂＋腋下＋側胸

五十肩為何手無法上舉，就是因為腋下上、下游的肌肉緊繃，扯住手臂上舉的力道，使得肩頭的那群小肌肉容易痠痛。長臂猿整天吊在樹林間跳躍，就沒有五十肩的困擾，所以放鬆上臂、腋下、側胸這整條側線對療癒五十肩有良好的療癒效果。

療癒重點提示

■ **Part 1 手肘到上臂**

　　肘尖到上臂 1/2 處，主要放鬆肱三頭肌肌腱。

■ **Part 2 上臂到腋下**

　　上臂 1/2 處到腋下，按摩肱三頭肌和上臂內側線，打電腦者上臂內側線會很痛，因手臂屈肌使用過度。

■ **Part 3 腋下和肩胛骨外側緣**

　　放鬆心經起點極泉穴，一般人會痛在胛骨外側緣，乃因過度使用大、小圓肌以及闊背肌。

■ **Part 4 側胸**

　　從腋下按到側胸的最後一根肋骨，往前按摩胸大肌側緣，往後按摩背肌外側緣的闊背肌，也可按摩到身體側線的膽經。

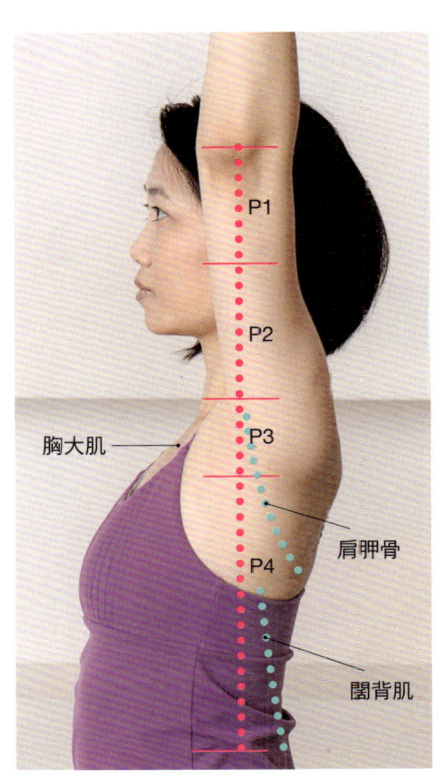

療癒圖解／上臂＋腋下＋側胸

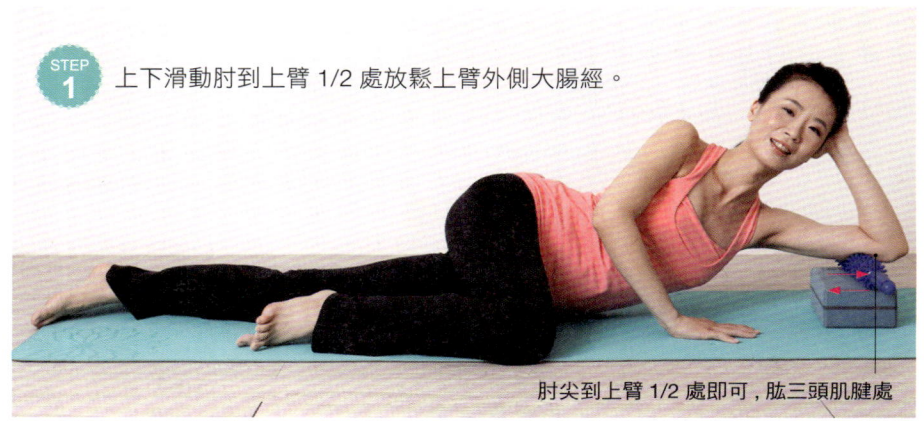

STEP 1 上下滑動肘到上臂 1/2 處放鬆上臂外側大腸經。

肘尖到上臂 1/2 處即可，肱三頭肌腱處

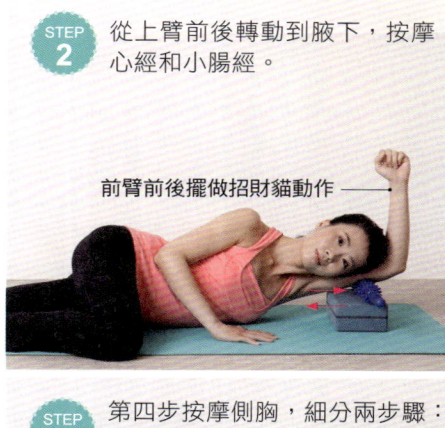

STEP 2 從上臂前後轉動到腋下，按摩心經和小腸經。

前臂前後擺做招財貓動作

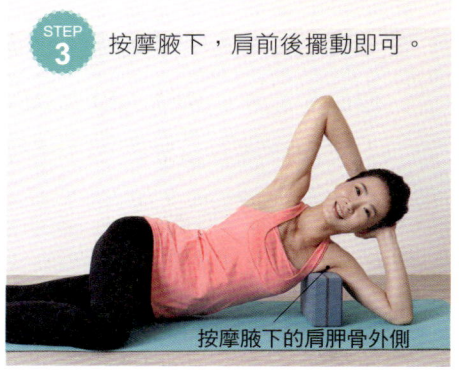

STEP 3 按摩腋下，肩前後擺動即可。

按摩腋下的肩胛骨外側

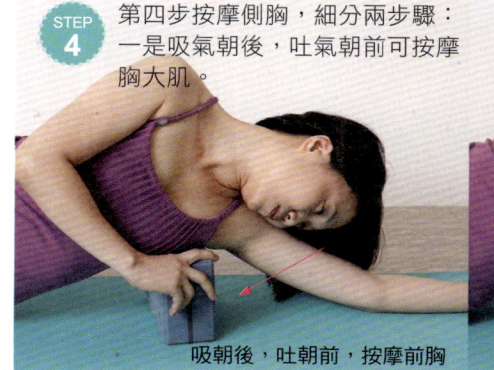

STEP 4 第四步按摩側胸，細分兩步驟：一是吸氣朝後，吐氣朝前可按摩胸大肌。

吸朝後，吐朝前，按摩前胸

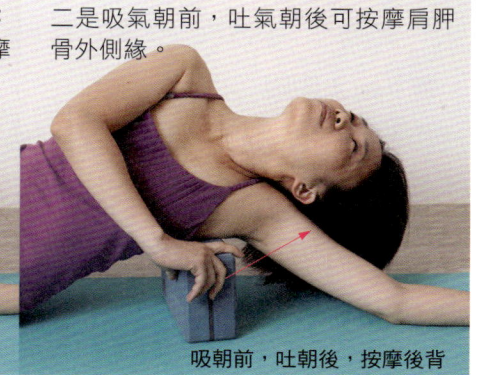

二是吸氣朝前，吐氣朝後可按摩肩胛骨外側緣。

吸朝前，吐朝後，按摩後背

9.1.5 手指＋手掌＋前臂

很多人都忽略手指和前臂（俗稱小手臂）的重要性，手指用力過度
會屈曲，手腕用力抓握也會使得手臂屈肌過緊，常見於長期打電腦或
是練健身房的人，或是騎腳踏車的騎士等等。這些肌肉一緊就會連動
到前胸的肌肉，進而影響呼吸的深度。因此放鬆手指和前臂是療癒很
重要的一環。

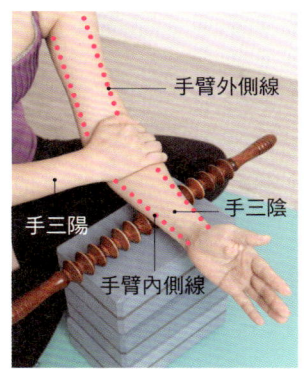

手臂外側線

手三陽

手三陰

手臂內側線

療癒重點提示／前臂

滾動的時候，輪棒要和手臂呈十字型。

練習前先複習以下幾個名詞：

■ **手臂外側線** 手三陽和手三陰交會在大拇指
側，即稱之。

■ **手臂內側線** 手三陽和手三陰交會在小拇指
側，即稱之。

■ **手三陰** 手臂白皙那面，曬不到陽光即為陰面。

■ **手三陽** 手臂較黑那面，受到陽光照射即為陽面。

療癒圖解／前臂

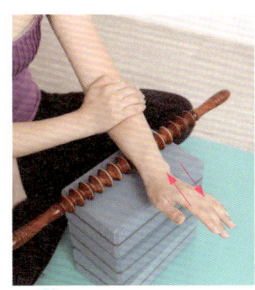

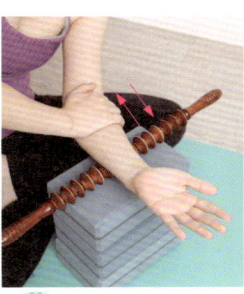

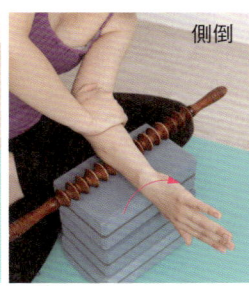
側倒

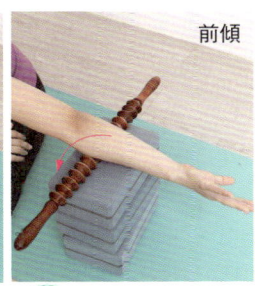
前傾

STEP 1 從腕到肘，按摩前臂手三陰

STEP 2 從腕到肘，按摩前臂手三陽

STEP 3 按摩大指側的手臂外側線以及大腸經

STEP 4 按摩大指側的大陽經及手三里穴

療癒重點提示／手掌＋手指

手掌心很重要，手指有問題，手掌絕對一按就會痛，主要是因為手指的肌肉是由前臂經手掌再走手指，手掌的肌肉能控制手指的開張和閉攏，長期打電腦者，小指常要往外展出力，

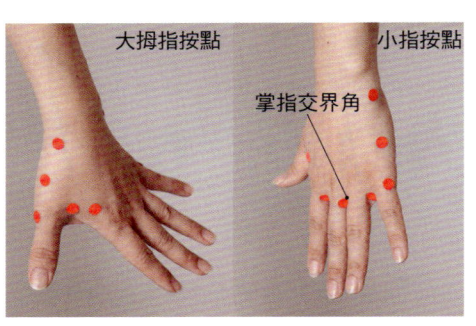

或是練習瑜伽時，老是用力五指張開，這些動作做完之後都必須要學會放鬆，否則手掌的肌腱很容易緊繃。特別是大拇指和食指及小指的掌骨，必須從手腕按到手指的根處，另手指和手掌的掌指交界角，也必須常按摩放鬆，手指才會靈活。

療癒圖解／手掌心

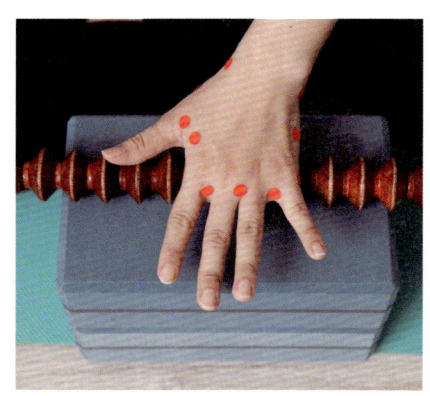

STEP 1　按摩手掌心，每個骨隙都要仔細按摩，特別是指掌交界處。

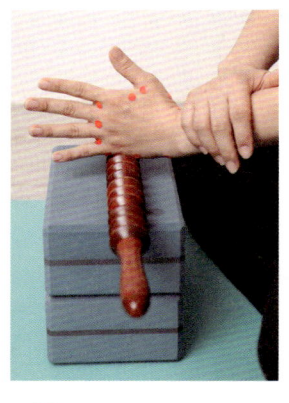

STEP 2　按摩小指側，可同時按摩到心經和小腸經的重要穴位，例如後谿穴。

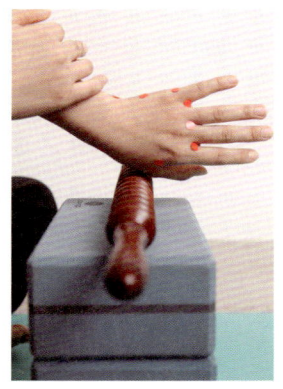

STEP 3　按摩大拇指背側的大腸經，可預防媽媽手或是滑鼠手以及扳機指。

療癒圖解／手指＋掌骨＋手腕

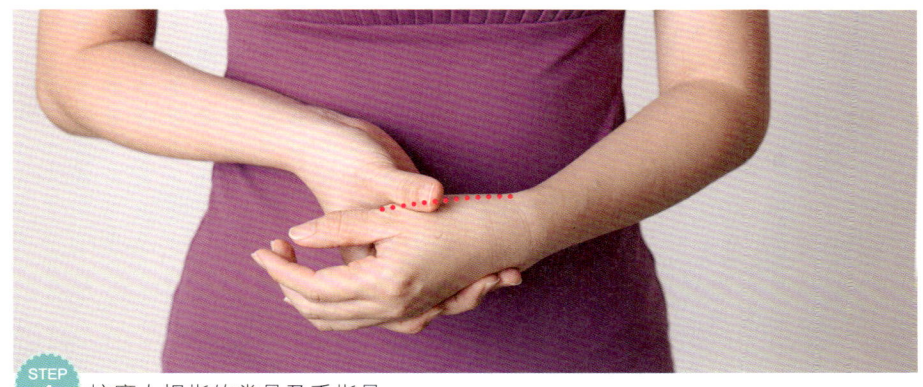

STEP 1 按摩大拇指的掌骨及手指骨

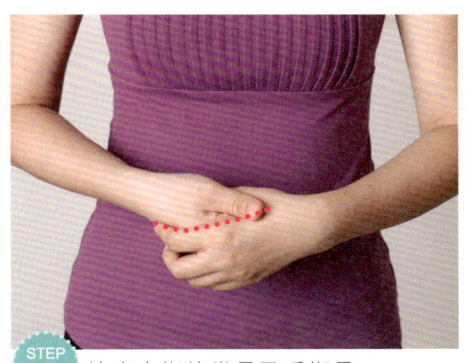

STEP 2 按摩食指的掌骨及手指骨

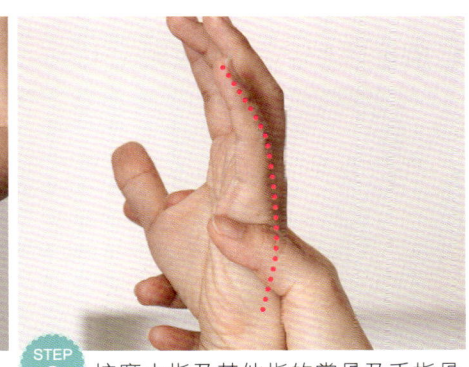

STEP 3 按摩小指及其他指的掌骨及手指骨

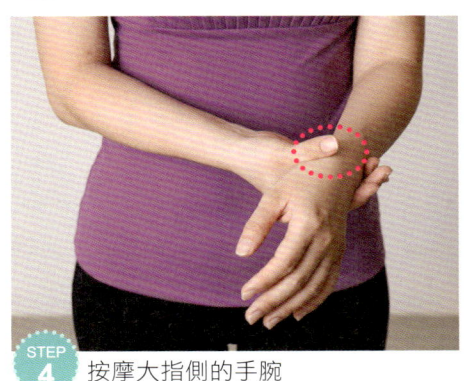

STEP 4 按摩大指側的手腕

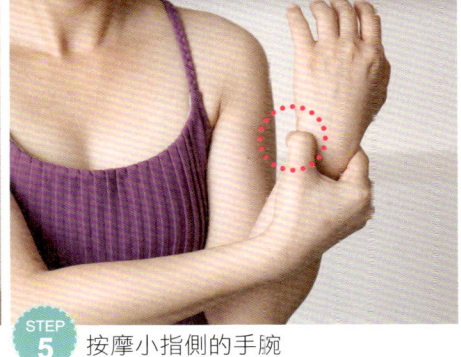

STEP 5 按摩小指側的手腕

9.1.6 臉部放鬆

曾經有一位同學因牙關咬合不正，暴瘦 10 公斤，去看牙醫也戴矯正器，但一開口嘴巴就不舒服。原來她個性緊張，習慣抿嘴，吃東西又慣用一側的牙齒咀嚼，長期下來顳頜關節緊繃，教她一招如何放鬆顳頜關節。她每天早晚刷牙時，都照著做，效果很好。

療癒重點提示

放鬆顳頜關節是臉部放鬆最重要的技巧，方法是：張嘴，將大拇指伸入口腔內，找到上下臼齒的交界角後，大拇指和食指同時出力按摩口腔深處側壁的肌肉，同時雙手掌心按摩太陽穴後上方的顳肌。

療癒圖解／臉部放鬆

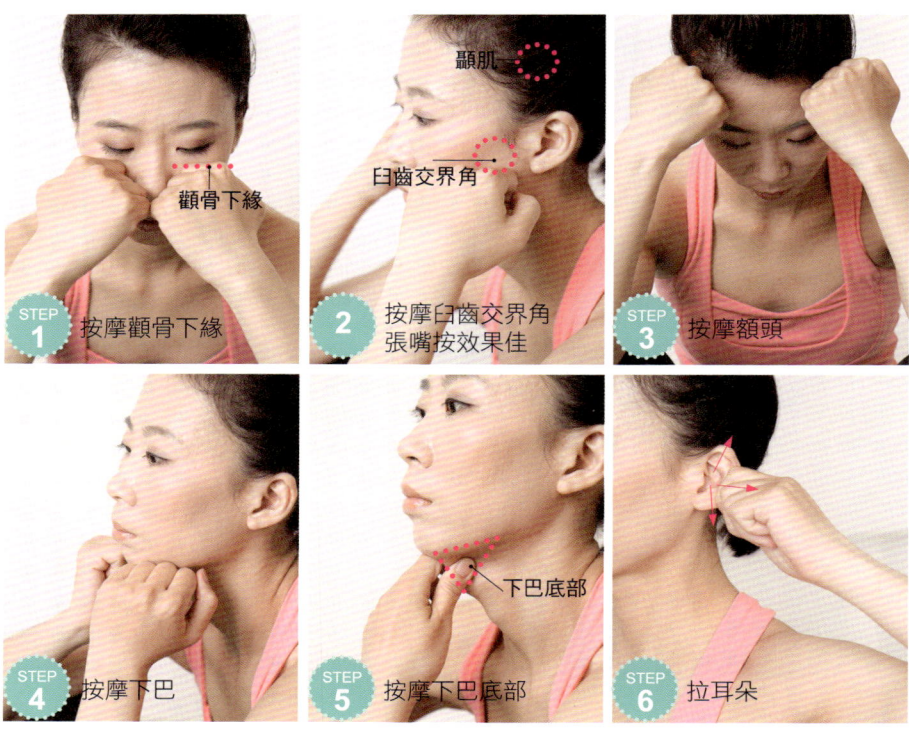

STEP 1　按摩顴骨下緣

顴骨下緣

STEP 2　按摩臼齒交界角　張嘴按效果佳

顳肌　臼齒交界角

STEP 3　按摩額頭

STEP 4　按摩下巴

STEP 5　按摩下巴底部

下巴底部

STEP 6　拉耳朵

9.1.7 頸部放鬆

現代人活得長，但不見得活得有品質，特別是阿滋海默氏症已或為現今醫學的重點預防項目，表示這種引起老年癡呆的症狀將來會很盛行。想要活得聰明和長壽，保養頸部的血管是非常重要的。建議大家先從保養胸鎖乳突肌開始。

療癒重點提示

現在的人血氣不好，從頸部的青筋暴出即可略知一二，頸部特別是胸鎖乳突肌非常重要，因為頸動脈在其下方，頸外靜脈在其上方。頭低久了，就會發現胸悶、氣虛，原因就出在這條肌肉變緊又變短，貫穿頭和心臟的血流受影響，當然人會不舒服。

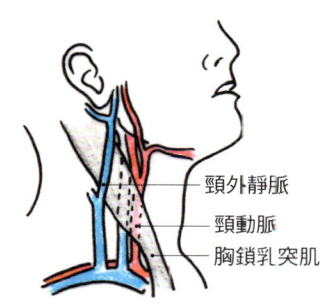

頸外靜脈
頸動脈
胸鎖乳突肌

療癒圖解／頸部

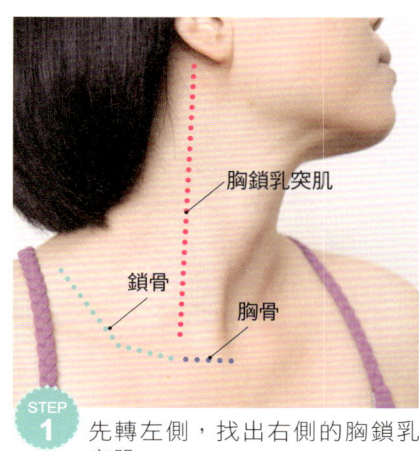

胸鎖乳突肌
鎖骨
胸骨

STEP 1 先轉左側，找出右側的胸鎖乳突肌。

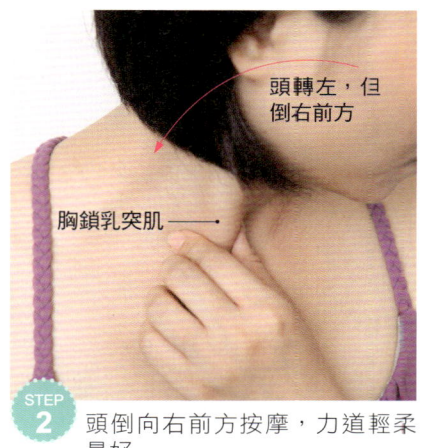

頭轉左，但倒右前方
胸鎖乳突肌

STEP 2 頭倒向右前方按摩，力道輕柔最好。

9.1.8 胸部放鬆

有位心臟內科醫師曾表示，很多人胸悶氣虛，以為心臟有問題，結果吃了一年多的藥，後來才知道心臟好得很，問題出在胸大肌過緊。若不想讓胸大肌綁架心臟，請連胸小肌和前鋸肌一併放鬆，因為它們一緊，肩胛骨活動就受限，胸悶也會更嚴重。

療癒重點提示

胸大肌覆蓋住胸小肌，胸大肌過緊易導致胸悶。胸小肌過緊易導致手臂循環不良，前鋸肌過緊肩關節活動會不靈活。

胸大肌
胸小肌
前鋸肌

療癒圖解／胸大肌＋胸小肌＋前鋸肌

胸大肌 1

先按整個胸骨和鎖骨

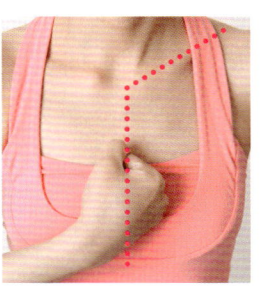

胸大肌 2

以乳頭為中心按摩胸大肌

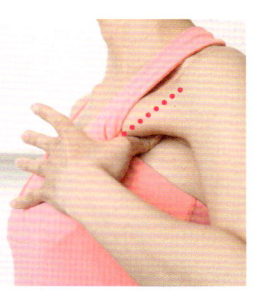

胸小肌

腋下朝內朝上再往肋骨處按即可

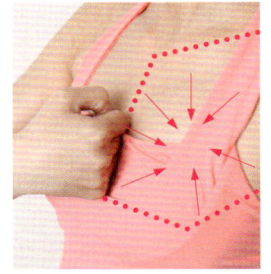

前鋸肌

前鋸肌位在腋下和側胸循著肋骨隙按即可

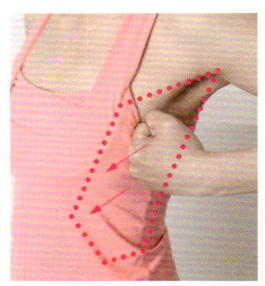

9.2 伸展──肩頸療癒第 2 步

伸展要徹底，先把療癒瑜伽第一個步驟：放鬆，做徹底，這樣才能幫助肌肉恢復正常的彈性。此外，伸展肌肉時，必須某一點固定不動，才能伸展另一點，但身體一定要保持正位才行。

9.2.1 頸部伸展

療癒重點提示

■ 前後頸伸展

頸部伸展分為前頸和後頸，前頸是屈肌，後頸是伸頸。一般人因長期低頭，故前頸屈肌緊繃；因此一旦往後，壓力會集中在頸椎 3、4、5 節的椎間盤，造成椎間盤磨損或是骨刺增生。建議頭後仰時，必須要以雙手保護頸椎。很多人練習瑜伽的駝式，結果頸椎長骨刺，就是因為胸椎沒有先打開，後仰時頭的重量都落在後頸。不可不慎。

■ 側頸及後側頸伸展

很多人肩頭很緊主要是因為肩頭變肥厚，長期聳肩造成，此外過度使用頸部力量也會造成側頸青筋凸出，以及上斜方肌纖維化。較常見的是，頸部側一邊聽電話、玩手機，長期下來造成高低肩，易引起單邊肩頸痠痛，維持頭在正位上，並時時伸展才能根除痠痛。

療癒圖解／前後頸伸展＋側頸伸展

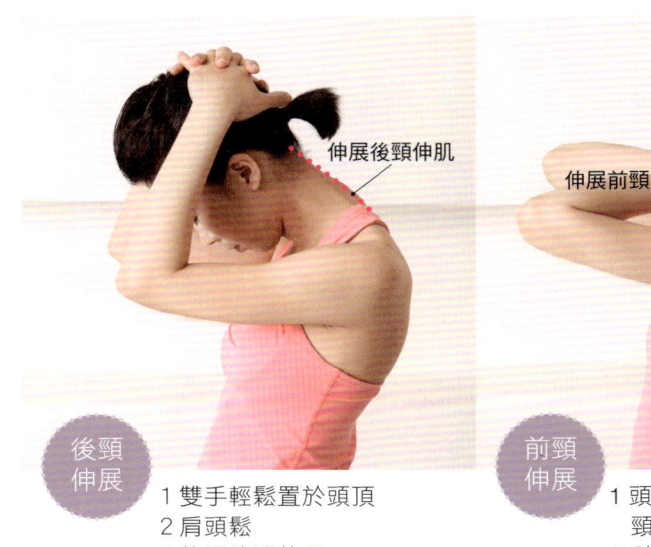

伸展後頸伸肌

伸展前頸

後頸伸展
1 雙手輕鬆置於頭頂
2 肩頭鬆
3 伸展後頸伸肌

前頸伸展
1 頭抬時，雙手由頭頂移至後頸，保護頸椎
2 臉朝上，左上右上伸展前頸

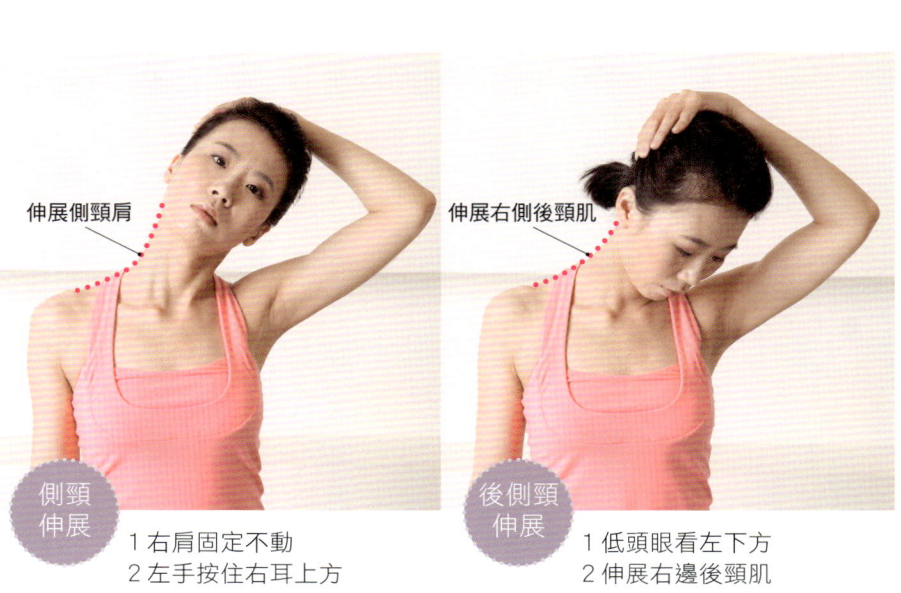

伸展側頸肩

伸展右側後頸肌

側頸伸展
1 右肩固定不動
2 左手按住右耳上方
3 伸展側頸肩

後側頸伸展
1 低頭眼看左下方
2 伸展右邊後頸肌

9.2.2 胸大肌伸展

療癒重點提示

　　胸大肌是矯正肩頸痠痛最重要的一條肌肉，一旦胸大肌變緊，做任何頸部的運動都有其潛在的風險。以下設計 3 種胸大肌的伸展方式，建議每天練習，可利用瑜伽抱枕或是大枕頭輔助。練習仰式時，後頸若感到吃力，務必要加條小毛巾置於後頸，以免頸部過度後仰。

療癒圖解／胸大肌

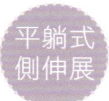
平躺式
側伸展

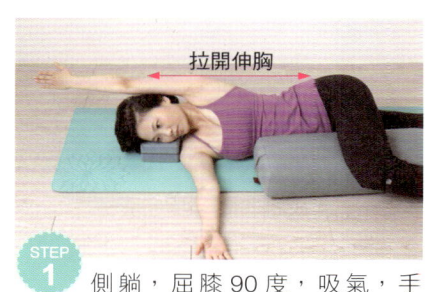

拉開伸胸

STEP 1 側躺，屈膝 90 度，吸氣，手打直，脊椎要平行瑜伽墊。

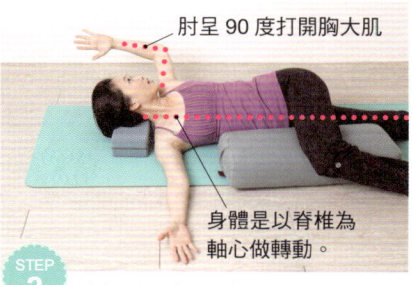

肘呈 90 度打開胸大肌

身體是以脊椎為軸心做轉動。

STEP 2 吐氣時，拉開左手臂呈 90 度，可充分伸展胸大肌。肘外翻者，肘屈 90 度伸展效果最好。

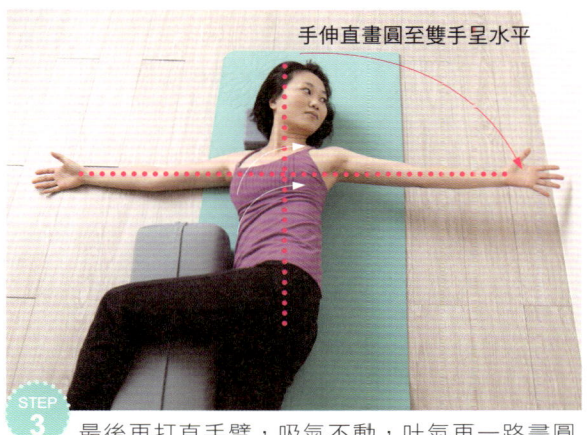

手伸直畫圓至雙手呈水平

STEP 3 最後再打直手臂，吸氣不動，吐氣再一路畫圓往下，一直到讓兩手臂呈一直線。

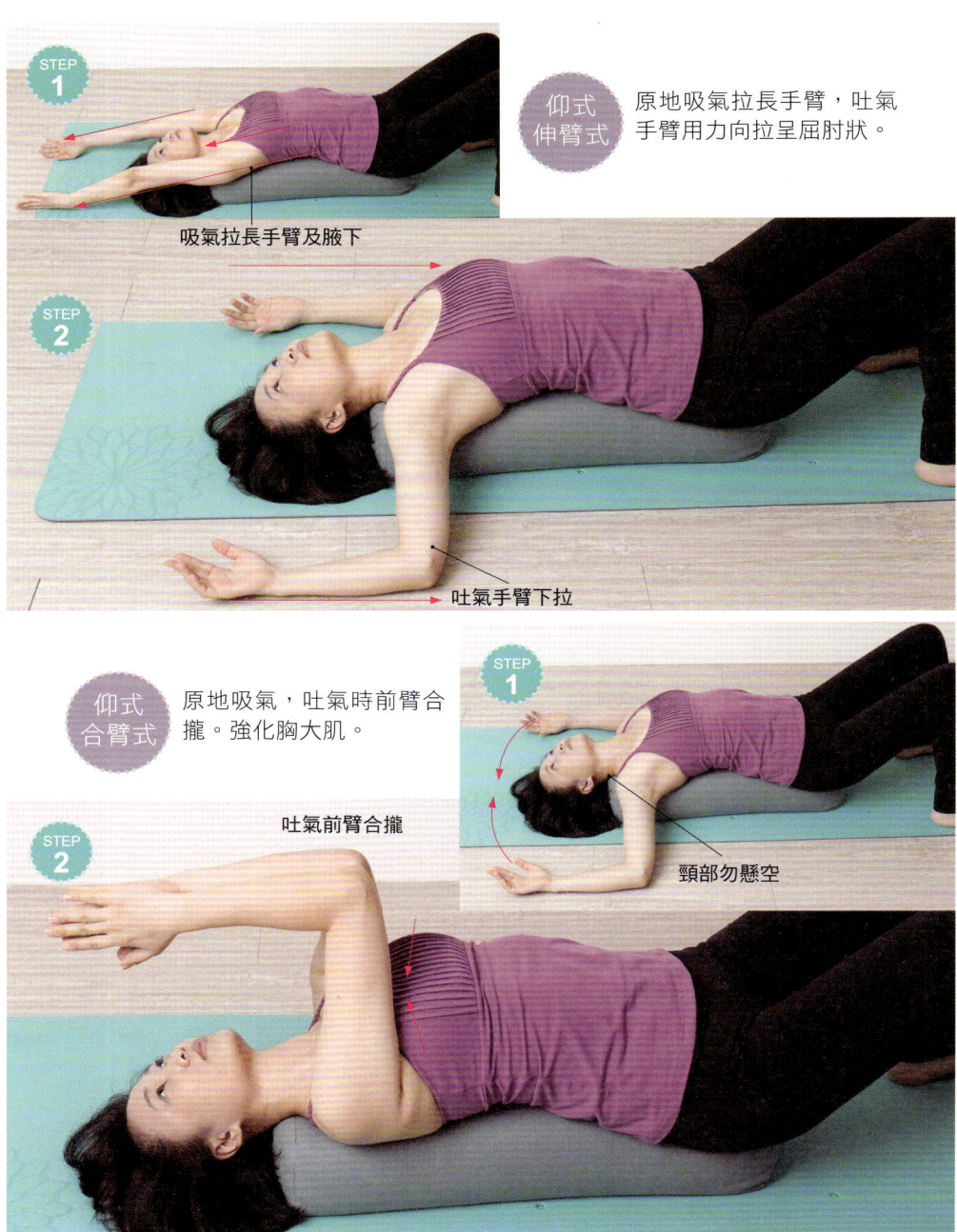

STEP 1

仰式
伸臂式

原地吸氣拉長手臂，吐氣
手臂用力向拉呈屈肘狀。

吸氣拉長手臂及腋下

STEP 2

吐氣手臂下拉

仰式
合臂式

原地吸氣，吐氣時前臂合
攏。強化胸大肌。

STEP 1

吐氣前臂合攏

STEP 2

頸部勿懸空

9.2.3 手三陰伸展

療癒重點提示

手三陰是指手臂白皙那一面，主心肺。現代人過度使用手三陰的相關肌肉，長期下來氣血循環變差。甚至有人一早起來手指仍是十指緊握不會鬆開。手三陰的伸展對矯正肩頸痠痛很重要。 胸大肌過緊者需先練習預備式。

療癒圖解／手三陰

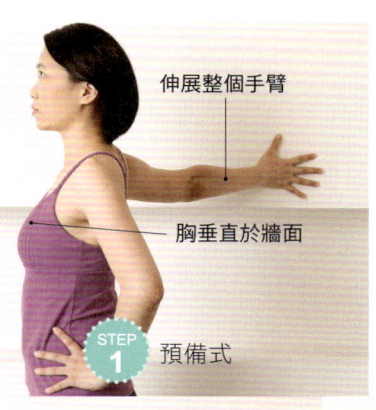

伸展整個手臂

胸垂直於牆面

STEP **1** 預備式

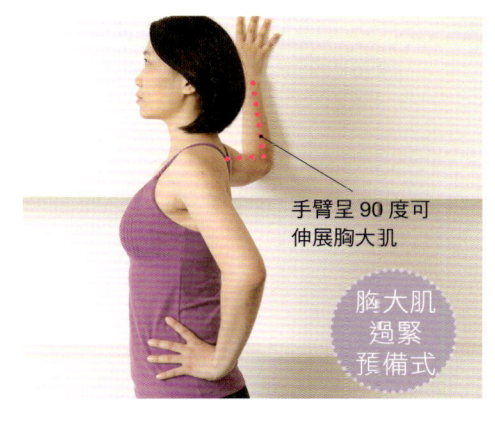

手臂呈 90 度可伸展胸大肌

胸大肌過緊預備式

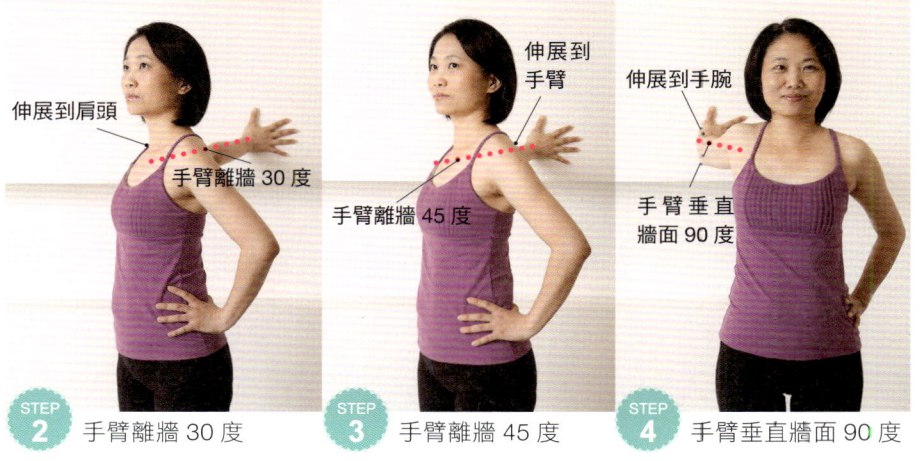

伸展到肩頭

手臂離牆 30 度

STEP **2** 手臂離牆 30 度

伸展到手臂

手臂離牆 45 度

STEP **3** 手臂離牆 45 度

伸展到手腕

手臂 垂直牆面 90 度

STEP **4** 手臂垂直牆面 90 度

9.2.4 手三陽伸展

療癒重點提示

伸展手三陽之前，必須先做胸大肌擴胸，否則手臂一交叉在胸口，容易讓原本緊繃的胸大肌變得更緊，務必先放鬆。接著，才可以伸展手三陽，特別是伸展肩頭和上臂的效果才會好。

療癒圖解／手三陽伸展

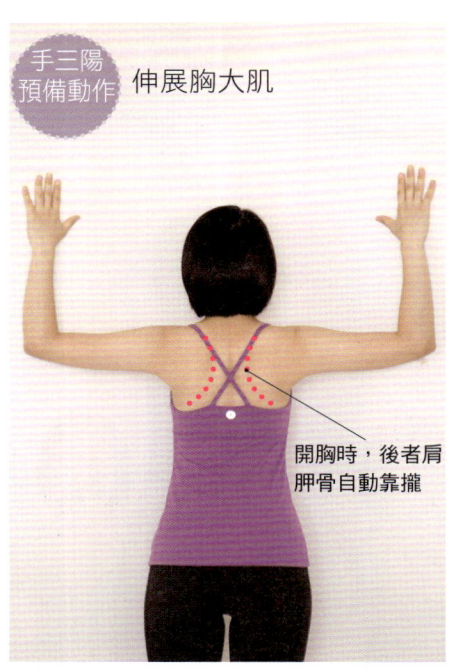

手三陽預備動作　伸展胸大肌

開胸時，後者肩胛骨自動靠攏

前臂屈肘貼緊角落或門框，吸氣拉長脊椎，吐氣上半身放鬆，伸展前胸。

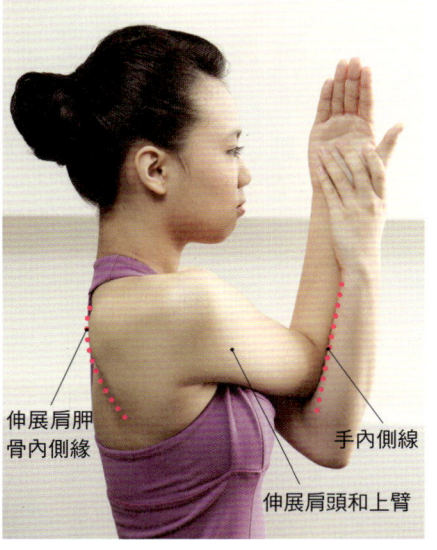

伸展肩胛骨內側緣

手內側線

伸展肩頭和上臂

雙手交叉於胸前。若感到手腕痛，多按摩小指側的手內側線即可。

9.3 教育—肩頸療癒第 3 步

教育的姿勢最難學會！

重點在於練習者必須明白哪一點可動，哪一點不能動，能動的部位是運動到對的肌肉和關節嗎？必須用對的肌肉去做對的姿勢，那麼再再簡單的動作都會變得很有挑戰性。

問題就出在於現代人做動作都不用大腦思考，而是隨性而為，動作要思考之後再放慢十倍的速度，配合呼吸去練習，最後練習到每個角度的肌肉都充滿血氣，那麼，隨便一個動作都充滿著力和美。

最重要的，仍是覺知，和不斷地以正確的方式練習。記得，練習一千遍，但方法是錯，**觀念是錯，那一千遍的成果就是累積一千遍的傷害**，特別是傷到最不易復原的軟組織，例如韌帶和肌腱等。

9.3.1 頸部單側繞圈—頸、肩、背

療癒重點提示

後頸僵硬，光是伸展後頸，效果不佳，必須要伸展後頸、上背、下背才行。背部的筋膜實際上是從腳底走腿後側，再走背部一路往上經過後頸，頭部直到眼眶骨上緣。

要鬆開後頸，解除痠痛，頸部繞圈必須練習徹底，首先要掌握的便是**支點觀念**，例如：伸展後頸，背一定要打直，如此才能充分伸展頸部；伸展上背，那麼上背要就駝一些；伸展整個背部，那就讓骨盆往後倒，整個人呈一個大 C 狀，就能充分伸展到背肌。道理如同折筷子，

283

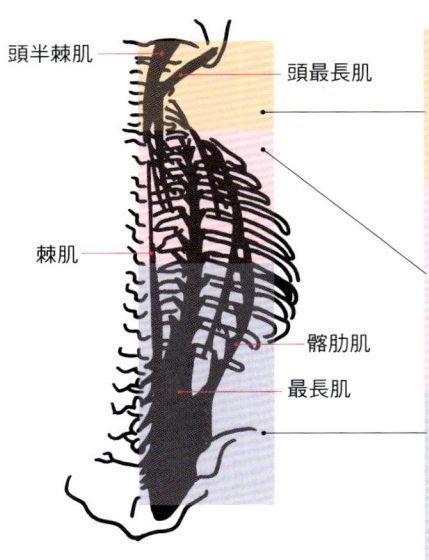

頭半棘肌
頭最長肌
棘肌
髂肋肌
最長肌

練習方法可分為 3 階段，如下：

A 伸展後頸

直背屈頸，利用雙手重量置於頭後，伸展後頸，如：頭半棘肌、頭最長肌。

B 伸展上背

肩鬆背就駝，伸展上背和後頸，如：胸最長肌、胸髂肋肌等。手臂勿用力夾耳。

C 伸展下背

骨盆整個後傾，背全駝，可伸展到下背豎脊肌群如：髂肋肌、最長肌、棘肌等。同樣，手臂和肩頭勿用力。

療癒圖解／頸部單側繞圈

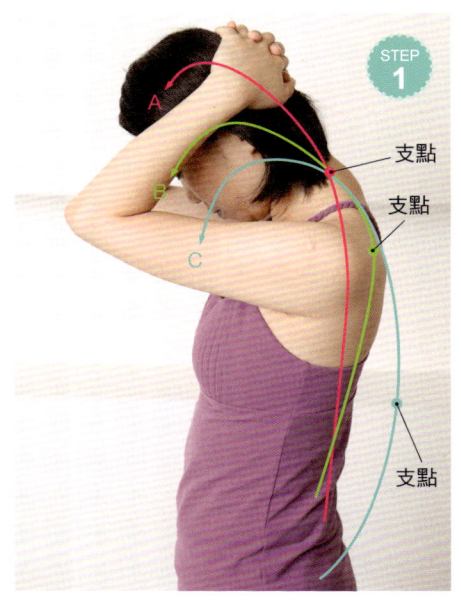

STEP 1

支點
支點
支點

A 直背屈頸伸展後頸
B 背鬆屈頸伸展上背
C 背駝屈頸骨盆後傾伸展整個下背

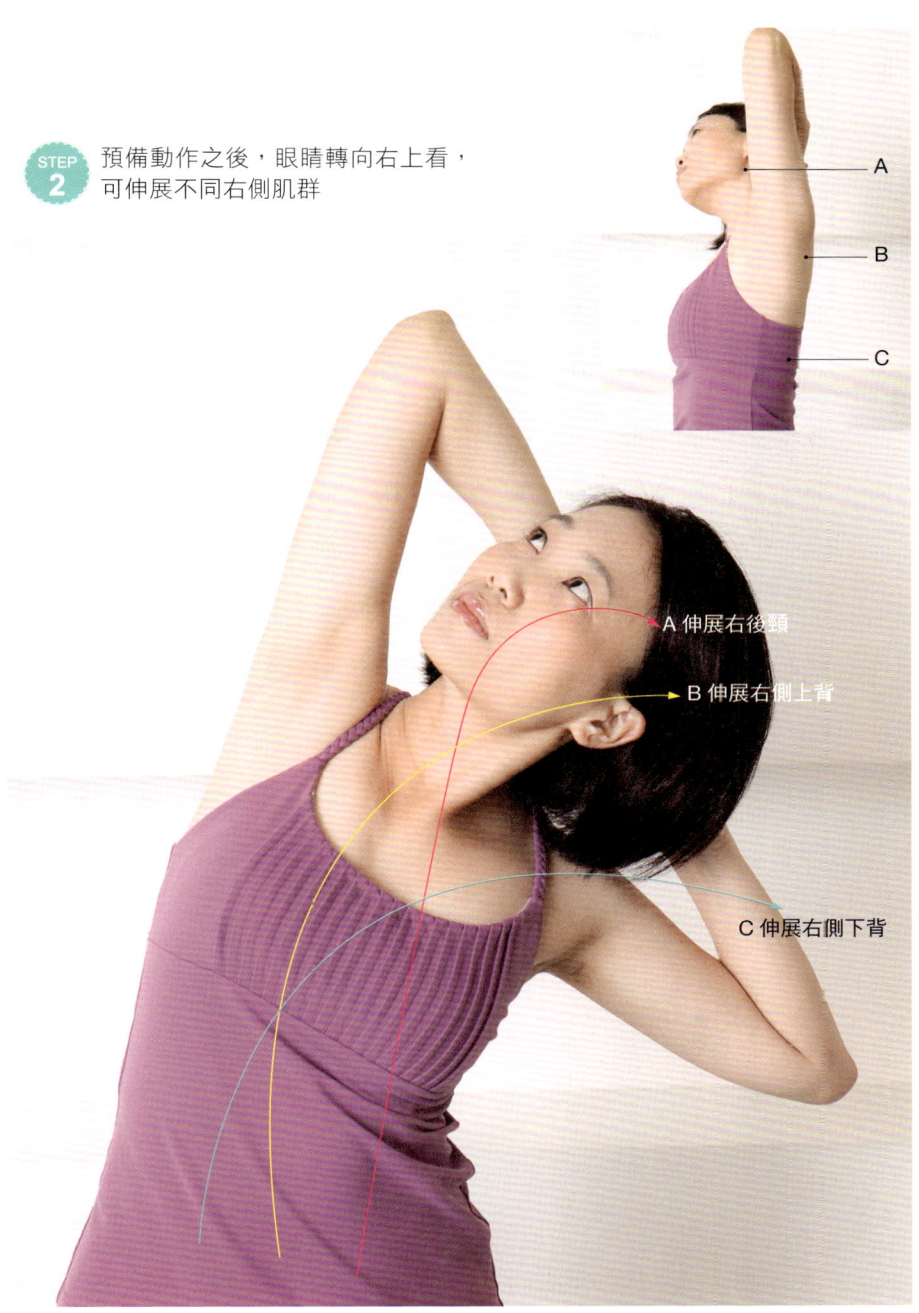

STEP 2 預備動作之後，眼睛轉向右上看，可伸展不同右側肌群

A

B

C

A 伸展右後頸

B 伸展右側上背

C 伸展右側下背

9.3.2 坐姿手繞圈動作

療癒重點提示

坐姿手繞圈的動作，易學難精，雙手上舉必須肘在耳後，才能真正打開腋下，若無法做到，表示肩關節在錯位，做愈多錯愈多。要回到基礎功，先伸展胸大肌，確定雙手上舉肘能在耳後，才能做以下步驟。

手繞圈步驟 4，肩膀須位在骨盆上方，壓力需分散整個脊椎，若身體往前倒，壓力將集中在腰椎。步驟 3，掌心推向右前方時，實際上力道是放在左肩，感覺後方有強大拉力。整個手繞圈的動作，圓心在肚臍，肩和骨盆務必正位，唯一可改變的是脊椎的弧度，才能動到豎脊肌群。

療癒圖解／坐姿手繞圈

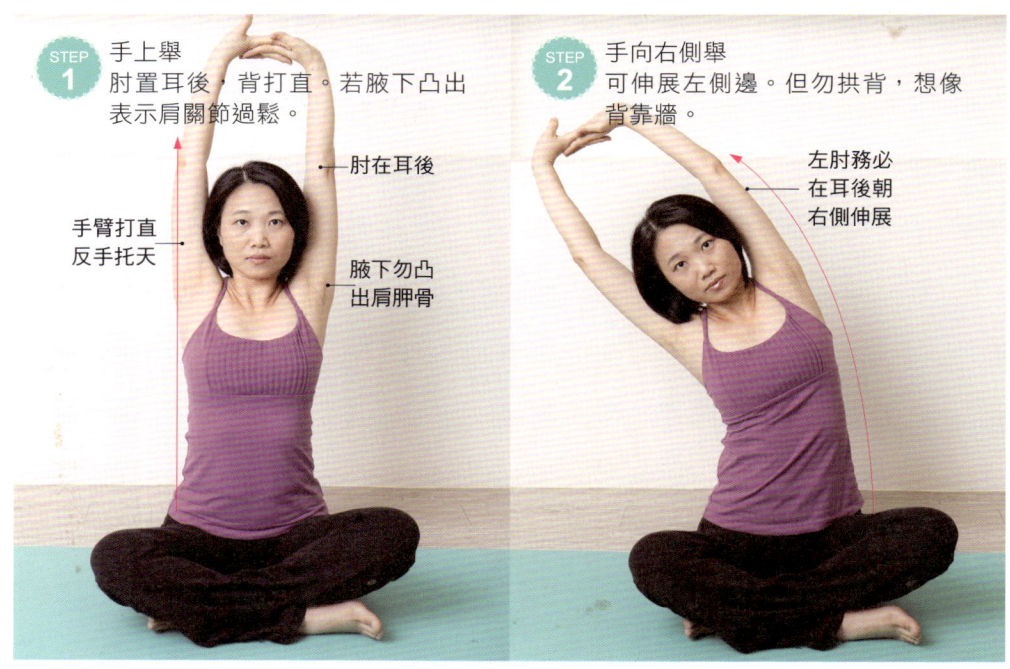

STEP 1 手上舉
肘置耳後，背打直。若腋下凸出表示肩關節過鬆。

肘在耳後

手臂打直反手托天

腋下勿凸出肩胛骨

STEP 2 手向右側舉
可伸展左側邊。但勿拱背，想像背靠牆。

左肘務必在耳後朝右側伸展

手往右前方推，左肩往後拉
左肩務必要出力往後拉回雙手，
維持身體處在圓心。

手往前推，背往後拱──背務必
後拱，鼻尖才能在肚臍王上方。

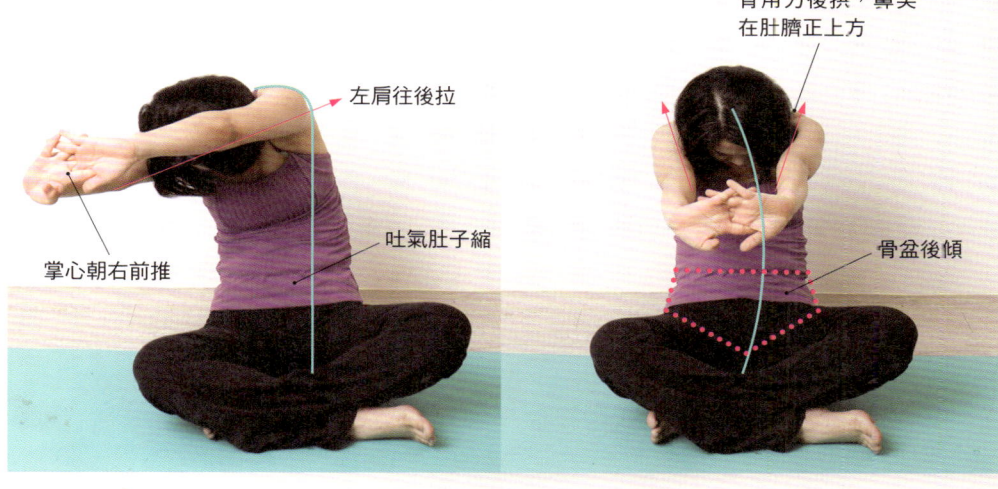

左肩往後拉

掌心朝右前推

吐氣肚子縮

背用力後拱，鼻尖
在肚臍正上方

骨盆後傾

手往左前方推，右肩往後拉
右肩務必要出力往後拉回雙手，
維持身體處在圓心。

右肘置耳後，打開右腋下
挺腰，挺右胸才能打開右側胸口。

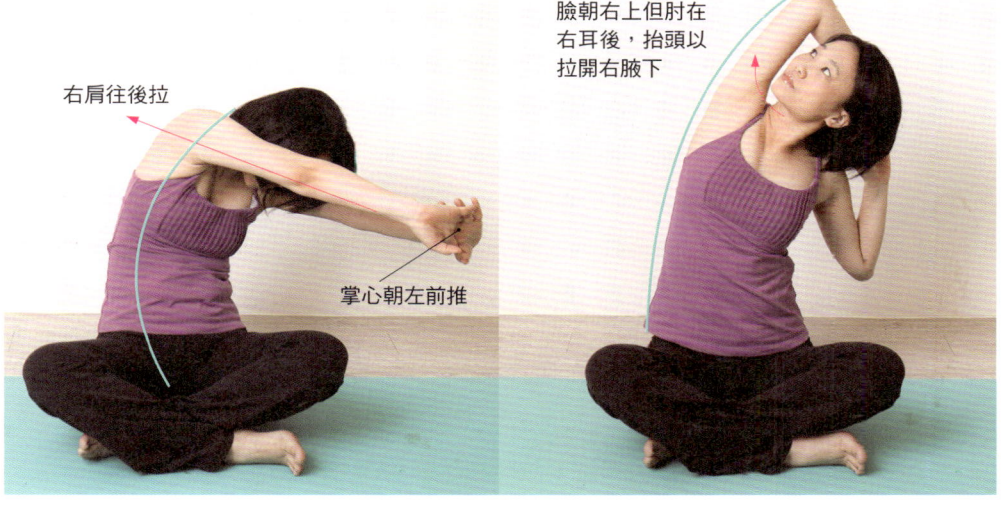

右肩往後拉

掌心朝左前推

臉朝右上但肘在
右耳後，抬頭以
拉開右腋下

9.3.3 坐姿騎車

療癒重點提示

　　想像自己在駕馬車，只動手臂，左右兩肩前後移動，但上半身儘量不動，才能動到腋下前鋸肌。它主要是將肩胛骨內側緣穩定地固定在肋骨，若其無力，做伏地挺身時，會有**翼狀肩胛骨現象**（Winged scapula）。用力推牆的動作，就是訓練前鋸肌肌力最簡單的方法。

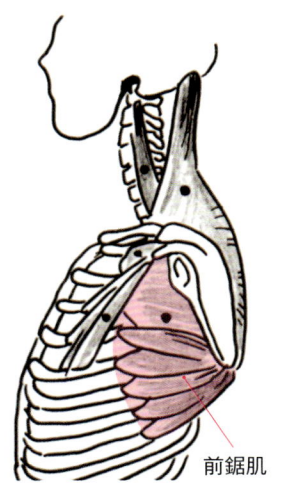

前鋸肌

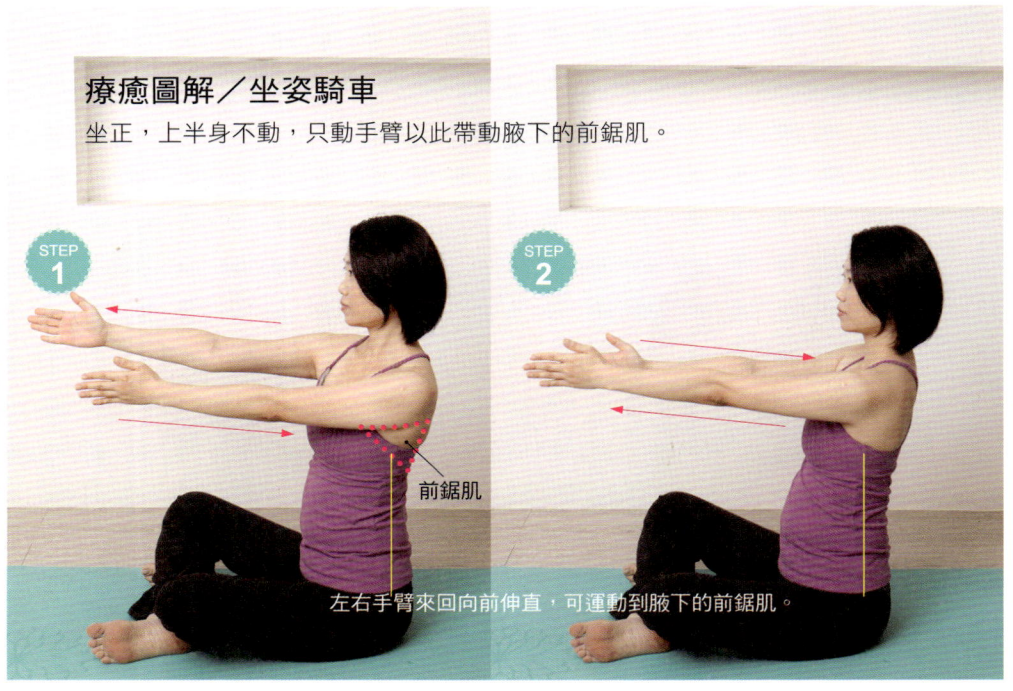

療癒圖解／坐姿騎車
坐正，上半身不動，只動手臂以此帶動腋下的前鋸肌。

STEP 1

前鋸肌

STEP 2

左右手臂來回向前伸直，可運動到腋下的前鋸肌。

9.3.4 馬步劈柴

療癒重點提示

想像自己用肘尖做劈柴的動作，可活動肩胛骨相關肌肉，再配合呼吸，身體就會溫暖。練習時，要確定步驟一的手臂置於耳後方，胸大肌和腋下才能充分伸展，做劈柴動作時，才能正確活動到胸大肌。

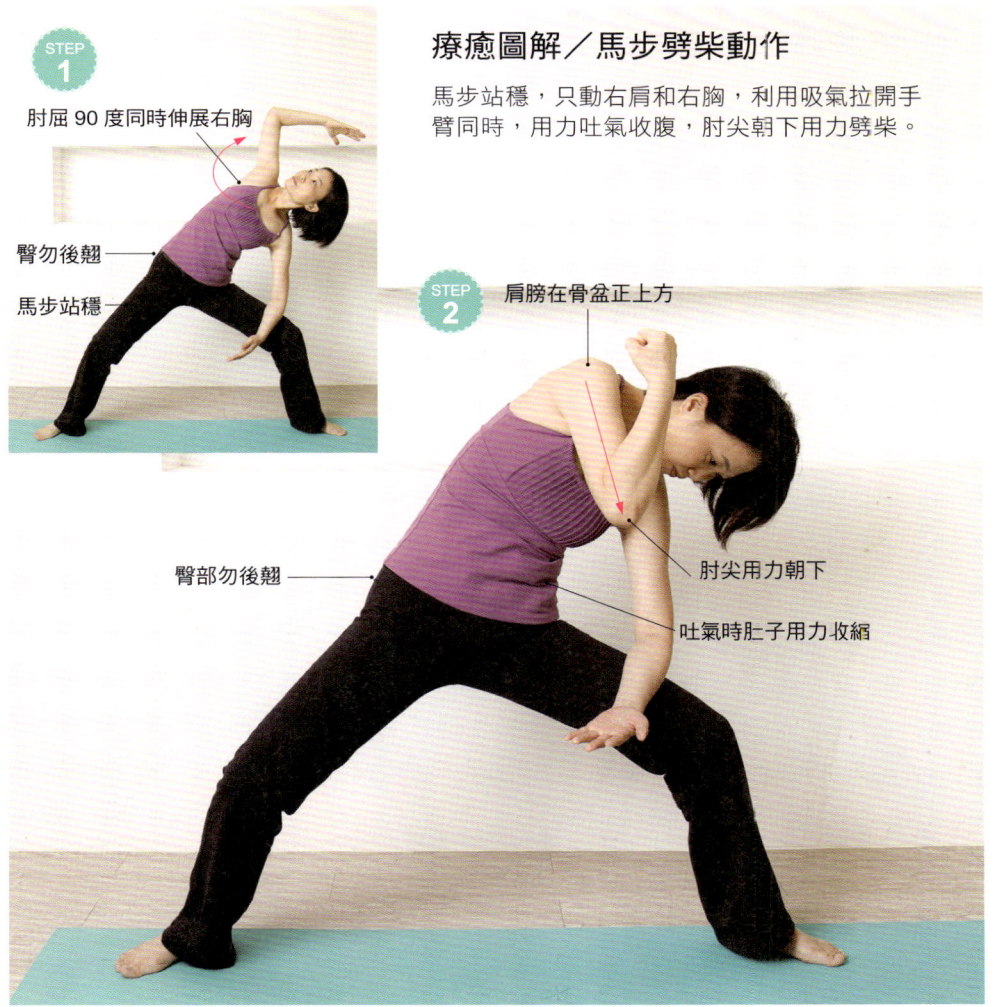

STEP 1

肘屈 90 度同時伸展右胸

臀勿後翹

馬步站穩

療癒圖解／馬步劈柴動作

馬步站穩，只動右肩和右胸，利用吸氣拉開手臂同時，用力吐氣收腹，肘尖朝下用力劈柴。

STEP 2

肩膀在骨盆正上方

臀部勿後翹

肘尖用力朝下

吐氣時肚子用力收縮

9.3.5 馬步雲手

療癒重點提示

馬步劈柴進階動作。首先馬步站穩，全身不動，只動左肩和左胸，利用吸氣拉開手臂在伸展胸大肌的同時，緩慢吐氣收腹，左手肘尖朝下做劈柴狀，右手呈屈肘狀，朝左上方直至左腋下完全被伸展，最後回到預備動作。此動作雖然緩慢，但認真練習往往能練出一身汗，徹底按摩肩頸重要穴位。

療癒圖解／馬步雲手

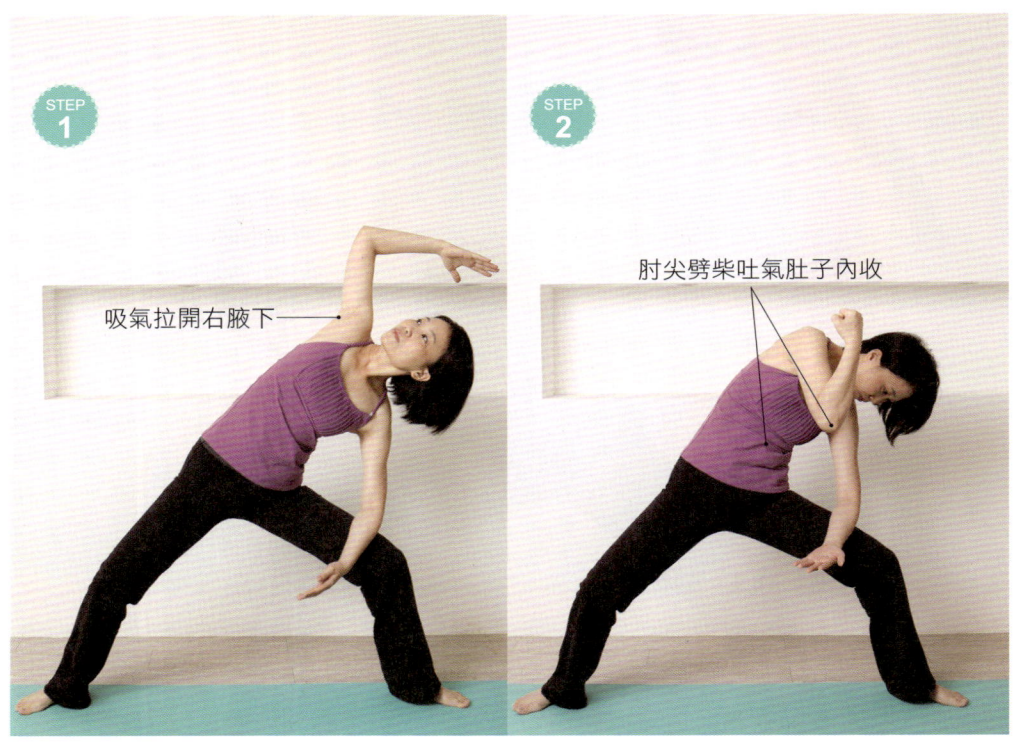

吸氣拉開右腋下

肘尖劈柴吐氣肚子內收

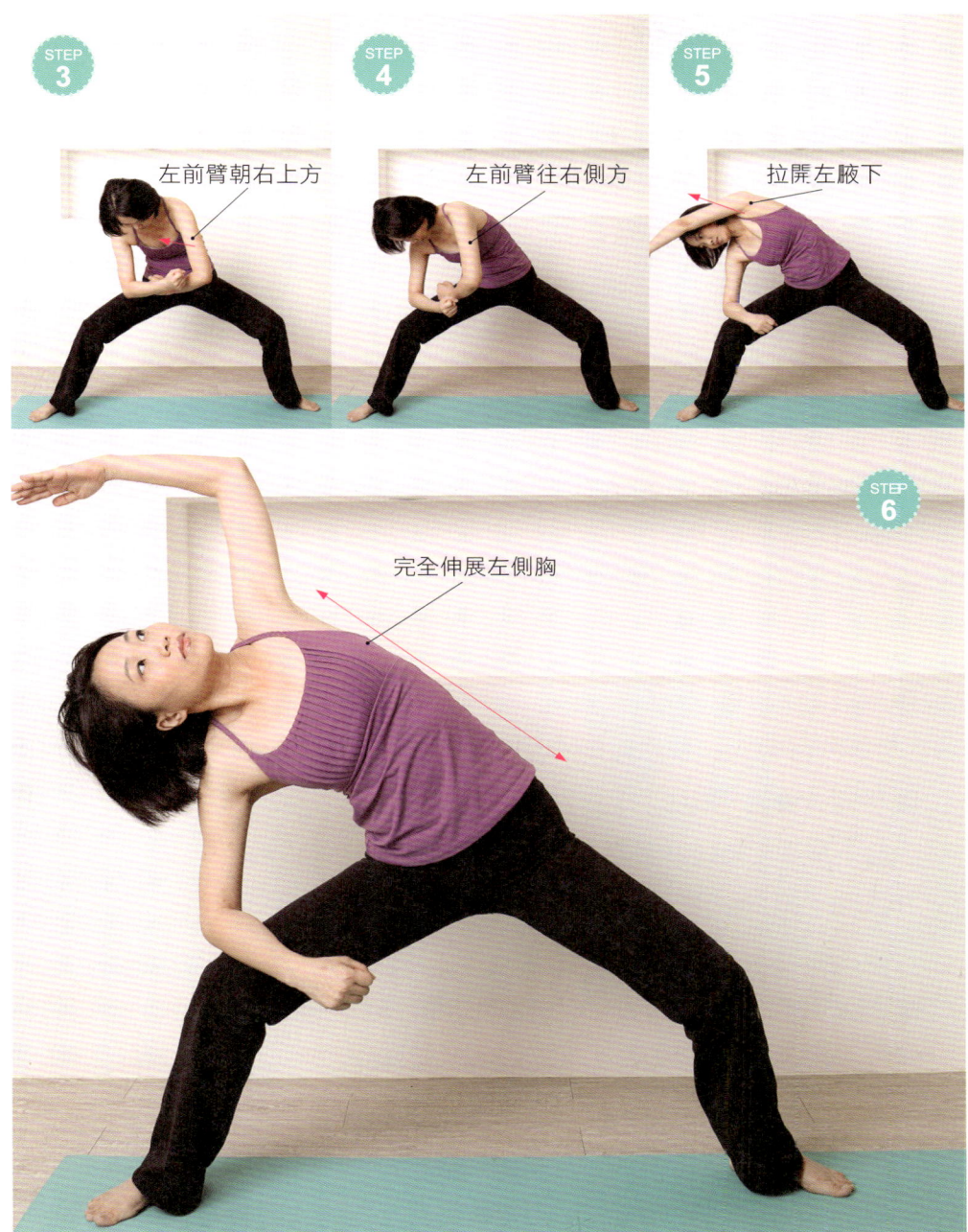

STEP 3 左前臂朝右上方

STEP 4 左前臂往右側方

STEP 5 拉展左腋下

STEP 6 完全伸展左側胸

9.4 強化——肩頸療癒第 4 步

強化的目的是讓背肌變強，但仍要提醒，每一個細節都要注意是否有在正位，特別是肩關節是屬於球窩關節，很靈活，但也意謂著很容易使用錯誤的方法去完成體位法，與其如此，乾脆不要做。

　　以下章節，請特別注意細節交待部分。

9.4.1 背後互扣蝗蟲式

療癒重點提示

　　強化上背的肌肉，特別是讓肩胛骨集中的菱形肌，但一定要注意，

■ **步驟 1 拳頭上移**

　　這個上移動作可以幫助肱骨卡在肩關節囊的中心點。

■ **步驟 2 手肘集中**

　　可幫助手臂做後伸的動作，所以上臂務必集中彼此平行。

■ **步驟 3 吸氣，離地，手打直**

　　但千萬不要抬頭看天花板，壓力會集中在頸椎下半部，眼睛要看前方約 60 公分的地板，才能維持頸椎自然前凸曲線。

　　提醒：這個體位法最怕調整者直接省略步驟 1、2，就用力將學員手臂後拉，這會造成當事人肩關節前側韌帶緊繃甚至撕裂，對於柔軟度過好的人來說，長期下來不當的練習方式，容易造成肩關節盂唇磨損。

療癒圖解／背後互扣蝗蟲式

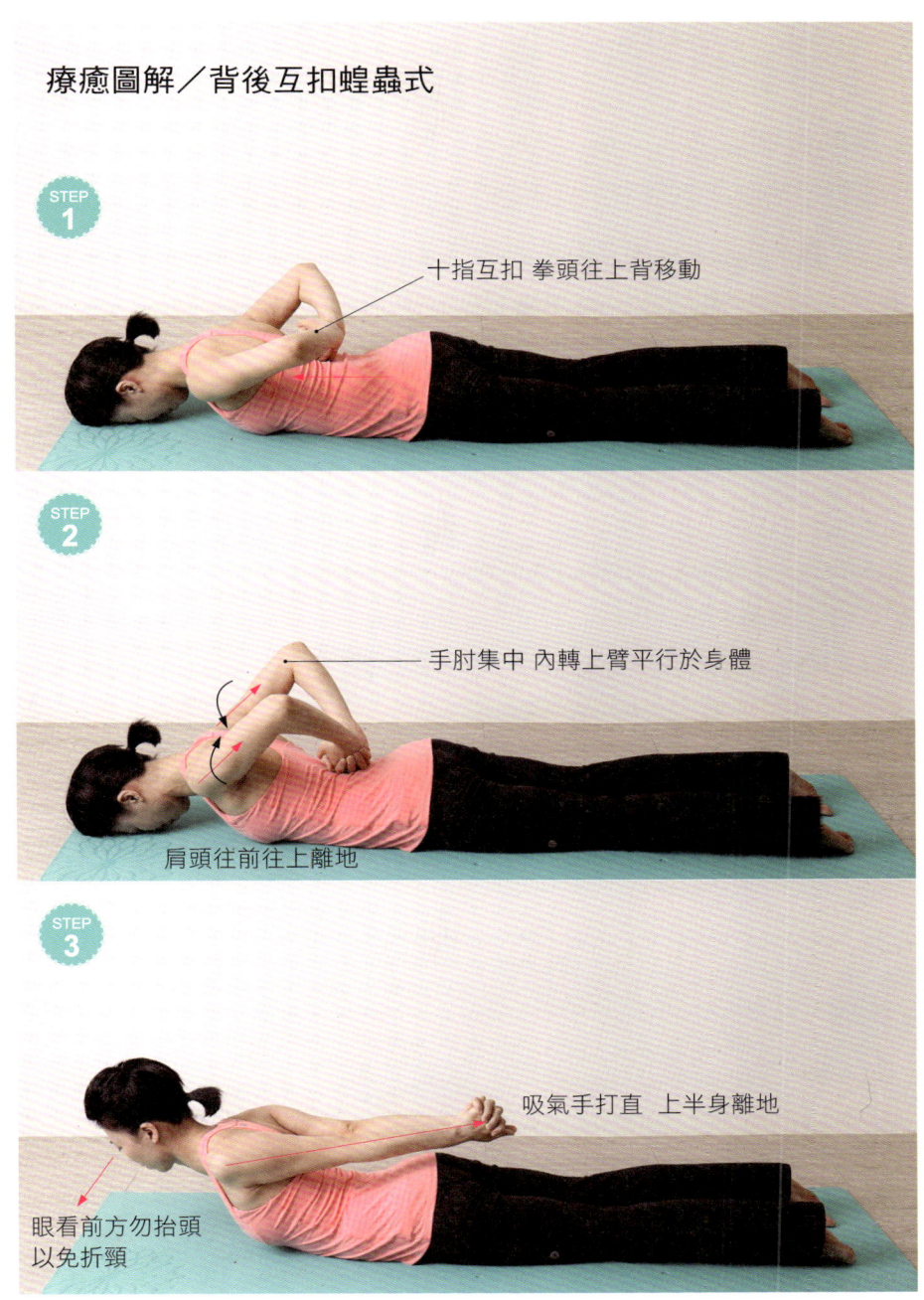

STEP 1

十指互扣 拳頭往上背移動

STEP 2

手肘集中 內轉上臂平行於身體

肩頭往前往上離地

STEP 3

吸氣手打直 上半身離地

眼看前方勿抬頭
以免折頸

9.4.2 弓箭式出拳

療癒重點提示

出正拳的動作必須下半身不動，上半身只能動手臂和肩胛骨，上半身的脊椎不可前傾，若是有沙包在前練拳，必須每一次的力道都一致，才是正確的出拳方式。可配合丹田一起練習，在出拳時，用肚子喊「呵」一聲，聲音必須渾厚有力。

療癒圖解／弓箭式出拳

步驟 1 預備動作，左手要置腰際，右手置眉心做防禦動作。步驟 2，原地吸氣，吐氣左手直拳擊出，練習數次後，練習丹田發音，即吐氣出拳同時用肚子發出呵的聲音。

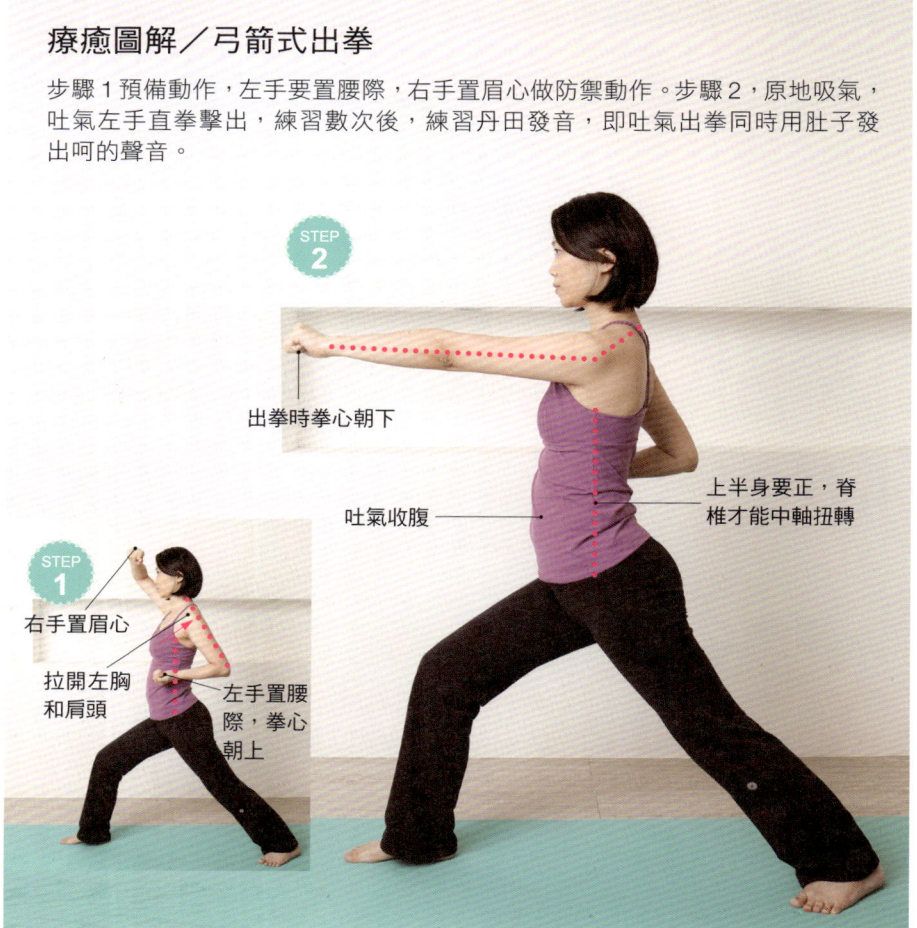

STEP 2

出拳時拳心朝下

吐氣收腹

上半身要正，脊椎才能中軸扭轉

STEP 1

右手置眉心

拉開左胸和肩頭

左手置腰際，拳心朝上

9.4.3 前彎反手式

療癒重點提示

手臂後伸的進階體位法，但切記這個動作很容易拉傷肌肉，本身駝背或圓背者請勿練習，必須先練習開胸。也就是，無法做到步驟 1 手臂往後伸直，就不要勉強做步驟 2。在步驟 2，是以髖關節為滑輪，直背前彎，千萬不要拱背，手臂逐漸過頭而碰地，但碰地絕不是重點。

療癒圖解／前彎反手式

吸氣拉長脊椎，雙手在背後互扣之後，吐氣，前彎，但背一定要打直，勿拱背，重點在吐氣，手臂無法朝天，無妨。

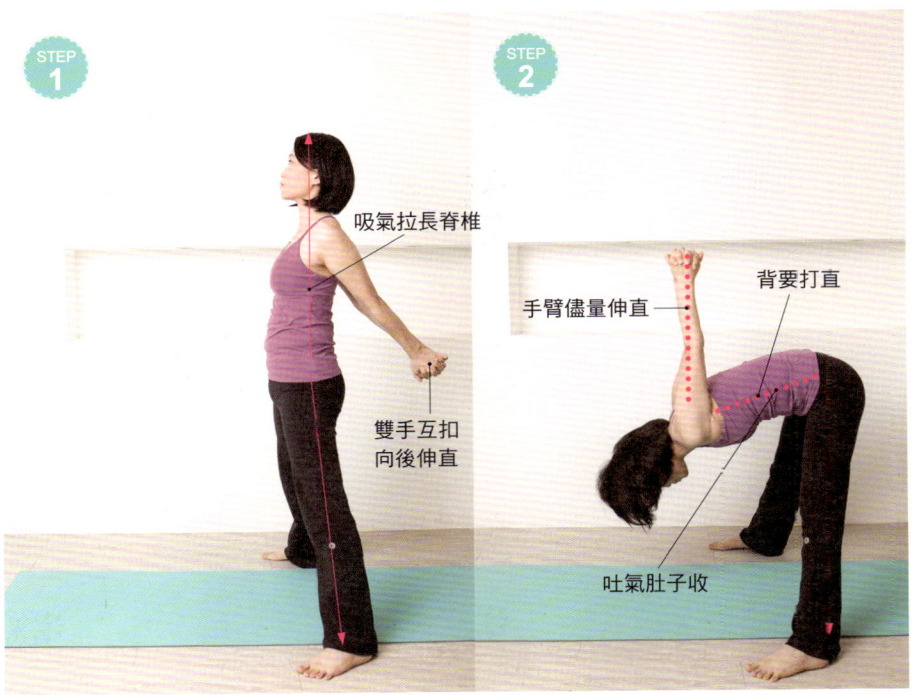

STEP 1

吸氣拉長脊椎

雙手互扣
向後伸直

STEP 2

手臂儘量伸直

背要打直

吐氣肚子收

9.4.4 前彎鬆肩式

療癒重點提示

　　要矯正駝背最好的方法，就是順勢而為，利用地心引力的力量，讓背放鬆，讓胸椎不要過度後凸。這個利用椅背的前彎鬆肩式，隨時都可以練習，效果很好。

療癒圖解／前彎鬆肩式

雙手前臂置於椅背，肘屈朝外，背下沉。原地吸氣後，吐氣先屈膝，將手肘打直，兩肘要平行，同時維持脊椎下沉的微笑曲線，確定姿勢正確後再慢慢伸直膝蓋。

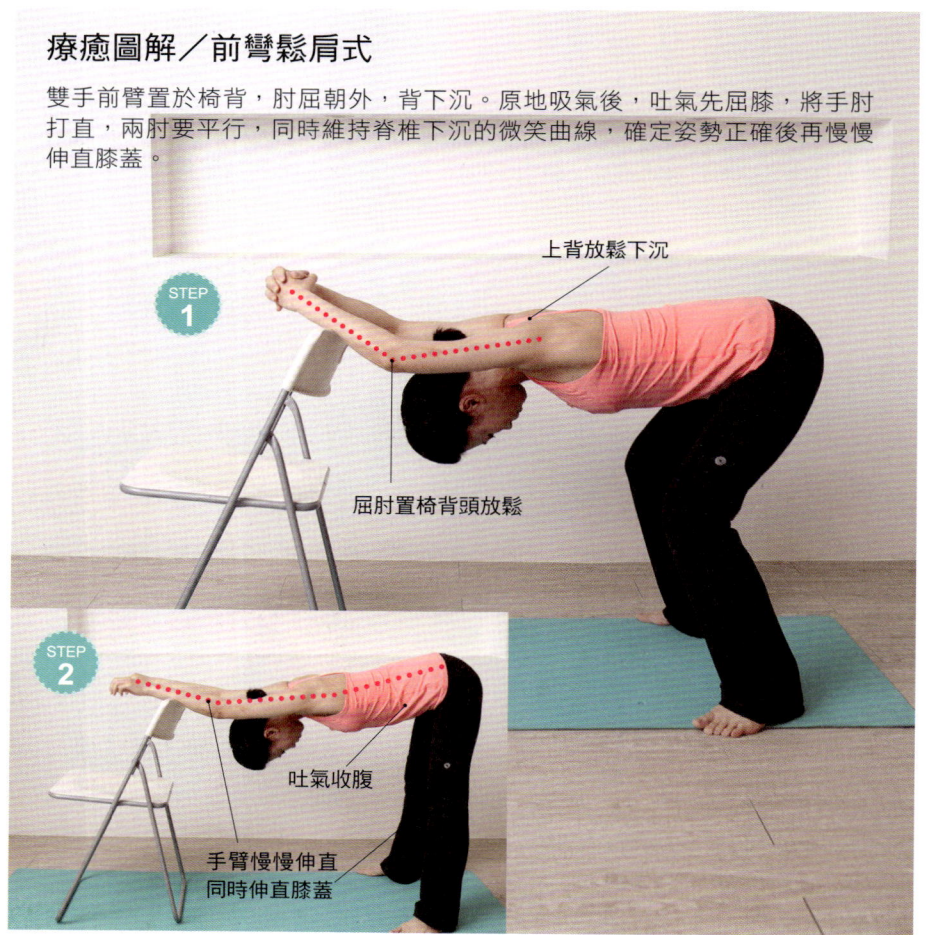

STEP 1

上背放鬆下沉

屈肘置椅背頭放鬆

STEP 2

吐氣收腹

手臂慢慢伸直
同時伸直膝蓋

9.4.5 原地跑步式

療癒重點提示

這個動作是原地跑步，但手肘往後的力道更像在滑雪，想像手握雪杖用力朝下時的感覺，側胸和背部的肌肉都能充分伸展，每天原地跑步 10 分鐘，會發現只要動到軀幹，內臟一暖和身體很快就流汗了。

療癒圖解／原地跑步式

左腳前右腳後，站穩，左手置於腰際，務必拉開左胸、肩頭。原地吸氣，吐氣肚子收腹的同時左手前擺，右手手肘有力朝後，注意，重點在吐氣時右手要有力，目的是拉開右邊的胸口，來回練習時可強化心肺和肩胛相關肌肉。

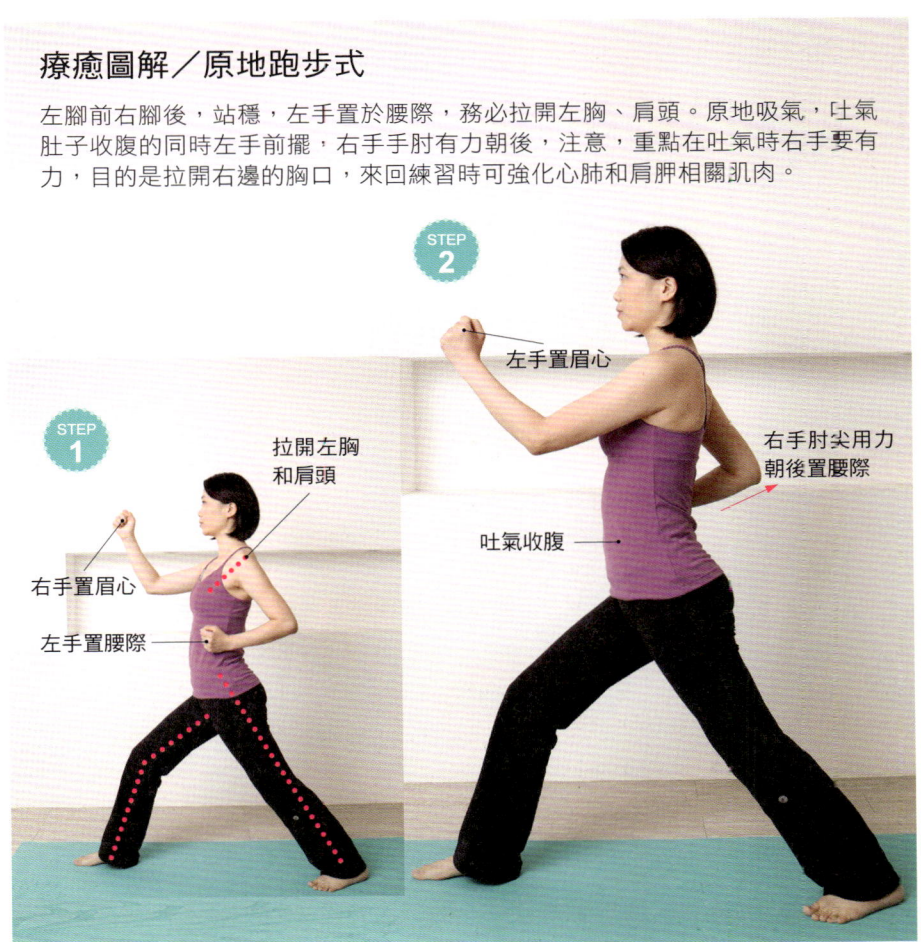

STEP 2　左手置眉心

右手肘尖用力朝後置腰際

吐氣收腹

STEP 1　拉開左胸和肩頭

右手置眉心

左手置腰際

Judy's Yoga

全方位終結肩頸痠痛的救命寶典

肩頸療癒解剖書

根除肩頸痠痛，最新自癒療法

作者	Judy
美編	侯佳惠
攝影	王燿賢
插圖	Judy
動作示範	萬芳菲、李宇皎、賴苡瑄
發行人	吳惠美
出版者	Judy Yoga 樂活瑜伽
地址	台北市長春路 432 號 3 樓　電話 (02)2715-4567
總經銷	聯合發行股份有限公司　電話 (02)2917-8022
製版印刷	秋雨創新印刷股份有限公司　電話 (02)8768-1999
出版日期	2013 年 8 月第一版第一刷
定價	420 元
ISBN	978-957-43-0741-8
JudyYoga 樂活瑜伽	www.judyyoga.com
JudyYoga 部落格	www.judyyoga.com/blog
臉書	https://www.facebook.com/judyyogatherapy
新浪博客	http://blog.sina.com.cn/judyyogatherapy
微博	http://weibo.com/judyyoga

國家圖書館出版品預行編目資料

Judy's 肩頸療癒解剖書 / Judy 作 .
第一版 . 臺北市 : 吳惠美出版 ;
[新北市] : 聯合發行總經銷 , 2013.08
　面 ；　公分
ISBN 978-957-43-0741-8 (平裝)
1. 瑜伽
411.15　　　　　　　　　102016377

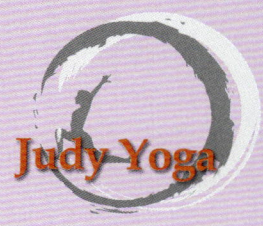

Judy's 療癒瑜伽解剖書 / 肩頸系列
Judy Yoga Therapy — Shoulder and Neck Pain